増刊 レジデントノート
Vol.19-No.2

診断力を超強化！ 症候からの内科診療

フローチャートで見える化した思考プロセスと治療方針

徳田安春／編

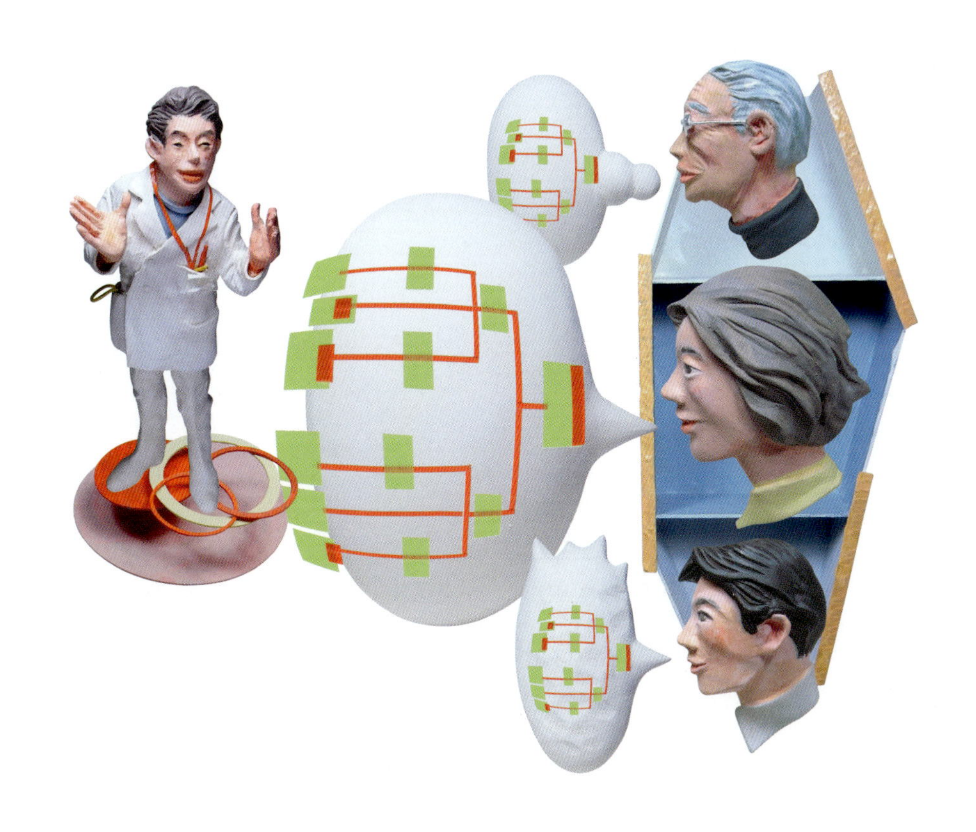

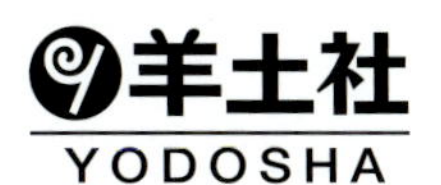

序

6年前に発行され，おかげさまで好評でした「診断力を強化する！ 症候からの内科診療〜確定診断を導く思考プロセスから治療方針まで」の改訂増補版が本書です．新たに渡航後の発熱や出血傾向などの項目を入れパワーアップしました．もともと本書は外来で時間との闘いを余儀なくされている研修医のためにつくりました．

市中教育病院における総合外来や初診外来での診療は自分との闘いです．また，事前に連絡を入れてくれた紹介患者でなければ，前日の予習は不可能です．しかも患者を原則として断らずに診る．まさに自分との闘いですね．

また，外来では多彩な症候で患者さんが訪れ，なかには重症度と緊急度の高い疾患の患者さんが含まれています．さらに，検査結果待ちの患者を待合室や点滴処置室などで待たせている間に，もっと複雑な患者さんのカルテがどんどん積みあげられます．マルチタスクの診療能力が要求されます．

そんな外来では，適切な病歴聴取と診察をタイムリーに行って迅速な判断をくださなければならず，過不足のない鑑別診断を考え，それに基づいた過不足のない検査をオーダーしなくてはなりません．

検査によっては結果が数分で得られる血ガスなどから，数日後になって得られる外注検査などまであります．外注検査には重要な検査項目もありますが，当然，そのような外注検査結果が直ちに得られることはないので，即日の臨床判断には役に立ちません．

例えば，髄膜炎疑い患者さんなどでは，髄液検査を行うかどうか迷ったときは，原則としてやった方がいいですね．外来でもですね（**図**）．あとで後悔する頻度が少なくなります．

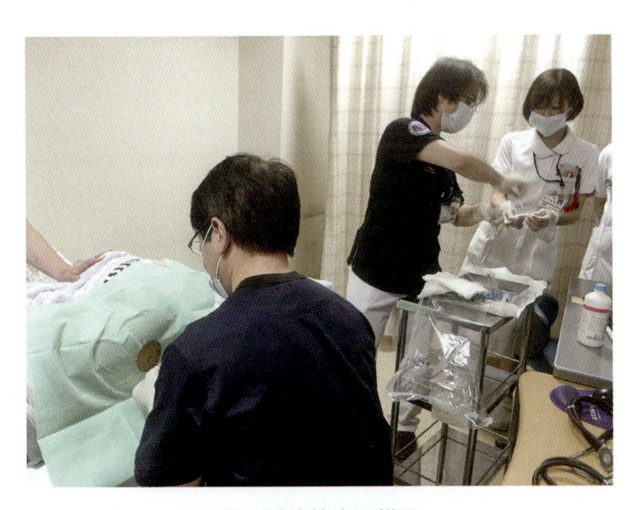

図　髄液検査の様子

私が日ごろからよく行う血沈検査（ESR）などは結果が出るまで1時間かかりますので，私はときに患者さんを1時間待たせることもあります．ちなみにESR2時間値は判断困難であり，現代医学ではほとんど無意味です．ここで申し上げたいことは，検査は結果が得られるスピードを考慮して出す必要があるということです．スピード感覚が大事です．

また，治療もスピードとの闘いです．心脳血管系の病気の急性期治療では，ゴールデンタイムを考えなくてはいけません．脊髄圧迫症候群のようなオンコロジック・エマージェンシーもあります．やはりスピード感覚が大事です．

本書はエキスパート総合系指導医の思考プロセスを症候別に抽出し，フローチャートで見える化したものです．診断だけでなく治療もカバーし，エビデンスに基づく診断，検査，治療内容の選択について迅速に理解できる形をとりました．エキスパートのエッセンシャル思考をできるだけアルゴリズム化しています．

外来で自分と闘う研修医を助けたい．数年前にそんな思いで本書を企画し，今回はパワーアップして出版できることを嬉しく思います．研修医を助けることは患者さんを助けることになります．そのような指導医の願いが蓄積されたのが本書です．

2017年3月

JCHO本部　顧問／
臨床研修病院群プロジェクト群星沖縄臨床研修センター　センター長
徳田安春

増刊 レジデントノート
Vol.19-No.2

診断力を超強化！症候からの内科診療
フローチャートで見える化した思考プロセスと治療方針

序 ……………………………………………………………… 徳田安春　3　(153)

Color Atlas ……………………………………………………… 10　(160)

執筆者一覧 ……………………………………………………… 12　(162)

第1章　全身の症状

1. 発　熱 ……………………………………………… 八板謙一郎，山口征啓　14　(164)

発熱へのアプローチ：1. 初診時の医療面接で診るべき点　2. 発熱の原因　3. 感染症を疑ったら　4. 薬剤熱　5. 膠原病　6. 腫瘍熱

2. 渡航後の発熱または下痢 …………………………………… 忽那賢志　23　(173)

渡航後の発熱または下痢へのアプローチ：1. まずは「渡航後」と認識することが重要　2. 渡航地はどこか？　3. 推定される潜伏期は？　4. どのような曝露歴があるのか？　5. 身体所見や血液検査から鑑別を絞る　6. 重症度の高い疾患，治療可能な疾患，頻度の高い疾患から除外していく　■ 症例ではこう考える

3. 浮　腫 ……………………………………………………… 仲里信彦　30　(180)

1. 診断のための病態生理　2. 病歴を症状に合わせて，聴取する　3. その次は身体診察　4. 浮腫の治療と利尿薬の適応について　5. 薬剤性浮腫　● Advanced Lecture：■ 特殊疾患に伴う浮腫

4. リンパ節腫脹 ……………………………………………… 横田恭子　42　(192)

リンパ節腫脹へのアプローチ：1. なぜリンパ節は腫脹するのか？　2. 病歴聴取，診察から診断する　3. 診断のための検査　4. 生検の適応　治療と今後の方針・経過：■ 症例ではこう考える

5. 黄　疸 ……………………………………………………… 東　光久　51　(201)

黄疸へのアプローチ：1. 黄疸の定義を知る　2. 黄疸患者の鑑別診断　3. 黄疸患者の病歴聴取

第2章　頭頸部の症状

第3章　胸部の症状

第4章　腹部の症状

第5章 四肢と背部の症状

第6章 神経の症状

第7章　腎・尿路の症状

Column

第1章3（❶～❹）

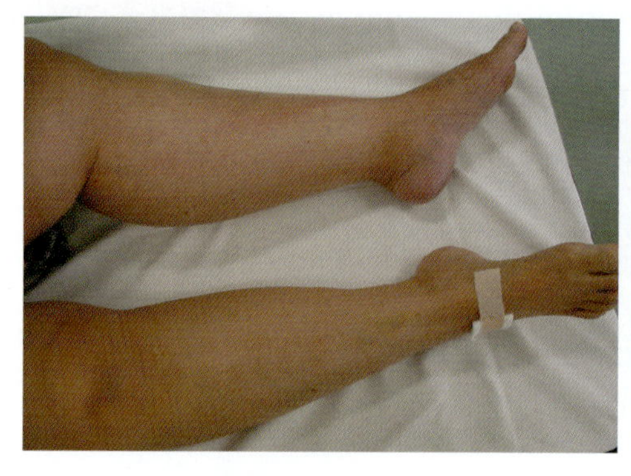
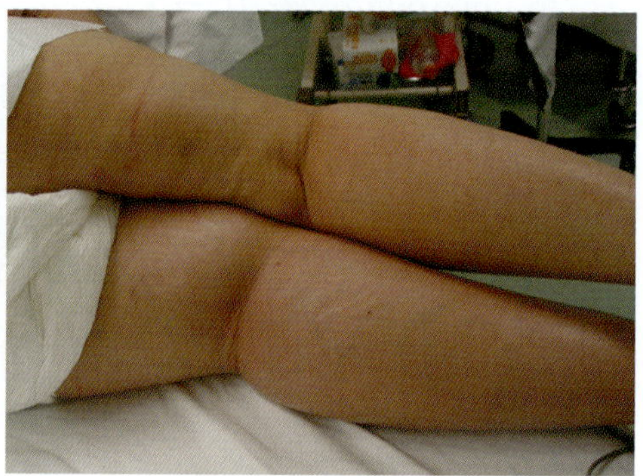

❶ 左下肢の発赤腫脹が目立つ
（p.32，図2参照）

A）

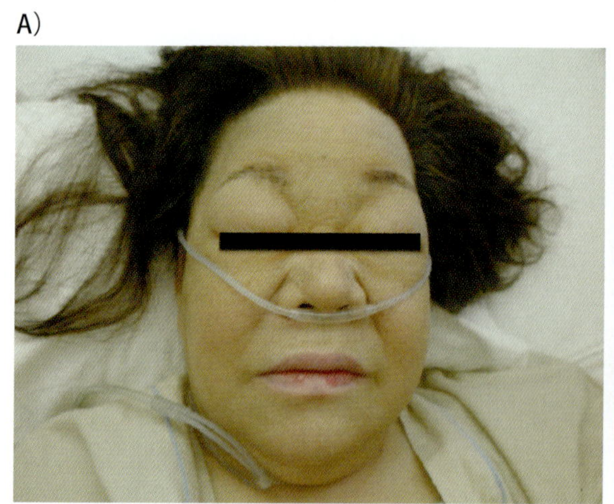

B）

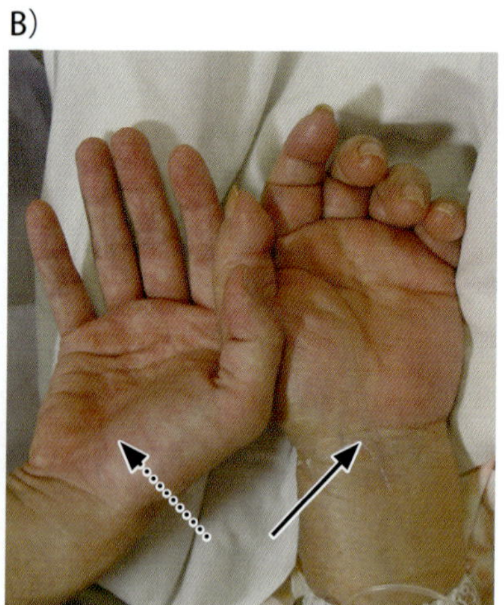

❷ 浮腫状の顔貌と非圧痕浮腫
A）粘液水腫様顔貌，B）実線矢印は非圧痕浮腫，点線矢印は筆者の手．（p.33，図3参照）

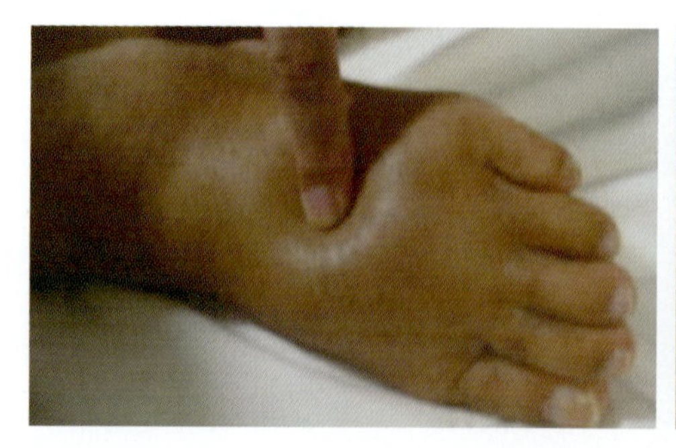
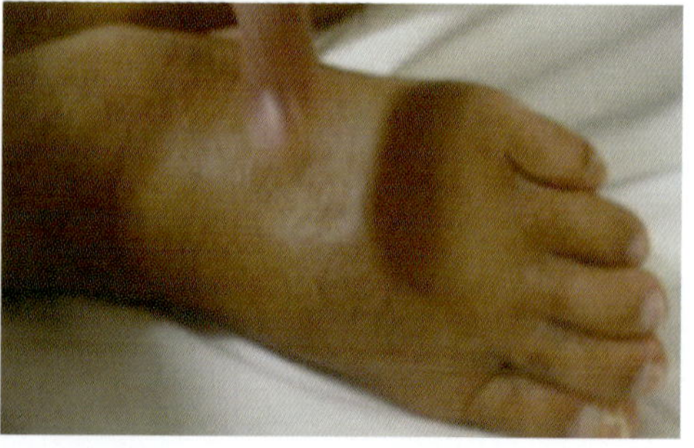

❸ 低アルブミンによるfast-recovering edema
足の甲を圧迫して40秒以内に戻っているが，動画でお見せできないのが残念．（p.35，図4参照）

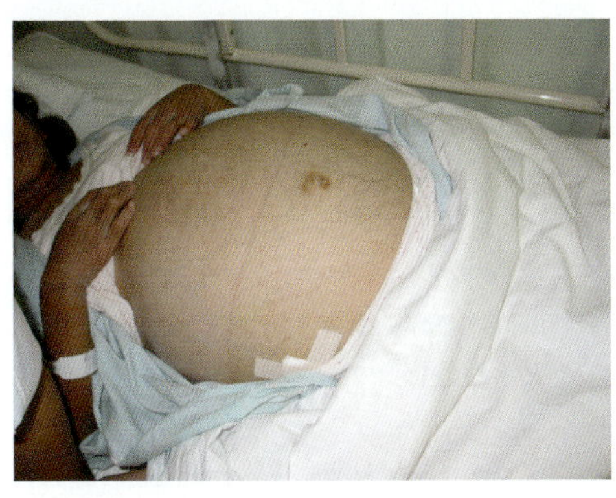

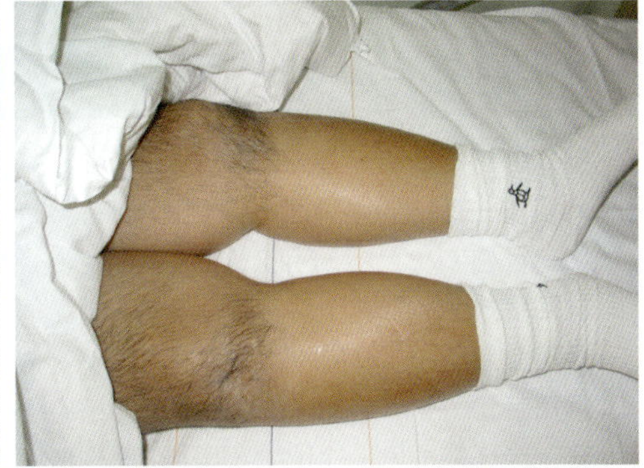

❹ **難治性の腹水と両側性浮腫**
難治性の腹水と両側性浮腫で入院．肝硬変や静脈うっ滞はみられなかった．多毛と胸部単純X線写真で骨硬化性の腫瘤病変がみられ，これを元にPOEMS症候群の診断へ近づいた．（p.40，図7参照）

第1章6（❺）

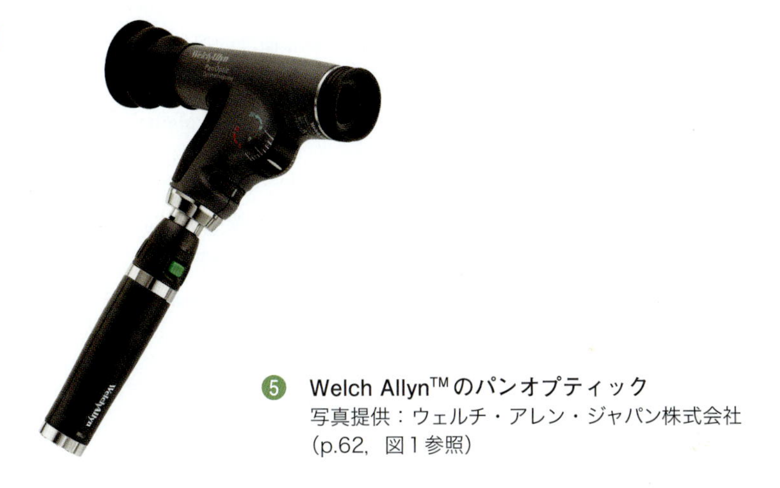

❺ **Welch Allyn™ のパンオプティック**
写真提供：ウェルチ・アレン・ジャパン株式会社
（p.62，図1参照）

第1章9（❻，❼）

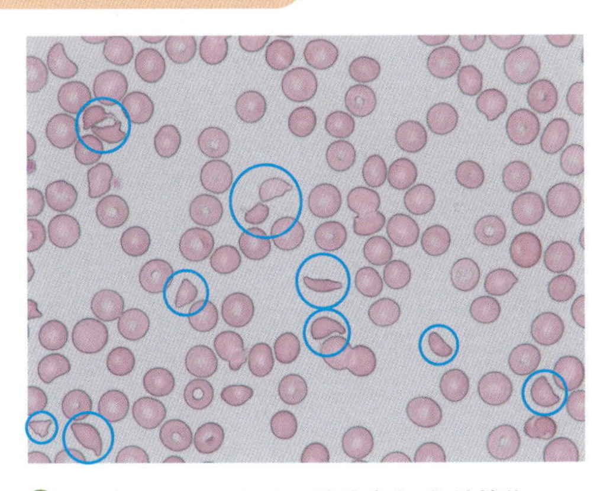

❻ **TTP/HUSにおける破砕赤血球 鏡検像**
病勢は血小板数・破砕赤血球比率が反映し，血小板数回復後は，ハプトグロビン値・LDH・破砕赤血球比率が経過の指標となる．○：破砕赤血球．（p.91，図3参照）

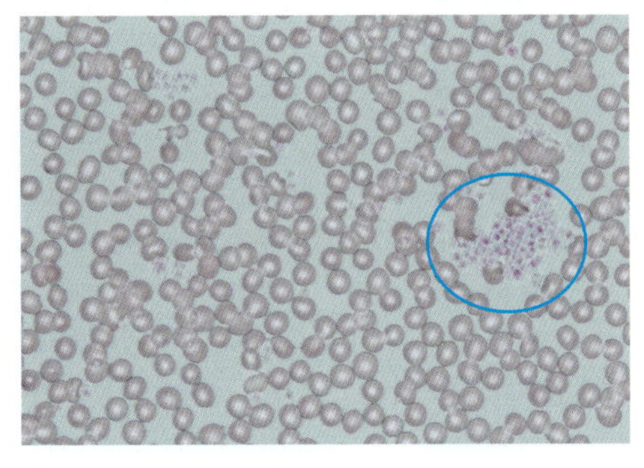

❼ **画面中央右に顕著な血小板凝集像**
○：血小板凝集像．（p.94，図4参照）

執筆者一覧

■編　集

徳田安春	JCHO本部顧問／臨床研修病院群プロジェクト群星沖縄臨床研修センター

■執筆（掲載順）

八板謙一郎	久留米大学医学部感染制御学講座
山口征啓	健和会大手町病院総合診療科・感染症科
忽那賢志	国立国際医療研究センター病院国際感染症センター
仲里信彦	沖縄県立南部医療センター・こども医療センター
横田恭子	香川県立中央病院感染症科
東　光久	福島県立医科大学白河総合診療アカデミー／白河厚生総合病院総合診療科
西﨑祐史	順天堂大学循環器内科
宮森大輔	広島大学病院総合内科・総合診療科
溝岡雅文	広島大学病院総合内科・総合診療科
太田大介	聖路加国際病院心療内科
糸井　覚	国立国際医療研究センター 血液内科
萩原將太郎	国立国際医療研究センター 血液内科
土肥栄祐	Johns Hopkins University School of Medicine Department of Psychiatry and Behavioral Sciences
林　竜一郎	横浜市立市民病院神経内科
大生定義	立教大学社会学部社会学科／立教学院（立教大学）診療所
笹木　晋	藤田保健衛生大学病院救急総合内科
岸田直樹	一般社団法人Sapporo Medical Academy
澤村匡史	済生会熊本病院集中治療室
上田茂之	医療法人社団花水木会鈴張クリニック
喜舎場朝雄	沖縄県立中部病院呼吸器内科
堀之内秀仁	国立がん研究センター中央病院呼吸器内科
廣瀬知人	筑波大学附属病院総合診療グループ／筑波メディカルセンター病院総合診療科
中山雅臣	上田病院　内科
川島篤志	市立福知山市民病院総合内科／研究研修センター
北川　泉	湘南鎌倉総合病院総合内科
賀古　眞	湘南鎌倉総合病院消化器病センター
松下達彦	済生会滋賀県病院総合内科
小俣富美雄	聖路加国際病院消化器内科
岸本暢将	聖路加国際病院Immuno-Rheumatology Center
吉田　剛	沖縄県立中部病院総合内科
金城光代	沖縄県立中部病院総合内科
入江聰五郎	入江病院総合診療科
清田雅智	飯塚病院総合診療科
山田宇以	聖路加国際病院心療内科
早野恵子	済生会熊本病院総合診療科／熊本託麻台リハビリテーション病院内科
中島泰志	JCHO北海道病院小児科

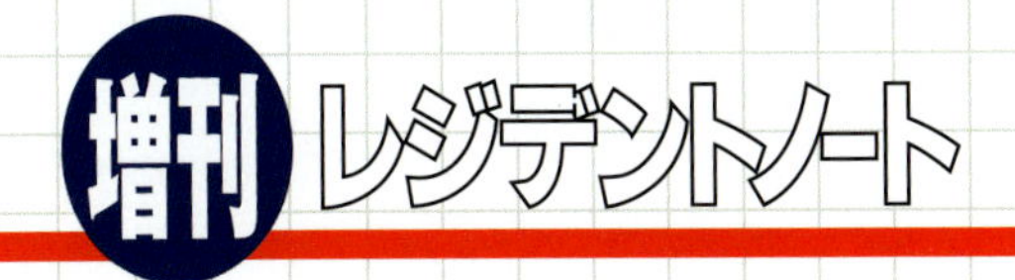

診断力を超強化！
症候からの内科診療

フローチャートで見える化した思考プロセスと治療方針

1. 発　熱

八板謙一郎，山口征啓

Point

- 全体の印象，バイタルサイン，発熱期間，症例の背景，随伴症状からアプローチする
- 原因が不明の場合は安易に抗菌薬を投与せず，「待つ」という選択肢もある
- 検査を行う前になぜ必要なのかを十分考え，検査に振り回されない

はじめに

「主訴：発熱」それのみではアラートでしかなく，原因を類推することができない．問題となる臓器や疾患を丁寧に探し，ときに隠れている重篤な疾患を見逃さないようにしなければならず，最も内科力を必要とする症候の1つである．

発熱へのアプローチ

1. 初診時の医療面接で診るべき点

初診でまず診るべきは**全体の印象（歩いてきたか，きつくて車椅子なのか…）**，**バイタルサイン，いつからの症状か**である．同じ発熱症例であってもこれらのファクターで全く対応が異なってくる．もし初診の時点ですでに「呼吸回数30回/分，血圧80mmHg，意識障害あり」となれば敗血症の疑いとして対処，末梢ルートから細胞外液を全開で落としながら救急対応をすることが望ましい．逆に**3週間以上続くような発熱の場合，感染症よりは感染症以外の疾患を考慮**しなければならない[1]．また病歴聴取によって「若年者の市中での発熱」や「細胞性免疫不全者の発熱」，「熱帯地域渡航後の発熱」などの症例の背景を把握する．それに加えて，診断への糸口である随伴症状を身体所見から見出す．システムレビュー（review of systems：ROS）を詳細に聴取することで本人が自覚していなかった症状に気づくことや，本人が関係ないと思っていた症状が本当は重要な所見であった（例：感染性心内膜炎における皮疹）というケースもある．これらの情報を集約してフォーカスを推測し，また何が問題を起こしているか（感染症では起因微生物）を探していけばよい（表1）．

表1　病歴聴取・ROSリスト

初診時の病歴聴取項目
① 既往歴（**結核**は肺浸潤，肋膜という用語でも尋ねる．また発症時期，治療を完遂したのかも聴取） ② 手術歴 ③ 内服薬（特にはじまった時期が大事．サプリメントや漢方薬，健康食品も聴取） ④ アレルギー（内服や食物．何が起こったかも重要） ⑤ **シックコンタクト**，周囲の流行 ⑥ **旅行歴，海外居住歴** ⑦ 職業 ⑧ 住居（場所，木造，築何年，引越は？） ⑨ ペット，また動物（鳥や虫を含む）との接触歴 ⑩ タバコ ⑪ アルコール ⑫ 月経・妊娠状況（性交渉歴については時と場所を選ぶ） ⑬ 家族歴（**結核！**） ⑭ 解釈モデル（筆者は面接から診察に入る前にこれを聞いている）

ROSの一例	
・一般	ADL（移動，排泄，食事），体重変化，全身倦怠感，発熱，寝汗，悪寒戦慄，睡眠
・頭部	頭痛，記憶障害，痙攣，筋力低下，感覚低下，性格変化
・目	視力低下，視野，複視，ドライアイ，眼痛，流涙
・耳	耳痛，耳鳴，眩暈，聴力低下
・鼻・副鼻腔	嗅覚異常，鼻漏，鼻閉，鼻出血，顔面痛
・口腔	口腔内衛生環境，口腔内疼痛，歯肉腫脹，歯肉出血，嚥下痛
・頸部	頸部痛，可動域障害
・胸部	呼吸苦，胸痛，咳嗽，喀痰，血痰，動悸，息切れ
・腹部	腹痛，便秘，下痢，悪心，血便
・泌尿器	頻尿，排尿時痛，残尿感，血尿，混濁尿
・生殖器	分泌物増加，異常分泌物
・四肢・関節	関節痛，筋肉痛，可動域制限，背部痛，腰痛，手の強張り
・皮膚	発疹，疼痛，瘙痒，色調変化，リンパ節，爪変形，光線過敏

ADL：activity of daily living
ROSは文献2を参考に作成

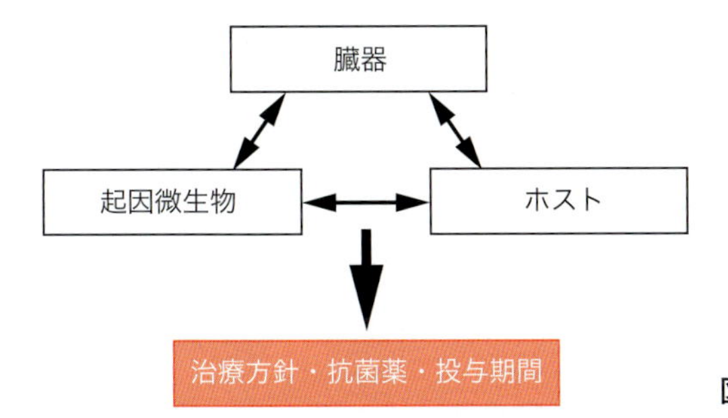

図1　感染症における診断・治療方針の原則

2. 発熱の原因

発熱の原因は圧倒的に感染症が多く，原則図1のような診療の流れ[2]で進めることができる．どのようなホストのどの臓器（フォーカス）に感染症を発症しているのかわかれば，自ずと起因微生物も推測・特定でき，治療方針（抗菌薬，外科的治療）も決定できるのである．逆に図1のように美しい流れが描けないとき，その他のカテゴリーの疾患（薬剤性，膠原病，腫瘍など）も

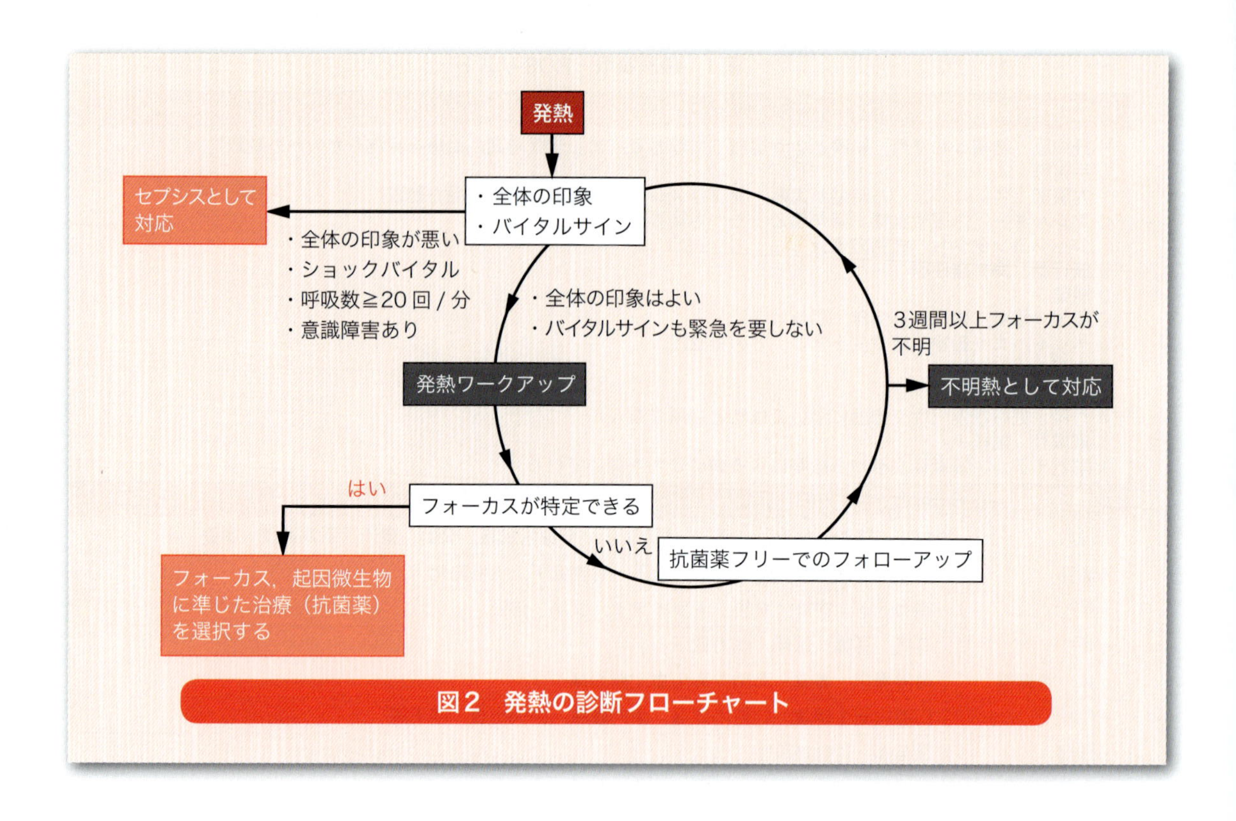

図2　発熱の診断フローチャート

鑑別にあげなければならない．初診時にフォーカスがわからなくても，通常**細菌感染症は48時間以内に限局して，局所の徴候を認めるようになることが多い**．バイタルサインが安定していれば安易な抗菌薬処方は慎み，日本の利点である外来アクセスのよさを生かし何度も外来に来てもらい，病歴聴取と診察をくり返す．最低限の検査として，**血液培養2セット，胸部単純X線写真，尿定性・沈渣・培養**[2)] は施行しておく．このようにフォローしていても限局してこない場合は，「不明熱」として対処する．今まで記してきた発熱へのアプローチを図2として示す．

3. 感染症を疑ったら

症例1　発熱と咳が続きます…

17歳女性，高校生

主訴：発熱，咳嗽

現病歴：7日前より発熱，咳嗽を主訴に近医受診．セフカペンピボキシル（フロモックス®）を処方されるも，症状軽快せず，外来受診.

初診時バイタルサイン：血圧 124/74 mmHg，脈拍88回/分 整，呼吸数24回/分，体温 39.0℃，SpO_2 95％（room air）.

臨床経過：呼吸音はクリアであったが，単純X線写真で肺炎像を認めた．喀痰のグラム染色では良好な検体であるにもかかわらず，菌体は証明できなかった．肺炎球菌・レジオネラ尿中抗原陰性，抗酸菌染色陰性，またマイコプラズマ抗体（PA法）も提出した．クラリスロマイシン（クラリス®）1回400 mg　1日2回の内服で治療開始．臨床症状（発熱，咳嗽，食欲）なども改善してきた．マイコプラズマ抗体（PA法）1,280倍よりマイコプラズマ肺炎と診断した．

感染症が疑われる際，フォーカスを見出した後の次のステップが起因微生物の同定であり，同定法の代表格が塗抹，培養検査である．このなかでも最も重要な培養検査は血液培養である．血液培養の適応は簡単にいえば「菌血症を疑ったとき」であり，単に発熱や悪寒時のみでない．**悪寒戦慄，原因不明の意識障害，循環障害（血圧低下），代謝性アシドーシス，低体温，白血球の異常高値と低値，麻痺などの脳血管障害**[2] **の出現**の際にも採取する．血液培養を採取しておくことで，フォーカスの見落としを拾うことも可能になり，菌血症の存在の有無で，治療期間の設定も可能となる．初期診断と確定診断の相違について行った研究では，救急外来から感染症科への入院症例の約10％が初期診断と異なり，そのうちの40％で菌血症が認められた[3]．血液培養を採取していたからこそ診断を修正できたのである．

また細菌学的検査を補完する目的で使用されるものが血清学的検査や抗原検査である．特に呼吸器感染症，そのなかでも肺炎では重要な検査となりうる．例えば肺炎球菌尿中抗原の感度50～80％，特異度は90％以上とされ，レジオネラ尿中抗原は感度70～90％，特異度99％と，両者とも特異度が高い[4]．陽性であれば起因菌の可能性がきわめて高く，喀痰が出にくい症例や前医で抗菌薬が使用されている症例でも検査できるのは便利である．しかし，感度は高くないので陰性であるからといって否定はできない，抗菌薬の感受性がわかるわけでもない，過去の感染で陽性となる可能性がある，レジオネラ尿中抗原は血清型1以外では感度が低い，などという限界を知っておかねばならない．また本症例のマイコプラズマにはさまざまな検査法が存在するが，血清学的反応が陽性になるのが遅いため抗菌薬開始時には確定診断は難しい．迅速診断として用いられるイムノカード法は，一度陽性になると陰性化するまで長期間要することが示唆されており，また補体結合反応法も感度・特異度とも十分でないという報告がみられる．これらより微粒子凝集法で検査した方がよい[5]．なお最近ではレジオネラ，マイコプラズマともLAMP（loop-mediated isothermal amplification）法が保険収載され，マイコプラズマに関しては感度95％，特異度100％と良好な成績が報告されている[6]が，正しい検査特性データについては今後の研究結果を待ちたい．さまざまな検査がそれぞれ特徴をもっているので，とりあえず提出するのではなく，**「なぜこの検査なのか，検査の感度・特異度はどの程度か，この結果が返ってきたらどう動くのか」**を考えて検査をオーダーしよう．

4. 薬剤熱

症例2　熱も続くし，皮疹まで出てきました…

52歳男性，公務員

主訴：発熱，皮疹

現病歴：38℃台の発熱，咽頭痛に対して近医受診．セフポドキシムプロキセチル（バナン®）を処方された．1週間の経過でいったん発熱は治まったものの，再度38℃台の発熱が出現しだした．近医より「CRPが1から9に上がった．皮疹が出てきた」という理由で，紹介受診．自分で車を運転して受診．

初診時バイタルサイン：血圧107/58 mmHg，脈拍80回/分 整，呼吸数16回/分，体温38℃，SpO_2 97％（room air）

臨床経過：確かに咽頭も軽度発赤していたが，咽頭痛自体は治まってきているとのことであった．発熱＋咽頭炎＋皮疹（紅斑）のキーワードで，伝染性単核球症（EBV，CMV，HIV etc），薬剤熱や咽頭炎を呈する自己免疫疾患（成人発症Still病）を鑑別疾患にあげたが，血液検査で軽度肝障害，好酸球上昇を認め，薬剤熱を最も疑った．咽頭痛も軽快していたため，内服薬を中止した．発熱，皮疹とも消失，内服抗菌薬による薬剤熱と診断した．

治療中の感染症が治癒傾向にあるにもかかわらず，熱が続くことがある．この際に忘れてはいけないのが薬剤熱である．ただし，その他の救急対応が必要な疾患（菌血症など）を見逃さないようにワークアップすること（特に血液培養）は重要である．症状，検査所見も感度・特異度の高いものはなく，疑わなければ見つからないため，常に投与薬剤に気を配る必要がある．なお，薬剤熱の原因となりうる代表的な薬剤は表2に記しているが，このなかでも**抗菌薬**，**抗痙攣薬**は頻度が高いため重要である．抗菌薬のなかでは古典的にβラクタム系抗菌薬，ST合剤が多いとされる[7]．

薬剤熱の特徴として，**比較的元気**（**「熱がないときはどうもないです」「食欲はあります」**），**相対的徐脈**（**知っていると役に立つ身体所見，Tips**を参照），**比較的炎症反応低値**，**肝酵素軽度上昇や好酸球上昇**が有名であるが，これらがないことが薬剤熱を否定する根拠とはならない．薬剤開始後平均8日で発症するといわれるが，1日以内で発症するものから，数カ月以上で発症するものなどさまざまある．また原因となる薬剤中止後3日で解熱することが多い[7, 8]．薬剤熱を疑えば可能なものから中止しよう．

薬剤熱と一括りにされるものの，多種多様な薬剤が種々の原因で発熱，高体温をきたす．原因は，アレルギー機序で起こるもの（抗痙攣薬，抗菌薬，アロプリノールなど），体温調節機構に作用するもの（エピネフリン，アトロピン，ヒスタミン拮抗薬，抗うつ薬，コカインなど），投与部位の局所反応で起こるもの（バンコマイシン，各種ワクチンなど），薬理作用によるもの（化学療法直後の発熱など），特異反応によるもの（悪性高熱など）に分類されるが，大部分はアレルギー機序によるものであるとされる[9]．

●知っていると役立つ身体所見，Tips：相対的徐脈

体温	適切な脈拍数	相対的な徐脈を伴う脈拍数
106°F（41.1℃）	150回/分	<140回/分
105°F（40.6℃）	140回/分	<130回/分
104°F（40℃）	130回/分	<120回/分
103°F（39.4℃）	120回/分	<110回/分
102°F（38.9℃）	110回/分	<100回/分

文献7より引用

いろいろな定義が言われているがここではCunhaの文献[7]より引用した．房室ブロック，ペースメーカー装着，β遮断薬，カルシウム拮抗薬内服中には当てはめることはできない．腸チフス，ブルセラ，レプトスピラ，レジオネラ，サルモネラ，オウム病，マラリア，薬剤熱，詐熱などで認められる．

表2　発熱をきたしやすい薬剤

よくある	あまりない	稀
アトロピン	アロプリノール	サリチル酸（薬用量）
アムホテリシンB	アザチオプリン	副腎皮質ステロイド
アスパラギナーゼ	シメチジン	アミノグリコシド
バルビツレート	ヒドララジン	マクロライド
ブレオマイシン	ヨード	テトラサイクリン
メチルドパ	イソニアジド	クリンダマイシン
ペニシリン	リファンピン	クロラムフェニコール
セファロスポリン	ストレプトキナーゼ	ビタミン製剤
フェニトイン	イミペネム	
プロカインアミド	バンコマイシン	
キニジン	ニフェジピン	
サリチル酸	NSAIDs	
スルホンアミド（サルファを含む緩下薬）	メトクロプラミド	
インターフェロン		

文献9より引用

5. 膠原病

症例3[10]　抗菌薬を投与されても2週間熱が続く…

60歳男性，会社員

主訴：発熱

現病歴：当院受診2週前から38～39℃台の発熱，近医でセフェピム（マキシピーム®）を処方された．しかし改善を認めなかったため，紹介受診．

初診時バイタルサイン：

血圧114/68 mmHg，脈拍103回/分 整，呼吸数28回/分，体温38.1℃，JCS 0

表3　発熱をきたしやすい膠原病とその特徴

疾患	特徴
全身性エリテマトーデス	関節炎，皮疹，汎血球減少，抗核抗体陽性
成人発症Still病	咽頭痛，皮疹，関節炎，リンパ節腫脹，肝障害，白血球増多，フェリチン増加
Behçet病	口腔内再発性アフタ，結節性紅斑様皮疹，ブドウ膜炎，外陰部潰瘍，関節炎
リウマチ性多発筋痛症	50歳以上，両側の肩の痛み，リウマトイド因子陰性，抗CCP抗体陰性
血管炎	
・巨細胞動脈炎	高齢，顎部痛，顎跛行，頭痛
・高安病	40歳未満，四肢跛行，血圧左右差
・結節性多発動脈炎	体重減少，神経障害（多発単神経炎），筋痛，脱力

臨床経過：ROSを聴取すると，この期間中に体重が15 kg減少していた．ただし診察所見でも明らかなものを認めなかったため，一般的な発熱ワークアップ（血液培養のくり返し，造影CT，ANCA測定など）を行いつつ，日々診察をくり返した．入院1週間して左側頭動脈の圧痛，両側大腿把握痛が出現．側頭動脈生検で血管炎の所見，また再度の造影CT（動脈相）で多発する小動脈瘤を認めたため，結節性多発動脈炎と診断．膠原病内科に転科，ステロイドパルスとステロイド維持療法で改善し退院．

施設によっては膠原病症例の経験が少ない方もいると思われる．確かに絶対数は感染症に比して格段に少ない．ただし，感染症かな？ という症例のなかにさりげなく紛れ込んでいるのも事実である．最初のアプローチのしかたは最初に述べたものと変わらない．今回の症例のように熱のみというプレゼンテーションで来院することもあるが，丹念に探していくと徐々にその他の所見も出て診断しうることもある．発熱をきたしやすい膠原病で，しばしば感染症外来に紛れ込んでくる代表的なものを表3に示す．特徴的な症状，所見も簡単に示したが，**単一臓器の感染症では説明がつかない症状，皮疹，関節炎の所見，反復する経過**などが膠原病，また最近注目されている家族性地中海熱[11]などの自己炎症性疾患を疑うきっかけとなる．初期からすべての症状が揃うわけでもなく，また過去には診断基準に記載されるような症状があったかもしれない．closed questionも駆使して病歴を聞き，疑わしい疾患の診断基準に照らし合わせて診断を行っていく．膠原病では各種血清抗体が有名であるが，これらも診断基準の1項目であり，抗体陽性＝疾患ではない．リウマトイド因子や抗核抗体の偽陽性もありうることを知っておこう．

6. 腫瘍熱

症例4　微熱，全身倦怠感が続く

82歳女性，無職

主訴：発熱，全身倦怠感

現病歴：入院2カ月前より発熱（37℃台），全身倦怠感，食欲不振，などあり，精査目的で入院．

初診時バイタルサイン：血圧111/77 mmHg，脈拍101回/分 整，呼吸数24回/分，SpO_2 98％（room air），体温37.1℃
臨床経過：この2カ月で5 kgの体重減少をきたしており，結核や甲状腺機能亢進症，悪性腫瘍の可能性を考えた．入院後ワークアップを行い，CT検査で多発する転移性肝腫瘍，大腸内視鏡でS状結腸に大腸癌を認めた．best supportive careの方針となった．

腫瘍熱の特徴として，**悪寒戦慄が乏しいこと，頻脈がみられにくいこと，NSAIDsに反応すること**，が知られている．原因となる代表的な腫瘍は，**リンパ腫，白血病，腎細胞癌，原発性/転移性肝癌，副腎腫瘍，心臓粘液腫，大腸癌，膵癌**である[12]．固形腫瘍より血液腫瘍で多くみられるため，発熱の原因が不明であれば，**末梢血液塗抹像チェック**[1]，場合によっては骨髄生検[13]まで行う必要がある（なお骨髄のチェックは粟粒結核の診断としても有用である[14]）．

腫瘍熱の鑑別として，腫瘍に伴う感染症，化学療法の薬剤に伴う発熱，輸血，薬剤熱，中枢神経転移，副腎不全（転移，ステロイド離脱），放射線による肺臓炎・心外膜炎などがあげられる[15]．このため，3. 感染症を疑ったらにて述べてきた血液培養を含む感染症のワークアップを行い，安易に腫瘍熱と片付けず，担癌症例特有の発熱の原因をチェックする．

また腫瘍熱とその他の原因による発熱を鑑別する方法として，ナプロキセン（ナイキサン®）テスト[15]が有名である．ナプロキセン（ナイキサン®）を内服開始し，腫瘍熱であればすみやかに解熱することで，腫瘍熱とそれ以外による発熱を鑑別する方法である．不明熱の鑑別として，感染症やその他の非腫瘍症例と腫瘍症例とでナプロキセンテストを行った報告では有用性は認められなかった[16]．

Column

CRPや血沈，プロカルシトニンといった炎症マーカーは発熱の診断・マネジメントに有用か？

診断に使用するか，フォローに使用するか，また疾患によってもその意義は異なってくると考える．敗血症であっても急性期ではこれらのマーカーは上昇してないこともあるし，これらが陽性であること単独で確定診断にまで至るという疾患もない．発熱精査で重要なのは診察所見，細菌学的検査，生検，画像検査といったような特異的な検査所見であり，炎症マーカーではない[17]．しかし例えば薬剤熱ではプロカルシトニンは上がりにくいかもしれないし[8]，レジオネラ肺炎ではCRP高値になりやすい[18]ことも知られている．疑い疾患があるというシチュエーションによっては，ある程度寄与する可能性があるだろう．また症状が出にくく長い治療期間を要する骨髄炎ではCRPや血沈は重要な経過観察項目である．

これらの炎症マーカーはこれまでにもさまざまな疾患・病態で臨床研究がなされているので，自分が何の目的で使用したいのか十分検討して使用する，という中庸の姿勢でよいと考える．

さいごに

発熱という症候には全身状態，随伴症状，症例の背景から考えていく，ということが結論である．特に**症例2～4**までのカテゴリーは不明熱に関連して語られることが多い疾患群であるが，ご覧の通り最初のアプローチの方法は変わらず，地道な病歴聴取，身体診察を核とすることが重要である．勉強すればするほど診断の幅が広がっていく面白さを楽しんでほしい．

文献・参考文献

1) Mourad O, et al：A comprehensive evidence-based approach to fever of unknown origin. Arch Intern Med, 163：545-551, 2003
2) 「レジデントのための感染症診療マニュアル 第3版」（青木 眞/著），医学書院，2015
3) 八板謙一郎，他：初期診断と最終診断が異なった感染症内科入院症例の検討．「第88回日本感染症学会学術講演会」，2014
4) Mandell LA, et al：Infectious Diseases Society of America/American Thoracic Society consensus guidelines on the management of community-acquired pneumonia in adults. Clin Infect Dis, 44 Suppl 2：S27-72, 2007
5) Yamazaki T, et al：Comparison of PCR for sputum samples obtained by induced cough and serological tests for diagnosis of Mycoplasma pneumoniae infection in children. Clin Vaccine Immunol, 13：708-710, 2006
6) 杵渕貴洋，他：Mycoplasma感染症診断におけるLAMP法を用いたMycoplasma pneumoniae DNA検出の有用性と従来法（培養法・血清学的検査法）の比較検討．日本臨床微生物学雑誌，232：9-16，2013
7) Cunha BA：Clinical approach to fever in the neurosurgical intensive care unit：Focus on drug fever. Surg Neurol Int, 4：S318-S322, 2013
8) Yaita K, et al：A Retrospective Analysis of Drug Fever Diagnosed during Infectious Disease Consultation. Intern Med, 55：605-608, 2016
9) Johnson DH & Cunha BA：Drug fever. Infect Dis Clin North Am, 10：85-91, 1996
10) Yaita K, et al：Polyarteritis nodosa mimicking giant cell（temporal）arteritis. Intern. Med., 53：1591-1592, 2014
11) 國松淳和，他：外来における不明熱の原因疾患としての家族性地中海熱の重要性．日本臨床免疫学会会誌，39：130-139，2016
12) Cunha BA：Fever of unknown origin：clinical overview of classic and current concepts. Infect. Dis Clin North Am, 21：867-915, vii, 2007
13) Cunha BA：Fever of unknown origin：focused diagnostic approach based on clinical clues from the history, physical examination, and laboratory tests. Infect Dis Clin North Am, 21：1137-1187, xi, 2007
14) Yaita K, et al：Miliary Tuberculosis Noticed by the Efficacy of Levofloxacin Monotherapy. Journal of General and Family Medicine, 17：176-178, 2016
15) Zell JA & Chang JC：Neoplastic fever：a neglected paraneoplastic syndrome. Support Care Cancer, 13：870-877, 2005
16) Vanderschueren S, et al：Lack of value of the naproxen test in the differential diagnosis of prolonged febrile illnesses. Am J Med, 115：572-575, 2003
17) Yaita K & Kunimatsu J：Should Inflammatory Markers Be Used in the Diagnosis of a Fever of Unknown Origin? Intern Med, 55：1405, 2016
18) Haubitz S, et al：Ruling out Legionella in community-acquired pneumonia. Am J Med, 127：1010.e11-9, 2014

プロフィール

八板謙一郎（Kenichiro Yaita）
久留米大学医学部感染制御学講座 助教

2014年に開講した臨床感染症講座で臨床医をしております．研修医の先生も常にローテートしてきてくれるようになり活気が出てきました．焦らず日々の臨床・研究・教育を頑張っております．指導医，後期研修医とも募集しておりますので，ご興味がありましたらぜひ見学にお越しください．
Website：http://www.med.kurume-u.ac.jp/med/virol/jp/index.html

山口征啓（Yukihiro Yamaguchi）
健和会大手町病院総合診療科・感染症科 副院長

2. 渡航後の発熱または下痢

忽那賢志

Point

- 渡航地はどこなのか？：東南アジア，南アジア，サハラ以南アフリカ，中南米など地域によって原因疾患の頻度は大きく異なる
- 潜伏期はどれくらいか？：渡航地で感染したとして，推定される潜伏期を計算することで鑑別診断を狭めることができる
- どのような曝露歴があるのか？：現地での生活における曝露歴を聴取することで診断に迫れる

症例

25歳男性
主訴：発熱
現病歴：3日前から続く発熱，頭痛，下痢を主訴に当院の救急外来を受診した．
既往歴：特記事項なし
身体所見：体温39.3℃，血圧122/78 mmHg，脈拍数116回/分，呼吸数18回/分
診察上，異常所見なし

渡航後の発熱または下痢へのアプローチ

1. まずは「渡航後」と認識することが重要

渡航後の発熱または下痢のアプローチの第一歩は，目の前の患者が渡航後であることを認識することである．渡航後の発熱と認識できなければ，そもそもマラリア，デング熱，腸チフスといった疾患が想起できない．

患者が自分から「渡航歴がある」と申告するとは限らない．海外渡航歴は医師自ら積極的にとりにいかなければならない事項なのである．

渡航後に病院を受診する主訴として頻度が高いのは，発熱，皮疹，下痢である．これらの症状があれば渡航歴を聴取する習慣を身につけよう．また，輸入感染症の多くはフォーカスのはっきりしない発熱を呈することが多い．フォーカスのはっきりしない発熱をみたら輸入感染症を想起するように心掛けたい．そのなかでも，マラリア，デング熱，リケッチア症，レプトスピラ症，

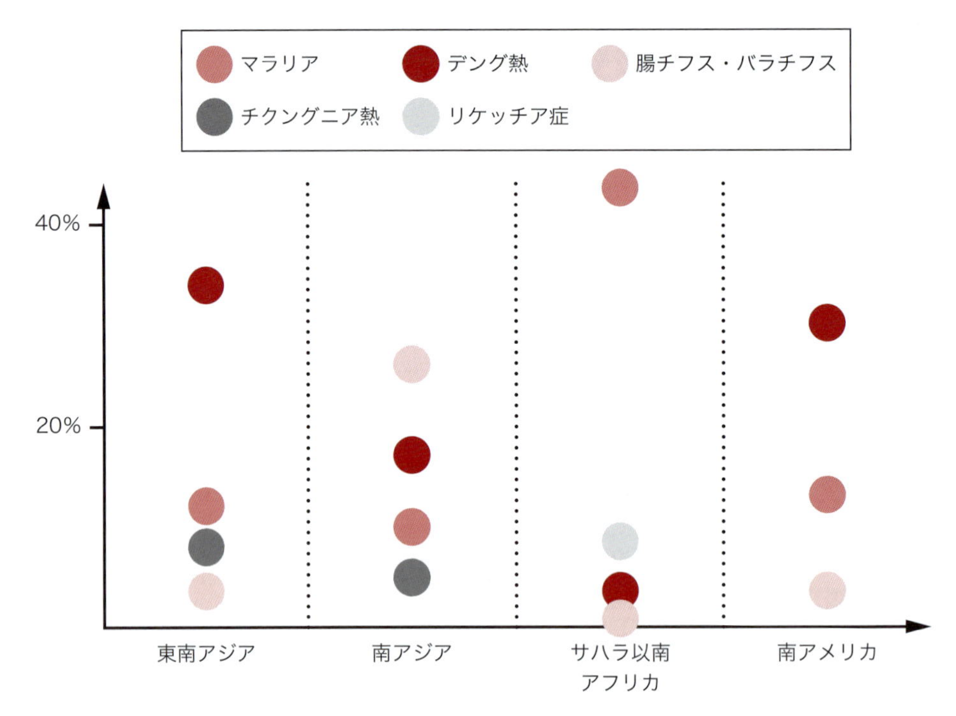

図1　海外渡航後に病院を受診した発熱患者の渡航地と感染症の頻度の関係
渡航地によって罹患しうる疾患は大きく異なる．文献1を参考に作成

エボラウイルス病といった輸入感染症の発熱疾患は下痢を呈することがしばしばある．海外渡航後に下痢があるからといって旅行者下痢症と決めつけるのは危険であり，他の輸入感染症の可能性を十分に吟味する必要がある．究極的には“旅行者下痢症は除外診断”なのである（例外的に「発熱エピソードのない下痢症状」や「潜伏期から他の発熱疾患の可能性が除外できる場合」は，旅行者下痢症と即断できることもある）．

症例の続き

海外渡航歴を聴取したところ，フィリピンに渡航歴があることがわかった．

2. 渡航地はどこか？

渡航歴があると判明したら，次に聴取すべきは「どこに渡航していたか」である．輸入感染症と一口にいっても，渡航地によって罹患しうる疾患の種類や頻度は大きく異なる．発熱患者であれば図1のような分布になる．

例えば，南アフリカから帰国した患者の発熱はマラリアが原因であることが非常に多い一方，東南アジアではマラリアよりもデング熱の頻度が高い．南アジアでは腸チフス・パラチフスの頻度が高い．

なお，非専門家はこのような地域別の感染症の頻度を知っておく必要はなく，「どこのウェブサイトを調べればこれらの情報を知ることができるのか」を知っておくことが重要である．

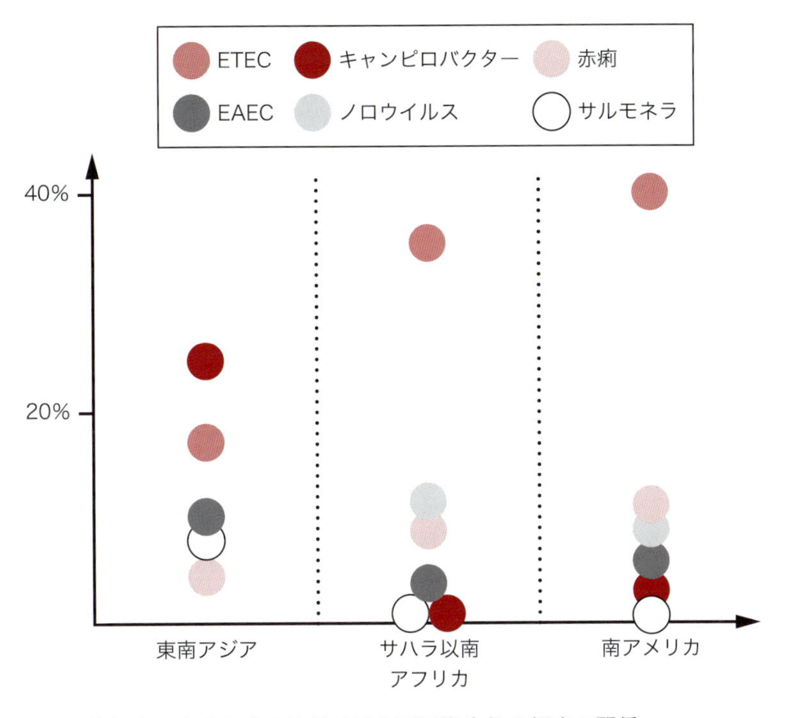

図2 旅行者下痢症患者の渡航地域と原因微生物の頻度の関係
ETEC：enterotoxigenic *Escherichia coli*（腸管毒素原性大腸菌），EAEC：enteroaggreative *Escherichia coli*（腸管凝集性大腸菌）．文献2を参考に作成

●地域別の感染症の頻度を知ることができるウェブサイト
- FORTH 厚生労働省検疫所（http://www.forth.go.jp/）
- CDC Travelers' Health（http://wwwnc.cdc.gov/travel/）
- Yellow Book（http://wwwnc.cdc.gov/travel/page/yellowbook-home-2014/）
- Fit for Travel（http://www.fitfortravel.nhs.uk/home.aspx）

※上記のサイトは2017年2月閲覧できることを確認

また輸入感染症として最も頻度の高い疾患である旅行者下痢症も渡航地域によって原因となる病原体の頻度が異なる（図2）．一般的に旅行者下痢症の原因微生物はETEC（enterotoxigenic *Escherichia coli*：腸管毒素原性大腸菌）が最多であるが，わが国からの旅行者が多い東南アジアではキャンピロバクターが最も多いとされる．

3. 推定される潜伏期は？

次に聴取すべきは渡航スケジュールである．現地（リスク地域）に入った日と出た日を確認し，発症した日から換算して，海外で感染したとすると潜伏期が何日になるのかを計算する．例えば，8月1日〜9日までインドネシアに渡航し，10日に発症したとすれば潜伏期としては1〜10日ということになる（これは現地で感染したという仮定を前提としており，渡航前あるいは帰国後に

表1　主な輸入感染症の潜伏期

short（< 10 days）	medium（11～21 days）	long（> 30 days）
デング熱/チクングニヤ熱/ジカ熱	マラリア（特に熱帯熱マラリア原虫）	マラリア（特に非熱帯熱マラリア）
ウイルス性出血熱	レプトスピラ症	結核
旅行者下痢症	腸チフス	ウイルス性肝炎（A，B，C，E）
黄熱	麻疹	類鼻疽
リケッチア症	トリパノソーマ症	急性HIV感染症
インフルエンザ	ブルセラ症	住血吸虫症
レプトスピラ症	トキソプラズマ症	フィラリア症
	Q熱	アメーバ肝膿瘍
		リーシュマニア症

文献3を参考に作成

感染した感染症や，非感染性疾患については考慮していない）．潜伏期を推定することによって鑑別診断を絞り込むことができる．

表1は主な輸入感染症を潜伏期ごとにまとめたものであるが，先ほどの例であればマラリアや腸チフスなどの潜伏期11日以上の感染症の可能性はかなり低くなる．潜伏期が10日以内の感染症から絞り込んでいけばよいということになる．

旅行者下痢症に関しても病原微生物ごとに潜伏期が異なるが，これらの細菌やウイルスの潜伏期はどれも6～72時間程度と短いため潜伏期のみで病原微生物を鑑別するのは困難である．なおジアルジアなどの原虫は1～2週間の潜伏期であり比較的長い．

4. どのような曝露歴があるのか？

感染症は人と病原体との出会いであり，特に海外旅行では日常生活と比較して曝露の機会が増える．渡航中にどのような曝露があったのかを丁寧に聴取する．曝露の種類から感染症を絞り込む（表2）．

●ヒントを引き出す病歴聴取，医療面接のコツ

蚊やマダニの曝露は本人が気づいていないことも多々あるため，どのような防蚊対策をしていたのかを聴取することによって蚊やマダニの曝露量を推定する．具体的にはDEET（N,N-ジエチル-3-メチルベンズアミド）などの有効成分を含む忌避剤を適切に使用していたのか，どのような服装で行動していたのか，などである．

旅行者下痢症の原因は大半が食事であり，食事歴の聴取が重要となる．火の通っていない食べ物（サラダやカットフルーツなど）を食べていないか，ペットボトルに入ったものではない水や氷を摂取していないかが重要である．またホテルやレストランよりも屋台での食事の方がリスクが高い．

表2 曝露と感染症

蚊	マラリア，デング熱，チクングニア熱，ジカ熱，黄熱，日本脳炎，ウエストナイル熱，フィラリア症
ダニ	ボレリア症，リケッチア症，コンゴクリミア出血熱，Q熱，野兎病，ダニ脳炎，エーリキア症，バベシア症
ハエ	アフリカ睡眠病，オンコセルカ症，リーシュマニア症，バルトネラ症，ハエ蛆症
シラミ	ペスト，スナノミ症，シラミ媒介性回帰熱
サシガメ	Chagas病
淡水	レプトスピラ症，住血吸虫症，アカントアメーバ感染症，ネグレリア症
土壌	鉤虫症，皮膚幼虫移行症，内臓幼虫移行症，レプトスピラ症
性交渉	HIV，HBV，HCV，梅毒，クラミジア，淋病，ヘルペス，HPV
シックコンタクト	肺炎，結核，EBV感染症，髄膜炎，リウマチ熱，ラッサ熱
哺乳類	狂犬病（イヌ，ネコ，サルなど），鼠咬熱（ネズミ），野兎病（ウサギ），Q熱（ネコ，ウシ，ヒツジなど）

文献3を参考に作成

5. 身体所見や血液検査から鑑別を絞る

ここまでの「渡航地」「潜伏期」「曝露歴」の3つの項目から，すでに鑑別診断はかなり絞り込まれているはずである．最後に身体所見や血液検査から，さらに鑑別を絞り込む．ただし，発熱を呈する輸入感染症の多くは非特異的な身体所見，検査所見であることが多く，診断の手掛かりが得られることはあまり多くない．また基本的に旅行者下痢症も腹部の圧痛や腸蠕動音の亢進以外には特徴的な所見はみられない．しかし，表3のような所見があった場合には診断に有用である．

6. 重症度の高い疾患，治療可能な疾患，頻度の高い疾患から除外していく

渡航後の発熱のアプローチに限ったことではないが，重症度の高い疾患，治療可能な疾患，頻度の高い疾患から除外していくことが重要である．この3つのいずれにも当てはまるマラリアは，まず最初に除外すべき疾患ということになる．したがって，渡航地と潜伏期からマラリアの可能性が少しでもある場合には，まずはマラリアを除外することが何よりも優先すべき事項である．診療経験がなく診断や治療に自信がもてない場合は，患者の利益を優先しすみやかに専門機関への紹介を考慮すべきである．重症マラリアの基準（表4）を1つ以上を満たす場合は治療薬を保管している熱帯病治療薬研究班の薬剤使用機関に紹介する．

また，ウイルス性出血熱やMERSなどの1類・2類感染症の可能性がある場合には直ちに保健所に連絡し，それ以上の診察は行わず第一種感染症指定医療機関への搬送などの保健所の指示を待つべきである（図3）．

各疾患のマネージメントについては成書をご参照されたい．

表3　輸入感染症でみられることのある身体所見・血液検査所見

身体所見	
眼球結膜充血	レプトスピラ症
黄疸	マラリア，ウイルス性肝炎，レプトスピラ症，ウイルス性出血熱など
皮疹	
丘疹	アルボウイルス感染症（デング熱，チクングニア熱）風疹，麻疹，パルボウイルス，薬剤性過敏症，梅毒，Hansen病，真菌感染症（ヒストプラズマ症，ペニシリン症，伝染性単核球症（EBV，CMV，HIV陽性），リケッチア症，ウイルス性出血熱（エボラなど）
水疱	HSV，水痘，帯状疱疹，サル痘
紅皮症	デング熱，川崎病，TSS，猩紅熱，ビブリオ・バルニフィカス感染症
紫斑	デング出血熱，淋菌感染症，水痘，髄膜炎菌感染症，ペスト，リケッチア症，敗血症，ウイルス性出血熱（ラッサ熱，エボラ，CCHF，リフトバレー熱）
潰瘍	
下疳	ローデシアトリパノソーマ，ペスト菌感染症（腺ペスト）
痂皮	アフリカ紅斑熱，炭疽
性器潰瘍	梅毒，HSV
皮膚潰瘍	炭疽，ジフテリア，真菌感染症，ブルーリ潰瘍
肝脾腫	デング熱，ウイルス性肝炎，伝染性単核球症（EBV，CMV，HIV），ブルセラ症，腸チフス，レプトスピラ症，Q熱，回帰熱，リケッチア症，アメーバ肝膿瘍，マラリア，トリパノソーマ症，内臓リーシュマニア症，肝蛭症，片山熱など
血液検査所見	
白血球減少	腸チフス，リケッチア症，デング熱
異型リンパ球	伝染性単核球症（EBV，CMV，HIV），デング熱，ウイルス性肝炎
血小板減少	マラリア，デング熱，リケッチア症，ウイルス性出血熱，腸チフス
好酸球増加	寄生虫症，薬剤性過敏症
肝酵素上昇	マラリア，デング熱，リケッチア症，レプトスピラ症，デング熱，伝染性単核球症（EBV，CMV，HIV）

TSS：toxic shock syndrome（毒素性ショック症候群），CCHF：Crimean-Congo hemorrhagic fever（クリミア・コンゴ出血熱）．
文献3を参考に作成

表4　重症マラリアの基準

重症マラリアの徴候
●意識障害→低血糖の有無を確認 ●黄疸　●急性腎不全 ●代謝性アシドーシス　●DIC ●肺水腫 ●貧血（Hb＜8 g/dL） ●低血糖 ●ショック→稀なので菌血症の合併を想定 ●原虫寄生率＞2％

マラリア診断・治療アルゴリズム3.1版（https://www.dcc-ncgm.info/resource/ 2017年2月閲覧）より引用

■ 症例ではこう考える

本症例の海外渡航歴を詳細に聴取したところ，

- 渡航地：フィリピンのマニラ
- 潜伏期：発症の3日〜7日前まで渡航
- 曝露歴：防蚊対策をせず蚊に何度も刺された

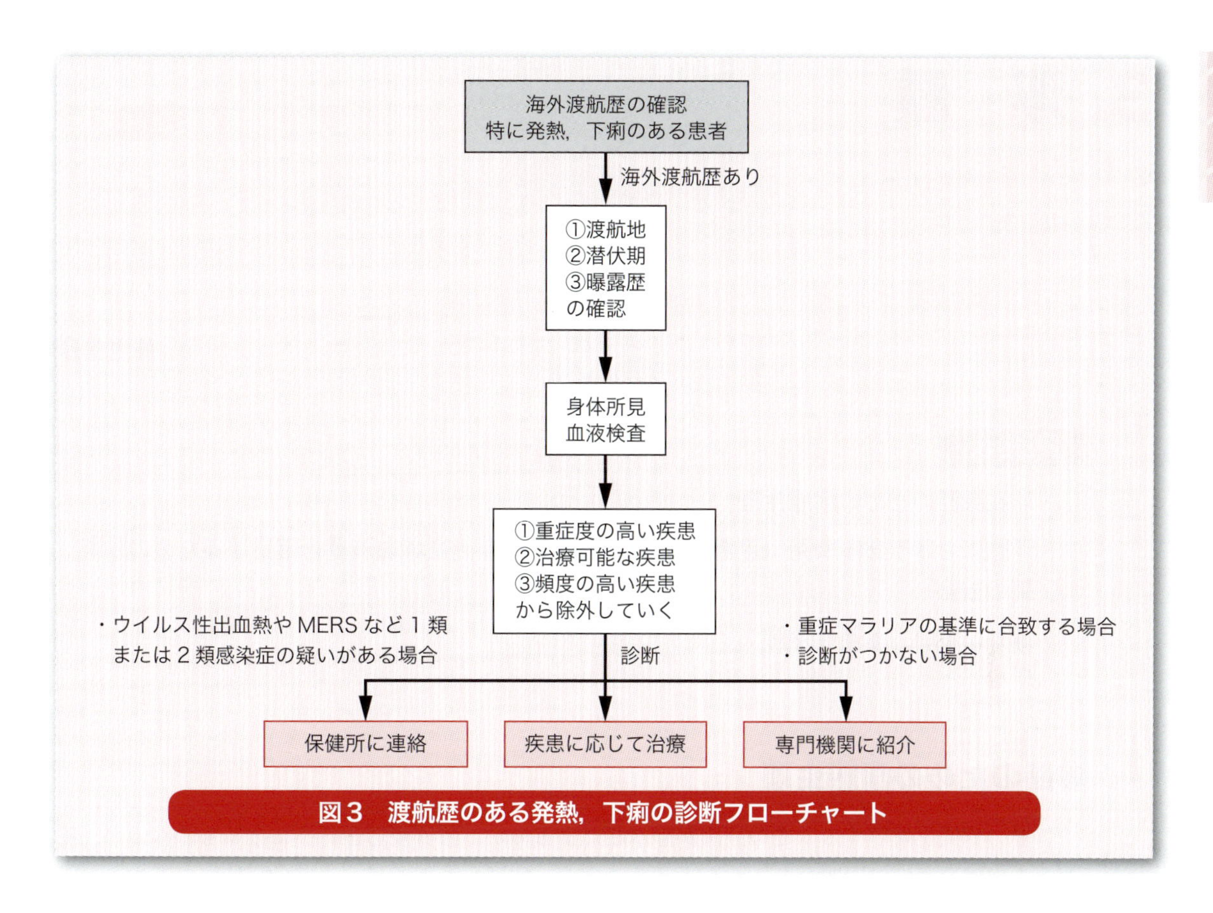

図3　渡航歴のある発熱，下痢の診断フローチャート

という情報が得られた．また，血液検査では白血球・血小板の減少がみられた．

以上からデング熱が最も疑われたため保健所を通して衛生研究所で検査を行ったところ，血清からデングウイルスが検出されデング熱と診断された．

経過観察目的で入院としたが，第8病日には白血球および血小板は上昇し全身状態も良好となったことから退院となった．

文献・参考文献

1) Leder K, et al：GeoSentinel surveillance of illness in returned travelers, 2007-2011. Ann Intern Med, 158：456-468, 2013
2) Shah N, et al：Global etiology of travelers' diarrhea：systematic review from 1973 to the present. Am J Trop Med Hyg, 80：609-614, 2009
3) Spira AM：Assessment of travellers who return home ill. Lancet, 361：1459-1469, 2003

プロフィール

忽那賢志（Satoshi Kutsuna）
国立国際医療研究センター病院国際感染症センター
年間4,000万人が日本と海外とを行き交う時代です．海外渡航歴のある患者はもはや珍しくありません．渡航後の患者のアプローチの基本を押さえておきましょう．

3. 浮　腫

仲里信彦

Point

- 浮腫診断のための病態生理
- 浮腫における身体所見（浮腫の分布，圧痕の有無，循環血液量を確認するための頸静脈の観察）
- 意外に多い，薬剤性浮腫

1. 診断のための病態生理

浮腫の病態を理解する．その原因が静水圧によるのか，膠質浸透圧低下によるものなのか，それとも血管透過性の問題があるかを考えることで，病歴や身体所見がより効果的になる！

1 浮腫とは？

血管外の細胞外液が，組織間隙（間質）に過剰な水分として貯留し，皮膚が腫脹することをいう（サードスペースに水分がたまった状態！）．全身性浮腫は余剰水分が2,000 mL～3,000 mL以上になると臨床的に浮腫として現れ，重度なものをanasarcaという．その他に甲状腺機能低下症にみられる粘液水腫（皮下組織にムコ多糖類とタンパクの複合物が沈着），リンパ管の閉塞で起こるリンパ浮腫などがある．

2 浮腫の発生メカニズム

組織間液と毛細血管内の圧力バランス（スターリング力：静水圧と膠質浸透圧，図1）に異常をきたす場合と毛細血管の透過性の亢進で起こる．

- 静水圧（図1①）のバランス異常は，静脈圧の増大による毛細血管内圧の上昇で起こり，間質へ水分が移動し，浮腫となる．深部静脈血栓症などの局所的なもの，うっ血性心不全などの全身性のものの両方がある．
- 膠質浸透圧（図1②）のバランス異常は，低アルブミン血症による血管内の膠質浸透圧の低下が起こり，血管内に水分を保てず，間質へ水が貯留する．全身性の浮腫がみられる．
- 毛細血管の血管透過性亢進により間質に水分が漏れ出る．局所の炎症，アレルギー反応による血管浮腫が局所や全身性に起こる．
- リンパ管閉塞では，間質からのリンパ還流を妨げ，局所的なリンパ浮腫をきたす．

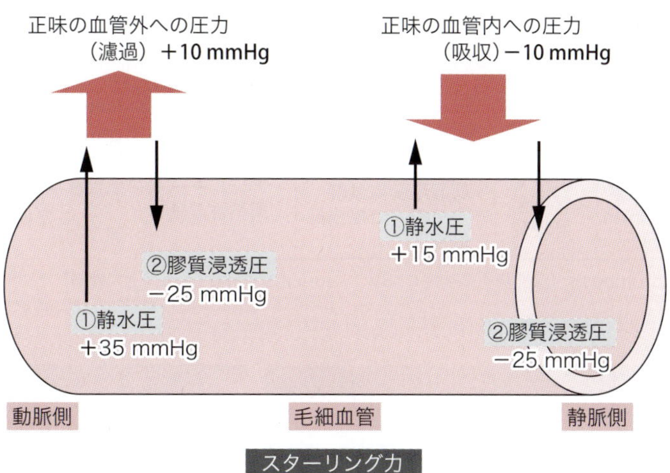

図1　毛細血管レベルでの圧バランス
膠質浸透圧は25 mmHgで一定だが静水圧は通常，動脈側の方が高い．動脈側で血管外へ出た水分は静脈側で吸収されバランスが保たれる

表1　underfilling説とoverflow説の状態

underfilling		overflow
減少	循環血液量	上昇もしくは変化なし
低下もしくは変化なし	血圧	上昇もしくは変化なし
減少	糸球体濾過量	平衡
著しく減少	血清アルブミン	減少
増加	血漿レニン活性	減少
増加	血漿アルドステロン	減少
増加	抗利尿ホルモン	減少
増加	カテコラミン	減少
減少	心房性ナトリウム利尿ペプチド	増加
反応弱い	ループ利尿薬への反応性	反応良好

・underfilling説とoverflow説（表1）[1]

全身性浮腫におけるNa貯留の考えとして，underfilling説とoverflow説がある．underfilling説では，膠質浸透圧低下により血管内から間質に水分が移動して浮腫が形成され，さらに有効循環血液量の低下が交感神経系，RAA（レニン–アンギオテンシン–アルドステロン）系，抗利尿ホルモン（anti diuretic hormone：ADH）などを介して，腎臓でのNa・水再吸収亢進（二次性のナトリウム貯留）が起こり，その結果，浮腫が助長される．overflow説では最初に腎臓でNa・水の再吸収が亢進（一次性のナトリウム貯留）し，循環血液量が増加して浮腫が起こる．単純なunderfilling説のみで肝硬変やネフローゼ症候群の浮腫を説明できない．肝硬変では腎でNa・水再吸収が亢進して循環血液量が増加（overflow説）し，さらに肝静脈流出障害により浮腫や腹水が出現する．それ以外に末梢血管拡張により有効循環血液量が相対的に減少

表2　病態生理別の主な浮腫の分類

浮腫の原因	静水圧の上昇		膠質浸透圧の低下	血管透過性の亢進	リンパ管閉塞	ナトリウム貯留	
	局所浮腫	全身浮腫	低アルブミン血症			underfilling説	overflow説
疾患	・DVT ・SVC症候群 ・Budd-Chiari症候群	・心不全 ・腎不全 ・肝硬変	・低栄養 ・吸収不全症候群 ・ネフローゼ症候群 ・肝硬変	・炎症 ・アレルギー ・薬剤性浮腫	・フィラリア後遺症 ・悪性腫瘍 ・リンパ節郭清術後	・肝硬変 ・ネフローゼ症候群	・腎不全 ・肝硬変 ・ネフローゼ症候群

DVT：deep vein thrombosis（深部静脈血栓症），SVC：superior vena cava（上大静脈）

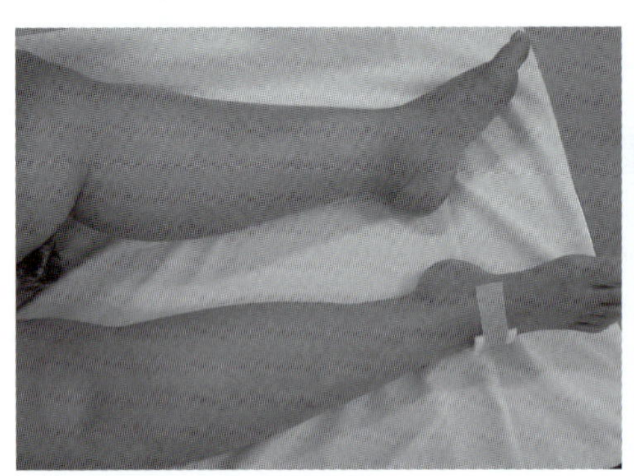
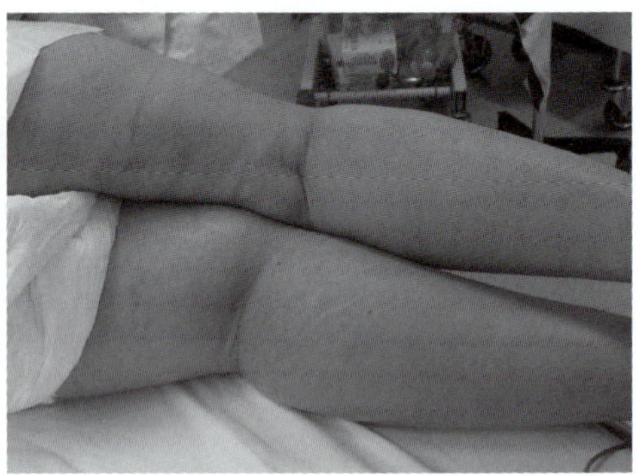

図2　左下肢の発赤腫脹が目立つ
p.10 Color Atlas①参照

し，腎臓でのNa・水の再吸収の亢進が惹起される末梢動脈拡張説がある．ネフローゼ症候群の浮腫もunderfilling説だけでなく，overflow説が関与している．

以上の各病態を引き起こす原因疾患にはさまざまなものがある（表2）．

2. 病歴を症状に合わせて，聴取する

症例1

50歳代女性．統合失調症にて精神科病院へ入院中であった．今回，精神症状が悪化し，1週間前から薬剤調整を行っていたが安定せず拘束を必要とした．数日前から左下肢の腫脹が出現し（図2），来院日に左下肢が全体的に発赤・熱感疼痛を伴い，発熱も認めた．呼吸困難や胸痛はなし．既往歴は統合失調症にて長期通院中で，10年来の肥満と抗精神病薬の多種類内服あり．

浮腫に関しての病歴で大切なのは，①最初に浮腫が生じた時期，②発症形式（急性か緩徐か？），③浮腫分布（局所か両側性か？），④浮腫に日内変動はあるか？（朝か夜かなど），⑤増悪因子や寛解因子の有無は？，⑥体重増加の有無（靴や指輪がきつくなった時期などを確認），⑦内服薬の確認，⑧随伴症状（痛み，発赤，発熱の有無，起坐呼吸，息切れ，呼吸困難など）の確認である．当然，浮腫をきたすクリティカルな疾患である心不全，腎不全，肝硬変などに関する質問を加えることを忘れてはならない．また，女性へは妊娠の可能性を確認する．

A)

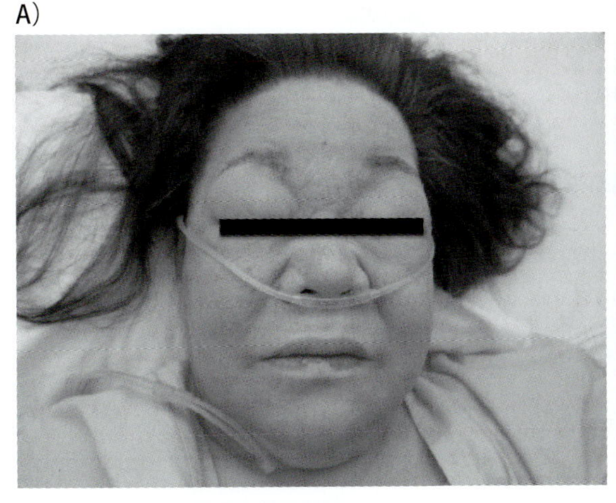

B)

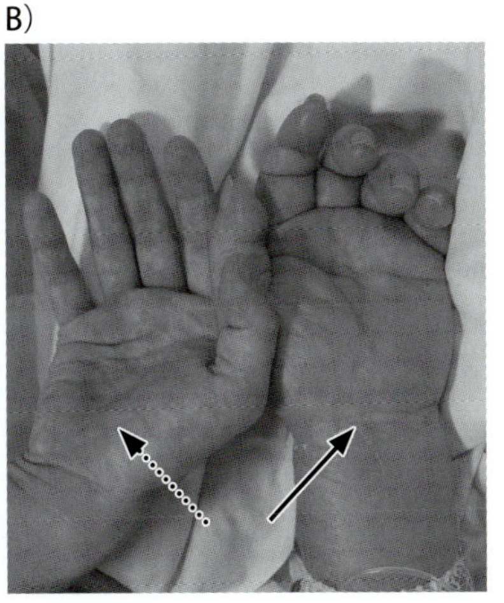

図3　浮腫状の顔貌と非圧痕浮腫
A) 粘液水腫様顔貌, B) 実線矢印は非圧痕浮腫, 点線矢印は筆者の手. p.10 Color Atlas②参照

既往歴は, まず①心・腎・肝疾患の既往, ②アレルギー歴, ③薬剤服用歴（非ステロイド性抗炎症薬, ステロイド, 経口避妊薬, 降圧薬, 利尿薬など), ④手術歴や放射線照射歴, ⑤下肢の変形性関節症を確認する. 加えて, 嗜好歴（アルコール), 職業（立ち仕事など), 家族歴（浮腫に関する）も聞き漏らさないようにする.

症例1は拘束患者に急性発症した片側性の下肢の浮腫であり, 随伴症状に浮腫のある下肢の発赤と疼痛がみられた. これより, 左下肢の深部静脈血栓症とそれに伴う血栓性静脈炎と診断した.

3. その次は身体診察

症例2

60歳代女性, 主訴は動けないことと, 全身の浮腫. 数年前から抑うつ症状にて通院中であったが, 数カ月前から自宅から出ず, 通院も自己中断. 親類が自宅を訪れたところ, 動けず, 全身の浮腫と意識障害を認めた. 身体所見上では上半身に強い浮腫がみられ, 浮腫状の顔貌, 手は非圧痕性の浮腫, 皮膚は乾燥していた（図3).

浮腫を診察するときでも, その原因には心・腎・肝などの重要臓器の疾患やアナフィラキシーなどクリティカルな疾患の除外も必要となり, バイタルサインの確認が大切. さらに全身診察の際に, 心不全徴候, 肝硬変症および慢性肺疾患の身体所見の有無も診る. 次にようやく浮腫の診察となる.

1 浮腫の分布をみる（表3）[2〜6]

① 両側性（全身性）の浮腫では, 重力の影響を受け, 横隔膜以下の部位に浮腫としてあることが多く, 坐位や立位では下腿に現れやすい. **寝たきりの患者さんでは, 仙骨部や背部に浮腫がみられるので注意する**. また, 眼瞼は皮下組織に接している部分が粗であるため, 初期の浮腫で気づかれやすい.

表3　浮腫の鑑別疾患

	全身性	局所性
静水圧上昇	・容量過多：腎不全，過剰輸液（Na↑），心不全 ・右房圧上昇：右心不全（右心系弁膜症含む），肺性心 ・上下大静脈閉塞（悪性腫瘍などによる） ・薬剤性浮腫の一部（NSAID，ステロイド，ピオグリタゾンなど） ・妊娠性・月経前 ・特発性浮腫 ・湿性脚気	・静脈閉塞（DVT，Budd-Chiari症候群，SVC症候群など）
膠質浸透圧の低下	・肝硬変 ・ネフローゼ症候群 ・低栄養状態	
血管透過性の亢進	・アレルギー ・血管性浮腫 ・薬剤性浮腫の一部（CCB，など） ・POEMS症候群	・血管性浮腫（Quincke浮腫） ・好酸球増多性血管浮腫 ・局所の炎症 ・薬剤性浮腫の一部（ACE-Ｉなど）
その他	・甲状腺機能低下症	・リンパ浮腫（リンパ節郭清，フィラリア後遺症など） ・脂肪浮腫

DVT：deep vein thrombosis（深部静脈血栓症），SVC：superior vena cava（上大静脈），CCB：calcium channel blocker（カルシウム拮抗薬），NSAID：非ステロイド性抗炎症薬，ACE-Ｉ：アンジオテンシン変換酵素阻害薬

② 片側性（局所性）の浮腫では，基本的に局所に問題があることが多い．そのため，同部位の炎症所見（発赤，熱感），術創・外傷の有無，静脈のうっ滞所見（皮膚の光沢や色素沈着，びらんや潰瘍，静脈瘤）を観察する．リンパ管閉塞に伴うリンパ浮腫では，痛みや潰瘍性変化は稀で，皮膚の硬化や指間の皮膚がつまめない状態（Stemmer's sign）がみられる．

2 圧痕浮腫か非圧痕浮腫か？

軽く開いた3本指（第2～4指）で浮腫面を5～15秒ほど強く圧迫し，指を離したあとに凹凸を確認する[2～6]．

1）圧痕浮腫

圧痕浮腫（pitting edema）は表3に示すように原因は多岐にわたる．そのなかで，低アルブミン血症による膠質浸透圧の低下を原因とする浮腫をベッドサイドで鑑別する方法として，圧痕浮腫がもとに戻る時間を観察するpit recovery timeがある[4]．その回復時間が40秒未満をfast-recovering edemaと呼び，回復にそれ以上かかる浮腫をslow-recovering edemaという．一般に発症3カ月以内の低アルブミン血症（3～2.5 g/dL以下）の浮腫ではfast-recovering edemaをきたす（図4）．圧痕浮腫の原因には低アルブミン血症以外によくみられるものとしてうっ血性心不全がある．うっ血性心不全の身体所見としてはS3 gallopの聴取，内頸静脈の脈波を観察することで静脈圧（jugular vein pressure：JVP）を推定する方法がある（図5）．45°坐位で正常静脈圧では内頸静脈の脈波の高さが胸骨角から4.5 cmと覚えるとよい[7]．腹部頸静脈逆流（abdominojugular reflux）の観察も，上記と同様な姿勢で臍周辺を10秒ほど強く押して，内頸静脈の脈波を観察する．4 cm以上の上昇が10秒以上続くと腹部頸部静脈逆流が陽性という．これら頸静脈圧の上昇は右心房圧の上昇を反映し，左右の心不全，心外膜疾患，循環血液量過多などを示す[8]．

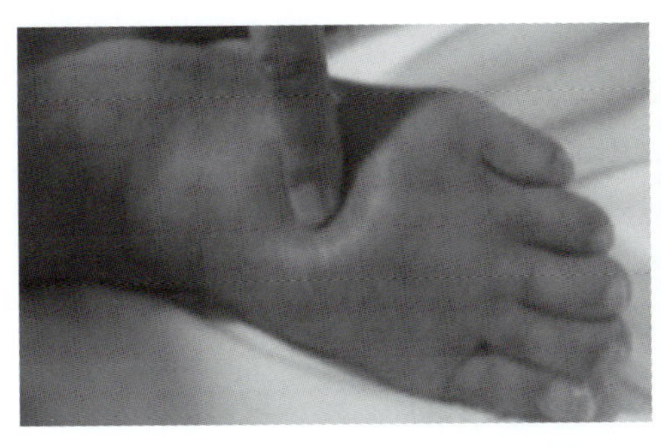
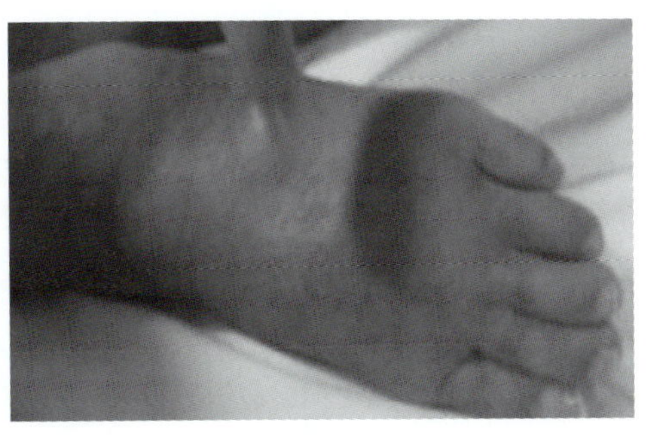

図4　低アルブミンによるfast-recovering edema
足の甲を圧迫して40秒以内に戻っているが，動画でお見せできないのが残念．p.10 Color Atlas③参照

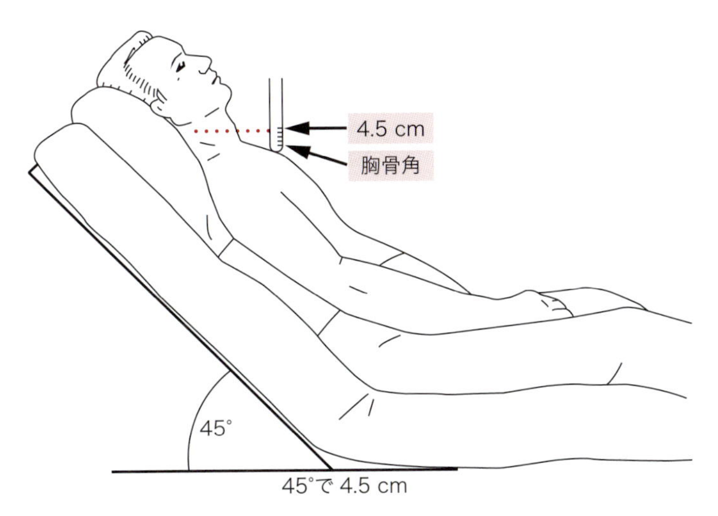

図5　内頸静脈の脈波を観察することで静脈圧を推定
Constant先生が懐かしい．文献7から引用

2）非圧痕浮腫

非圧痕浮腫（non-pitting edema）は，甲状腺機能低下症，リンパ浮腫などがあげられる．甲状腺機能低下症では上半身に浮腫がみられることや粘液水腫の典型例では口唇や舌が厚く浮腫状の顔貌をきたす．また，Basedow病においても，下腿前面に粘液水腫に伴う非圧痕浮腫をきたすことがある．

症例2は非圧痕浮腫が上半身にみられ，その顔貌から甲状腺機能低下症に伴う粘液水腫昏睡が考えられ，血液検査で甲状腺刺激ホルモン（thyroid-stimulating hormone：TSH）の著明な上昇とf-T3とf-T4の低下が認められた．

図6Ⓐ～Ⓓに浮腫の鑑別のための簡易フローチャートを示す．

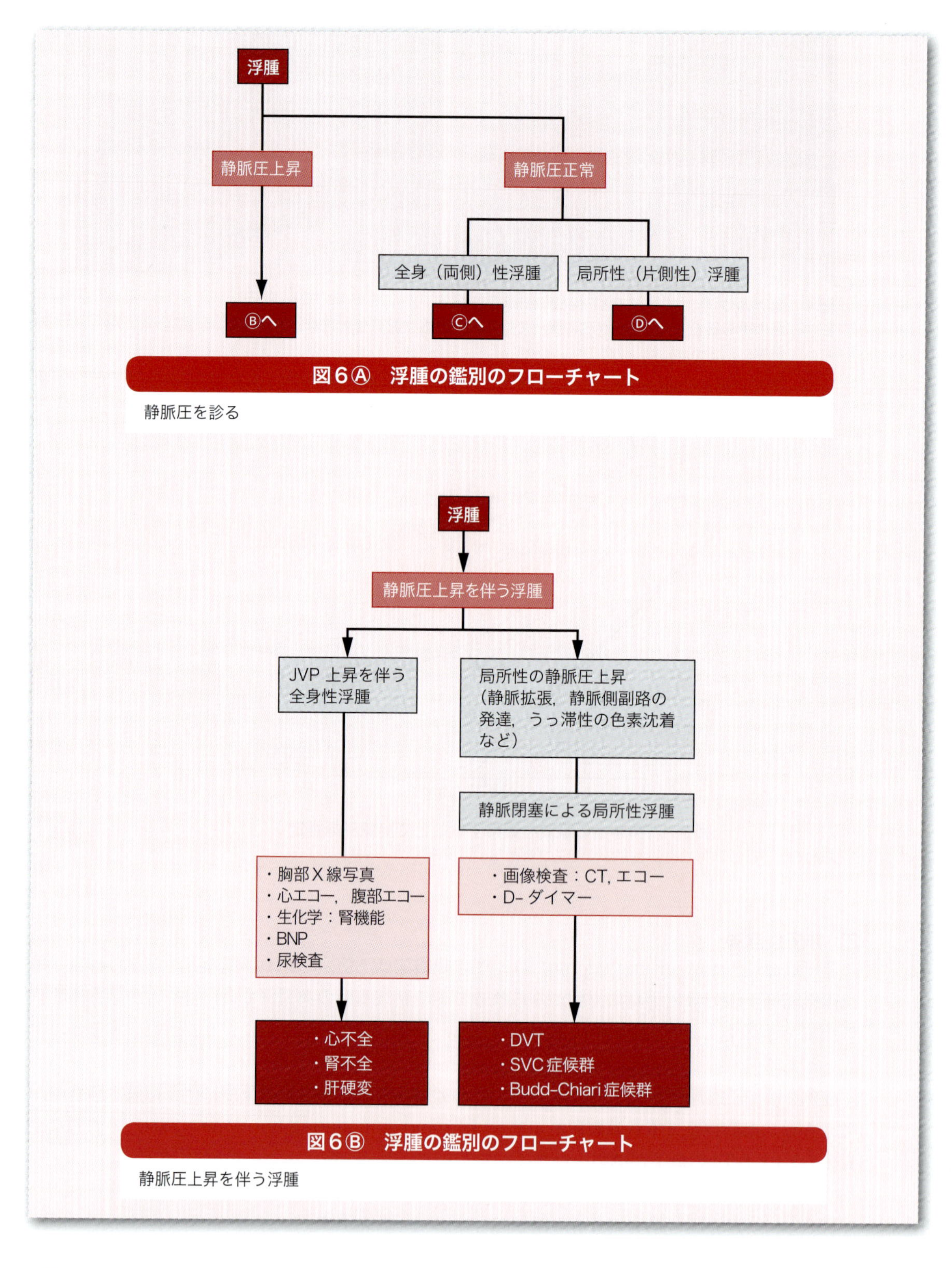

図6Ⓐ　浮腫の鑑別のフローチャート

静脈圧を診る

図6Ⓑ　浮腫の鑑別のフローチャート

静脈圧上昇を伴う浮腫

4. 浮腫の治療と利尿薬の適応について

これまで，浮腫の病態生理と病歴・身体所見から鑑別してきたが，その原因・病態は，心・腎・

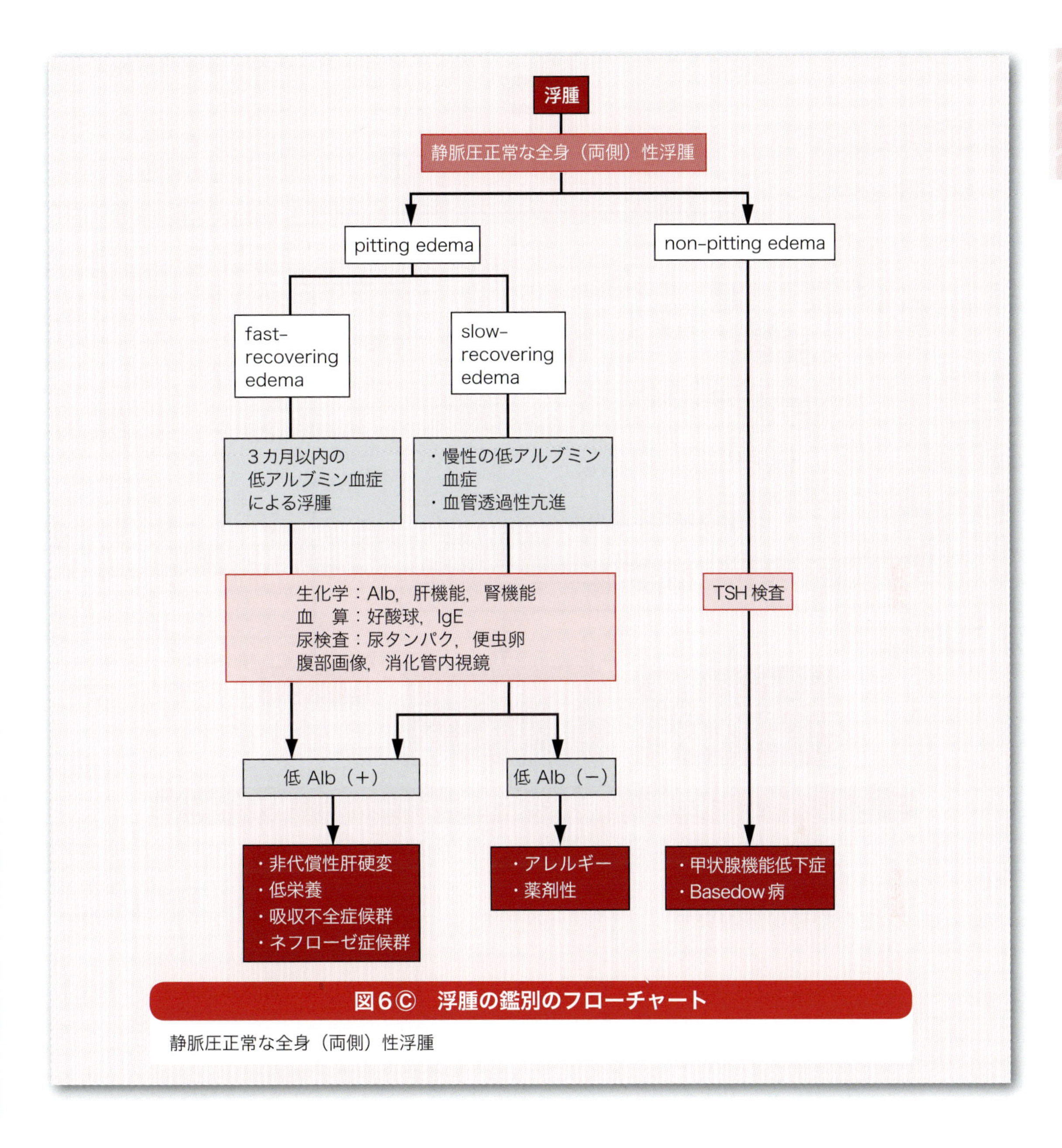

図6Ⓒ　浮腫の鑑別のフローチャート

静脈圧正常な全身（両側）性浮腫

肝など重要臓器を原因とするクリティカルな疾患から薬剤性のものまで多彩である．また，高齢者においては複数の要因が合併しており，治療を誤るとさらに障害を引き起こす．**浮腫に対しての一律な治療は存在せず，浮腫の治療＝利尿薬ではない．浮腫を認めたらその原因・病態の鑑別を行い，その鑑別診断に応じた治療が優先される**[9]．

1 利尿薬が適応となる浮腫

1）心性浮腫，腎性浮腫，肝性浮腫に伴う全身性浮腫

これらの浮腫の治療の基本は塩分制限に水分制限を組合わせることであるが，これで改善しない場合や循環血液量も増加していると考えられた場合には利尿薬の使用が検討される．肝硬変や一部心不全では組織間質液は増加しているが，循環血液量減少によるRAA系亢進のため続発性の

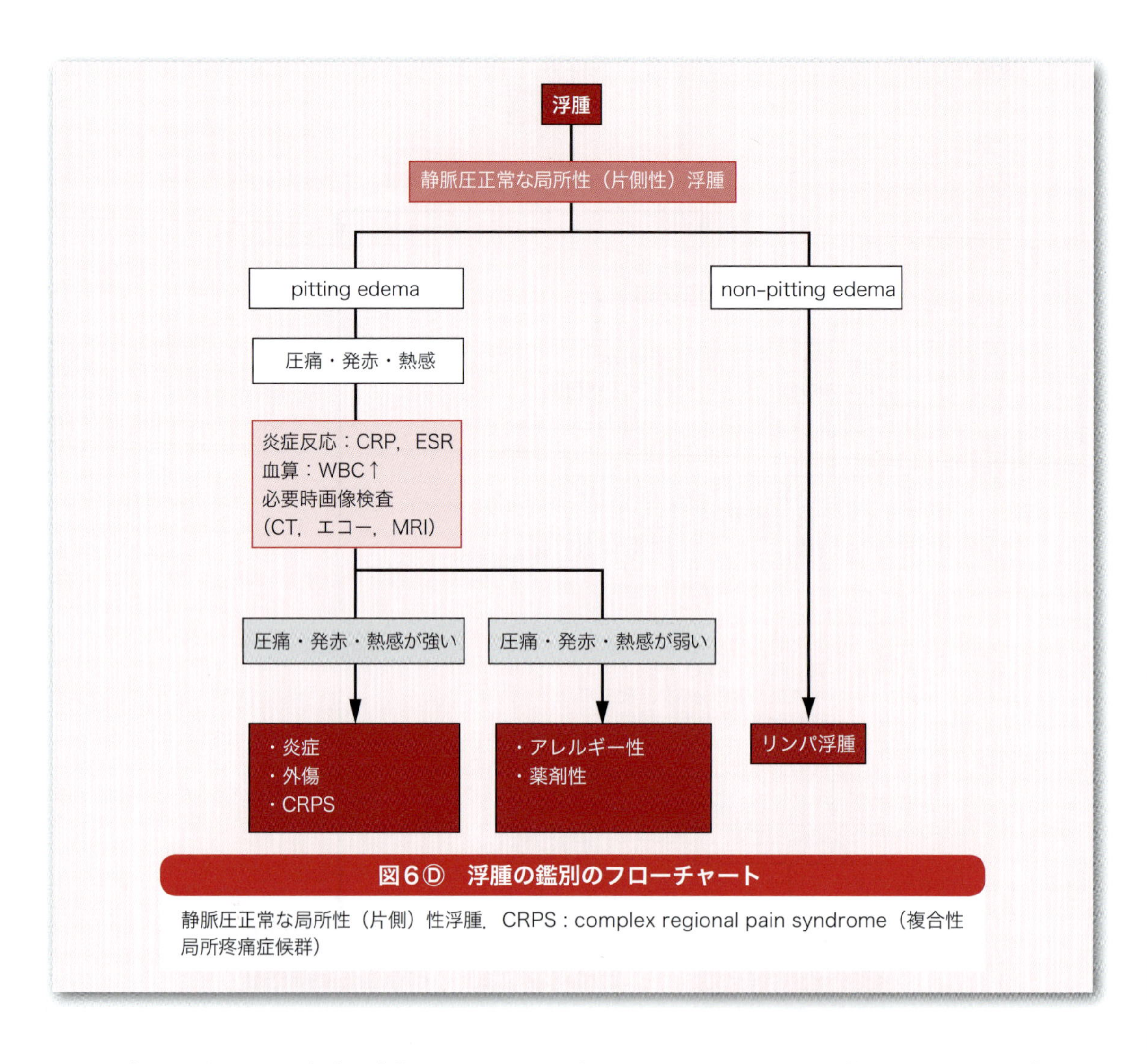

図6Ⓓ　浮腫の鑑別のフローチャート

静脈圧正常な局所性（片側）性浮腫．CRPS : complex regional pain syndrome（複合性局所疼痛症候群）

高アルドステロン血症の病態になっている場合がある．それに対して，抗アルドステロン薬であるスピロノラクトン（アルダクトン®A）の使用は理にかなっている．

① 肝硬変の浮腫

肝硬変の浮腫に対してはスピロノラクトンの使用が第一選択であり，ループ利尿薬を併用する場合は急激な大量利尿による肝性脳症の悪化，血管内脱水の悪化や腎機能低下に注意を要する．

② 心性浮腫

心性浮腫に対してはループ利尿薬やナトリウム利尿ペプチド〔カルペリチド（ハンプ®）〕が有効であり，スピロノラクトンも左室収縮機能不全による重症心不全の心血管イベントを抑制する．

③ 腎性浮腫

腎性浮腫，特に腎機能低下を伴っている場合にはループ利尿薬が適応となる．浮腫と循環血液量の増加が必ずしもパラレルではないため，**利尿薬の使用の際には，循環動態に注意しながら経過をフォローする姿勢が大切**である．

2）低アルブミン血症に伴う全身性浮腫

基本的に低栄養に伴う全身性浮腫は，低アルブミン血症による膠質浸透圧低下と有効循環血液量減少（いわゆる血管内脱水）に伴うRAA系の亢進により引き起こされる．栄養管理が治療の基本ではあるが，臨床現場において間質液の著明な増加や胸・腹水による苦痛の症状緩和のために少量からループ利尿薬や抗アルドステロン薬を組合わせて対処せざるをえない状況もある．その際には血管内脱水の悪化に注意すべきである．

2 その他

局所性浮腫のうち静脈のうっ滞や閉塞に伴う静脈性浮腫やリンパ管閉塞に伴うリンパ浮腫などは，その病態に合わせて治療する．ただし，慢性リンパ浮腫の治療は困難である．

5. 薬剤性浮腫

薬剤の副作用とも言える薬剤性浮腫[10, 11]はすべての薬剤で引き起こされる可能性があり，心・腎・肝疾患を有する者に多い．基礎疾患の有無や薬剤の使用歴を詳細に聴取することが大切であり，特に高齢者の浮腫の鑑別に重要である．

1 非ステロイド性消炎鎮痛薬（NSAID）

NSAIDのシクロオキシゲナーゼ活性の阻害により，プロスタグランジンの合成を抑制する．そのため，腎血流の低下により体内Na貯留が引き起こされ，またADHに対する拮抗作用の低下により浮腫を生じる．血管内脱水や高齢，利尿薬を使用している場合に起こりやすい．

2 降圧薬

カルシウム拮抗薬（calcium channel blocker：CCB）では，毛細血管透過性の亢進や末梢血管拡張作用に伴うRAA系の賦活に伴う機序による浮腫が言われている．アンギオテンシン変換酵素阻害薬（angiotensin-converting enzyme Ⅰ：ACE-Ⅰ）では，ブラジキニン代謝の減少に伴う血管浮腫を頭頸部にきたすことがある．

3 中枢神経作用薬

制吐薬のドンペリドン（ナウゼリン®），メトクロプラミド（プリンペラン®）や抗精神病薬のクロルプロマジン（ウインタミン®），ハロペリドール（セレネース®）などは抗ドーパミン作用によりプロラクチン分泌作用を有し，浮腫の原因となる．

4 ステロイド

そのミネラルコルチコイド作用により，ステロイド大量投与時には浮腫を生じうる．また，女性ホルモン製剤は凝固亢進作用に伴う深部静脈血栓症からの局所性浮腫が起きることがある．

5 その他の薬剤

糖尿病の治療でインスリン使用では，それ自体の血管透過性の亢進作用と血糖のコントロールに伴う浸透圧利尿の解除により浮腫が起こりうる．またインスリン抵抗性改善薬のピオグリタゾン（アクトス®）は腎尿細管のPPARγ（peroxisome proliferator-activated receptor γ）を刺激してNa再吸収を促進し浮腫をきたし，女性に多い．漢方薬に含有される甘草は，そのミネラルコルチコイド作用により，Na貯留による浮腫をきたすことがある．

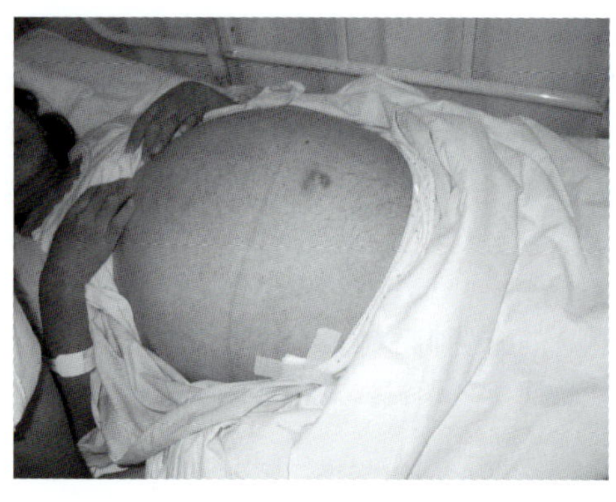
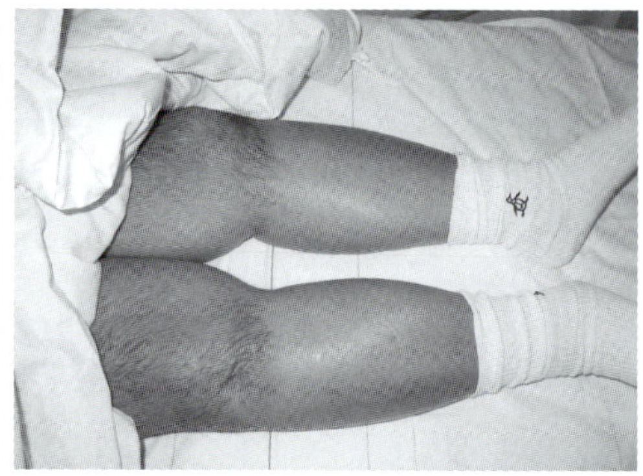

図7　難治性の腹水と両側性浮腫
難治性の腹水と両側性浮腫で入院．肝硬変や静脈うっ滞はみられなかった．多毛と胸部単純X線写真で骨硬化性の腫瘤病変がみられ，これを元にPOEMS症候群の診断へ近づいた．p.11 Color Atlas ④参照

Advanced Lecture

■ 特殊疾患に伴う浮腫

その他に下記のような特殊疾患に伴う浮腫があり，一般的診察・検査で鑑別困難なときには考えてみてはどうだろうか？

1 特発性浮腫

若年から中年の女性に好発し，浮腫は月経周期と無関係に周期的，間欠的に出現する特長をもつ．立位因子，RAA系の持続的亢進状態，ドーパミン，毛細血管透過性異常，摂食障害などの関与が疑われている．特発性浮腫の場合，ループ利尿薬を使用するとさらに悪化させるので，安易に処方しない．

2 POEMS症候群

多発性神経炎（polyneuropathy），臓器腫大（organomegaly），内分泌異常（endocrinopathy），Mタンパク（M-protein），皮膚症状（skin changes）をきたす症候群であり，形質細胞腫が存在し，血管内皮増殖因子（vascular endothelial growth factor：VEGF）による多彩な症状がみられる．VEGFは血管透過性亢進および血管新生作用を有し，浮腫，胸・腹水を引き起こす（図7）．

3 RS3PE症候群 (remitting seronegative symmetrical synovitis with pitting edema)

高齢者（60歳以上）で急性発症の多発関節炎・手指滑膜炎に加え，両手指，足背にpitting edemaをきたす．CRP上昇，赤沈亢進，RF陰性が特徴．

4 好酸球増多性血管性浮腫（episodic（non-episodic）angioedema with eosinophilia（EAE, NEAE））

好酸球増加に伴う四肢末梢の浮腫．反復する好酸球増加，血管性浮腫，蕁麻疹，IgM増加，発熱，臓器浸潤を伴うEAEと，若年女性に多く，反復しないNEAEがある．予後は良好でステロイドで軽快する．

5 TAFRO症候群

TAFRO症候群は全身性の炎症性疾患でT（thrombocytopenia：血小板減少），A（anasarca：全身浮腫，胸腹水），F（fever：発熱），R（reticulin fibrosis：骨髄の細網線維化），O（organomegaly：臓器腫大，肝脾腫，リンパ節腫大）などの臨床的特徴を満たす[11, 12]．リンパ節生検の所見は多中心性Castleman病に似る．悪性リンパ腫の除外，自己免疫性疾患（SLEや血管炎）の除外，感染症の除外が必要である．上記の臨床像に加え，HHV-8は陰性，高γグロブリン血症はみられないなどの特徴がある．全身症状が急激な悪化するとされ，治療に関してはステロイド，サイクロスポリンAの使用などが症例報告でなされている[12]．

文献・参考文献

1) 「Brenner and Rector's The Kidney, 8th」（Barry MB）, Saunders, 2007
2) 「Bates' Guide to Physical Examination and History Taking, 10th ed.」（Bickley S）, Lippincott Williams & Wilkins, 2008
3) 「The Patient History：An Evidence-Based Approach to Differential Diagnosis」（Tierney LM Jr）, McGraw-Hill Medical, 2004
4) 「Sapira's Art and Science of Bedside Diagnosis, 4th ed.」（Orient JM）, Lippincott Williams & Wilkins, 2009
5) 「Textbook of Physical Diagnosis：History and Examination, 6th ed.」（Swartz MH）, Saunders, 2009
6) 「Dr. ウィリス ベッドサイド診断―病歴と身体診察でここまでわかる！」（Willis GC/著，松村理司/監訳），医学書院，2008
7) 「Essentials of Bedside Cardiology, 1st ed.」（Constant J）, Humana Press, 2002
8) 「Evidence-Based Physical Diagnosis, 2nd ed.」（McGee S）, Saunders, 2007
9) 永井洋子：浮腫＝塩分・水分制限と利尿薬，としてよいのか？ 治療増刊号，88：755-758，2006
10) 仲里信彦：薬剤による浮腫．JIM，11：317-319，2001
11) Iwaki N, et al：Clinicopathologic analysis of TAFRO syndrome demonstrates a distinct subtype of HHV-8-negative multicentric Castleman disease. Am J Hematol, 91：220-226, 2016
12) Inoue M, et al：Complete resolution of TAFRO syndrome（thrombocytopenia, anasarca, fever, reticulin fibrosis and organomegaly）after immunosuppressive therapies using corticosteroids and cyclosporin A：a case report. J Clin Exp Hematop, 53：95-99, 2013

プロフィール

仲里信彦（Nobuhiko Nakazato）
沖縄県立南部医療センター・こども医療センター
内科医師．現在，後期研修医に依存中で，どうにか日々を過ごしています．沖縄県で一般内科を研鑽したい研修医を募集しています．
Website：http://okinawa-gim.moon.bindcloud.jp

4. リンパ節腫脹

横田恭子

Point

- プライマリ・ケア施設では多くが良性疾患である
- 病歴と身体所見から可能性のある疾患を絞り込む
- 悪性疾患が否定できない場合は，生検を施行する

症例

25歳女性.
1週間前より，発熱，嘔気，咳が出現した．38℃台の発熱が持続するため外来を受診．
咽頭痛は自覚していない．
既往歴：特になし．
身体所見：両側眼瞼に浮腫あり．両側扁桃の腫大，白苔の付着あり．両側前頸部に数個と鼠径部に1～1.5 cm大の圧痛を伴うリンパ節を数個触知する．性状は軟らかで癒着はない．肝臓を1横指触知．脾臓を1横指触知する．

リンパ節腫脹へのアプローチ

リンパ節腫脹はプライマリ・ケアの現場でときおりみられる所見の1つであり，さまざまな疾患，病態でみられる（表1，表2）．原因は感染性疾患から悪性疾患まで多岐にわたるが，注意深い病歴聴取，身体診察でリンパ節腫脹の原因を突き止めることはそう困難ではない[1, 2]．

初診でみるリンパ節腫脹の原因の多くは良性疾患である．米国のプライマリ・ケア施設からの報告では，リンパ節腫脹の原因の2/3以上が，原因不明もしくは上気道の感染であり，悪性疾患であった割合は1％未満である[3, 4]．

1. なぜリンパ節は腫脹するのか？

リンパ節は皮膜に覆われた，リンパ球などの免疫細胞や，マクロファージなどの貪食細胞に富む組織であり，生物学的なろ過装置としてリンパ管の途中に挿入されている．臓器や結合織で起こった炎症や悪性疾患はリンパを通じてリンパ節でろ過される．その過程でリンパ節の皮膜の伸

表1　リンパ節腫脹をきたす疾患

感染	ウイルス〔伝染性単核球症をきたすもの（EBV，CMV），HIVなど〕，細菌，クラミジア，原虫，真菌，リケッチア
自己免疫性疾患	リウマチ，SLE，皮膚筋炎，混合性結合組織病，Sjögren症候群，若年性特発性関節炎，自己免疫性リンパ増殖疾患など
医原性	薬剤性，血清病，異物（シリコンなど），GVHDなど
悪性疾患	血液疾患（リンパ腫など），転移性腫瘍
脂質蓄積症	Gaucher病，Niemann-Pick病など
内分泌	甲状腺機能亢進症
その他	サルコイドーシス，菊池病など

EBV：Epstein-Barr virus（エプスタイン・バーウイルス），CMV：cytomegalovirus（サイトメガロウイルス），GVHD：graft versus host disease（移植片対宿主病），SLE：systemic lupus erythematosus（全身性エリテマトーデス）
文献1を参考に作成

表2　リンパ節腫脹をきたしうる薬剤

循環器系作用薬	抗痙攣薬
・アテノロール ・カプトプリル ・ヒドララジン ・キニジン	・フェニトイン ・プリミドン ・カルバマゼピン
抗菌薬	**その他**
・サルファ薬 ・セフェム系 ・ペニシリン系 ・ピリメタミン	・金製剤 ・アロプリノール ・スリンダク

文献6を参考に作成

展が起こり疼痛が起こる[5]．このため，リンパ節が腫脹する場合，リンパ管の上流側の臓器に問題があると考え，精査を行う．

2. 病歴聴取，診察から診断する

1 診察のポイント：局所か？ 全身か？

診察を行ううえでは，リンパ節腫脹は一領域のみの腫脹（局所性）なのか，複数領域にまたがる腫脹（全身性）なのかに注意する．局所のリンパ節腫脹を主訴としていても，全身のリンパ節の触診を行う．外来では局所リンパ節腫脹の患者が多く（75％），全体の約半数が頭頸部リンパ節腫脹を主訴とする[6]．

触診の際には大きさ，疼痛，硬さ，連続性，に注意する．1 cm未満の軟らかいリンパ節を顎下に触知したり，2 cm未満の同様のリンパ節を鼠径部に触知する場合があるが，下腿や口腔内が無意識に受傷しやすいということもあり，腫脹していても異常ではない[1]．

基本的に1 cm以上（鼠径部では2 cm以上）に腫脹していれば異常である．ただし圧痛，自発痛を伴う場合は感染性，炎症性のことが多いが，悪性疾患でも壊死を伴えば痛みが生じる．また，リンパ節が周囲と癒着し一塊となっている場合がある．この所見だけでは良悪性の鑑別はできない．一般に，硬いリンパ節は悪性疾患の可能性が高く，炎症性では軟らかいことが多い[1]．

表3　リンパ節と関連する部位，疑われる疾患

局所リンパ節	関連する部位	疑われる疾患
①下顎	舌，歯，口腔内，顎下腺	頭部，頸部，副鼻腔，耳，眼，頭皮，咽頭の感染
②オトガイ下	下顎，口蓋底，舌，頬粘膜	伝染性単核球症
③頸部	舌，扁桃，耳介，耳下腺	扁桃腺炎，風疹など
④後頸部	肩甲骨，首，大胸筋，腕の皮膚，胸郭，頸部および腋窩リンパ節	結核，リンパ腫，頭頸部の悪性疾患
⑤後頭部	頭皮，頭蓋	局所感染
⑥後耳介	外耳道，耳介，頭皮	局所感染
⑦前耳介	眼瞼，結膜，側頭部，耳介	外耳道の疾患
⑧右鎖骨上	縦隔，食道，肺	肺，後腹膜，消化管の悪性腫瘍
⑨左鎖骨上	胸管を通じて胸郭，腹腔	リンパ腫，胸郭の悪性疾患，感染性疾患
⑩腋下	腕，胸腔，乳房，頸部	感染症，ネコひっかき病，乳癌，リンパ腫，シリコン挿入後，ブルセラ症，悪性黒色腫
⑪滑車上	肘から下，前腕の内側	感染症，リンパ腫，野兎病，梅毒
⑫鼠径部	下肢，外陰部，生殖器，殿部，臍下の腹壁，肛門	下肢の感染，STDs（例えば，単純ヘルペスウイルス，淋菌感染症，梅毒，軟性下疳，鼠径肉芽腫，鼠径リンパ肉芽腫），悪性リンパ腫，骨盤部悪性腫瘍，ペスト

STDs：sexually transmitted diseases（性行為感染症）．
文献6を参考に作成

局所性であれば，その部位にリンパ管が流れ込む臓器の病変を考え，その部位に関連した所見を特に注意して診察する（表3）[6]．

リンパ節以外の身体所見に関しても慎重に診察を行う，口腔内の齲歯，咽頭の発赤，皮膚の発疹，傷，関節の腫脹の有無などは診断に有用である．

脾腫を認める患者で全身のリンパ節腫脹がある場合，伝染性単核球症，リンパ球性白血病，リンパ腫，サルコイドーシスを念頭におく必要がある[6]．

2 病歴聴取のポイント

ポイントは「**誰の，どこに，何が，いつごろから，どのように起こっているか？**」である．

若年者に出現したリンパ節腫脹は良性疾患によるものが多いが，40歳以上になると悪性疾患の比率が上昇する[7]．比較的長い経過（2週間以上）で出現したリンパ節腫脹の場合，結核，悪性腫瘍，リンパ腫を鑑別にあげる必要がある[7]．

例えば，特に既往のない若年者が2日前からの歯痛と同側の顎下リンパ節腫脹で受診した場合，歯源性感染が最も疑われるし，高齢者が1カ月前からの頸部リンパ節腫脹と体重減少で受診した場合は，結核や悪性疾患を念頭においての病歴聴取が必要となる．

また，リンパ節腫脹を起こす薬剤を内服していないかということは重要な病歴聴取のポイントである（表2）[6]．

診察と病歴聴取は2つで1セットである．リンパ節腫脹が局在していれば，受傷歴やその部分と関連した病歴聴取に特に注意を払う．全身性のリンパ節腫脹であれば，ウイルス疾患を疑わせるような上気道炎症状の有無を確認する．原因のはっきりしないリンパ節腫脹の場合，膠原病や比較的稀な原因も考えつつ病歴聴取を進める．

●ヒントを引き出す病歴聴取，医療面接のコツ[2)]

①随伴症状（発熱，盗汗，倦怠感，体重減少）などは，悪性疾患やリンパ腫，膠原病，感染などで出現する所見である．発熱は典型的には感染に伴う．
②特定の感染源へ曝露リスク〔職業曝露（畜産業など）の有無，最近の旅行歴，sexual exposure，虫さされ，動物への曝露，生肉の摂取〕を認めないか？
③関節痛，光線過敏，皮疹，口腔内潰瘍など膠原病に随伴する所見はないか？
④海外渡航歴（海外渡航歴がある場合には，その地域に特異的な疾患を含め鑑別を広げる必要がある）．
⑤薬剤を含む医療処置の確認〔リンパ節腫脹を起こしやすい薬剤の内服歴（表2），人工関節やシリコン挿入の有無を確認する〕．

●知っていると役立つ身体所見，Tips

・鼠径部のリンパ節腫脹であれば，下腿の受傷の有無や，性病のリスクをチェックする．
・肘，腋下のリンパ節腫脹があれば，ネコひっかき病も鑑別に入れる．ネコを飼っているかではなく，ネコとの接触がないかどうかを確認する．
・山や草むら，藪を歩いた場合，リケッチア感染の疑いあり．
・本当にリンパ節か？：頸部リンパ節腫脹と考えて診察していたら，耳下腺腫脹だったことがある．はずかしい話であるが，流行性耳下腺炎であった．

3. 診断のための検査（図）[6)]

病歴聴取，身体所見から多くの場合，診断が可能である．診断のために検査が必要な場合は，疑われる疾患に対して特異的な検査を施行する．

1 全身性リンパ節腫脹

全身性のリンパ節腫脹は全身性疾患の一症状である場合が多い．病歴や身体所見から，ある程度の鑑別診断をあげることは可能である．

日常診療で出合う可能性のある疾患を以下にあげる．

①伝染性単核球症

若年者の発熱，咽頭痛を伴う，頸部を中心としたリンパ節腫脹では，EBVによる伝染性単核球症を疑い，血液検査，血液白血球分画，肝機能，EBV抗体価〔VCA IgG，VCA IgM，エプスタイン・バーウイルス核内抗原（Epstein-Barr virus nuclear antigen：EBNA）〕を提出する．

サイトメガロウイルス（CMV），トキソプラズマ，HIVの初感染でも伝染性単核球症を認める．患者がEBVの好発年齢と異なる場合や，EBV抗体価が陰性の場合，過去2カ月以内にリスクの高い性交渉歴（HIV，CMV），生肉摂取歴（トキソプラズマ）を認める場合，発熱が長期に及ぶ場合などに追加して抗体価を測定する[1, 6)]．

HIVの初感染の場合，window periodのため抗体は陽性とならない．疑わしい場合にはHIV-RNAを測定する[8)]．

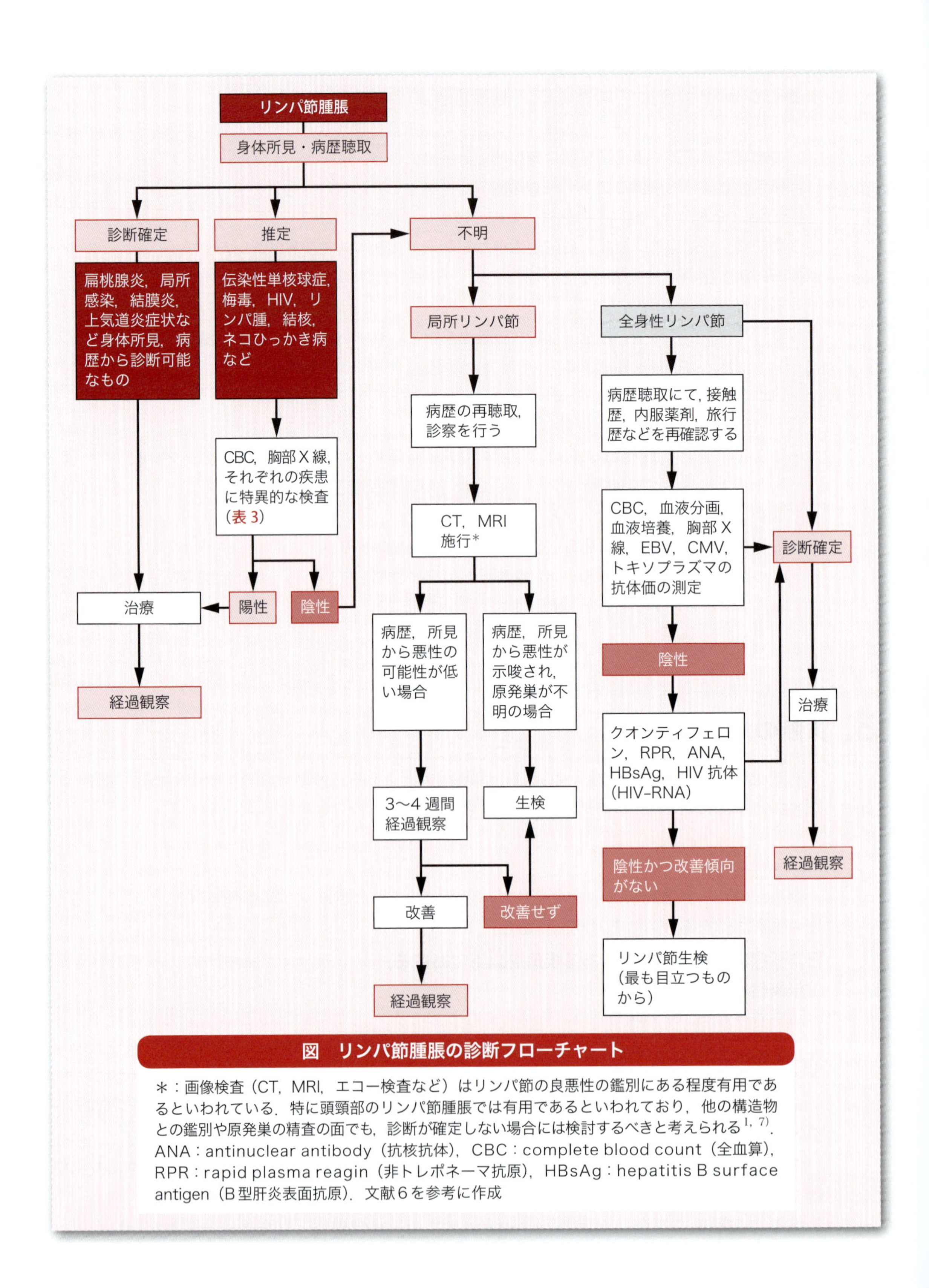

図　リンパ節腫脹の診断フローチャート

＊：画像検査（CT，MRI，エコー検査など）はリンパ節の良悪性の鑑別にある程度有用であるといわれている．特に頭頸部のリンパ節腫脹では有用であるといわれており，他の構造物との鑑別や原発巣の精査の面でも，診断が確定しない場合には検討するべきと考えられる[1, 7]．
ANA：antinuclear antibody（抗核抗体），CBC：complete blood count（全血算），RPR：rapid plasma reagin（非トレポネーマ抗原），HBsAg：hepatitis B surface antigen（B型肝炎表面抗原）．文献6を参考に作成

②リケッチア感染症

ハイキングや山歩きの後に発熱，リンパ節腫脹，皮疹，肝機能障害が出現した場合にはリケッチア感染（ツツガムシ病や日本紅斑熱）を疑い，刺し口がないかを確認する．刺し口がはっきりしないこともあり，流行地域では特に注意する必要がある．抗体検査で確定診断となるが，結果がわかるまで時間がかかるため，病歴や所見から疑わしい場合，テトラサイクリン系抗菌薬で治療を開始する．投与後，比較的すみやかに症状の改善がみられる．

③結核性リンパ節炎

頸部リンパ節に起こることが多いが，数週間から数カ月かけて大きくなった圧痛の少ないリンパ節をみた場合には結核性が疑われる．ときに自壊したり，周囲の組織と癒着を起こす場合がある．診断は生検，培養検査で確定させる．

④自己免疫疾患

慢性関節リウマチ，混合性結合組織病などでもリンパ節腫脹をきたす．全身性エリテマトーデス（systemic lupus erythematosus：SLE）では，疾患の活動性と関連して患者の1/3～半数で，圧痛のないリンパ節腫脹を認めるとされている[9, 10)] 関節痛や光線過敏，皮膚の変化など自己免疫疾患を疑わせる所見がある場合には，抗核抗体（antinuclear antibody：ANA）などの検査を提出する[1)]．

⑤薬剤

表2のような薬剤は全身性のリンパ節腫脹を起こしうる．特に，セフェム，ペニシリンなどの抗菌薬によるリンパ節腫脹の場合，発熱，皮疹，関節痛などの血清病のような症状をきたす場合がある．該当薬剤がある場合はすみやかに中止する[2, 6)]．

⑥診断が不明な場合

病歴聴取，身体所見から，リンパ節腫脹の原因が不明である場合，再度，病歴聴取，診察を行う．一般的にみられる疾患の検査をまず行い（図），診断が確定しない場合は，最も腫脹したリンパ節から生検を行う．

全身性リンパ節腫脹を起こす，稀な疾患として，菊池病（主に頸部リンパ節），アミロイドーシス，Castleman病などがある．診断は病理組織を必要とする．

2 局所リンパ節腫脹

局所リンパ節腫大へのアプローチはその部位によって異なる．**リンパ節腫脹の原因が病歴聴取，診察から明らか，または推定可能である場合**，例えば下腿蜂窩織炎に伴う鼠径リンパ節の腫脹や咽頭炎に伴う頸部リンパ節腫脹の場合など，リンパ節腫脹の原因が明らかなときには，各疾患に対する治療を行い，経過を確認する．

リンパ節の部位による鑑別について以下に述べる．

①頭頸部[2, 6)]

圧痛を伴う場合には，頭頸部の感染やウイルス感染症の一症状としてリンパ節腫脹が出現する場合がある．

上気道炎症状，皮膚症状，眼球結膜の充血などに注意する．伝染性単核球症，細菌性扁桃炎を疑い，血液白血球分画，咽頭培養を提出する．また，数週間かけて進行した圧痛の少ない軟らかいリンパ節腫脹に関しては，結核，非定型抗酸菌症，ネコひっかき病を疑う．

圧痛を伴わない，比較的硬いリンパ節の場合，悪性リンパ腫，悪性疾患の可能性を考え精査を行う．特に高齢者，喫煙者の場合，悪性疾患（頭頸部，甲状腺，食道）のリスクは高くなる．耳鼻咽喉科，消化器内科に依頼し同部位の病変に関しての精査を依頼する．

ときおり，頭頸部リンパ節では経過や所見から感染性が疑われても，感染巣がはっきりしない場合がある．通常，経験的抗菌薬投与は施行しないが，このような場合には，黄色ブドウ球菌，連鎖球菌を狙い抗菌薬を投与し反応をみることもある．

②鎖骨上リンパ節

鎖骨上リンパ節の腫脹は高率に悪性疾患の可能性がある．プライマリ・ケア施設を対象とした研究では鎖骨上リンパ節に腫脹を認める場合，50％で悪性疾患が発見されたと報告されている．この領域は胸腔と後腹膜臓器からのリンパ管が排出する部分である．特に40歳以上では，同部位の悪性腫瘍，リンパ腫，感染を疑い精査する必要がある[9]．

③腋下

腋下のリンパ節腫脹で，上肢にはっきりとした異常を認めない場合，悪性疾患も鑑別に入れ精査を行う．特に女性であれば，シリコンの挿入歴や乳癌の有無を確認する[1]．

④鼠径部

下肢の感染症の有無，性行為感染症の有無を確認する．外陰部に病変があれば，ヘルペス，梅毒，HIV抗体，クラミジア抗体，および淋菌，クラミジアの培養検査を提出する．ネコや動物との接触がある場合には，ネコひっかき病も鑑別に入れる．また，この部位のリンパ節腫脹は腹壁，骨盤内臓器，外陰部の悪性腫瘍でも出現することがある[6]．

⑤診断が不明な場合

病歴聴取，身体所見だけでは鑑別診断が絞れない場合は，再度，病歴聴取，身体所見，疫学的情報に対して評価を行う．悪性を疑う所見がなければ，3～4週間の経過をみて縮小傾向がなければ生検を行う[6]．

4. 生検の適応

所見から悪性疾患やリンパ腫が強く疑われる場合には，すぐに生検を検討する．ただし，消化器悪性腫瘍などで原発巣からの生検が可能な場合はそちらを行う[1]．また，結核が強く疑われる場合には，針生検かリンパ節生検を行う．

リンパ節腫脹の多くが良性，反応性であることを考えると，悪性を示唆する所見がない場合は，3～4週間経過観察し，改善傾向がみられなければ生検を検討するのがよい．

針生検では診断が確定しない場合が多いため，悪性腫瘍の再発を確認する場合や結核性，細菌性が強く疑われる場合を除き，基本的には施行しない[1]．

生検を行うか否かの判断が難しい場合には，血液内科か腫瘍科へのコンサルトを行う．

治療と今後の方針・経過

リンパ節腫脹をきたす疾患の治療と方針に関しては非常に多岐にわたるため，ここですべてを記載することはできない．一般的な対応に関して以下に述べる[1]．

① 診察，病歴聴取，特異的な検査で診断が確定した場合にはそれに応じた治療を行う．診断が確定しない場合の方針に関しては記載した通りである（図）．

② 悪性疾患が疑われる場合には，その時点で専門家へのコンサルトを行う．血液疾患では急速な経過をとる場合もあるため，早急な対応を要する．

③ 経過を観察することが重要である．リンパ節腫脹をきたす疾患の多くが良性疾患であり，経過観察中に消失するということはよくあることである．経過を観察する場合，初診後2〜6週の後診察を行い，改善を確認する．縮小しない場合には再度評価を行う必要がある．また，再度増大傾向がある場合にはすぐに受診するように指示する．

④ 感染を強く示唆する所見がない場合は，抗菌薬は使用しない．

⑤ ステロイドは，伝染性単核球症で喉頭閉塞をきたすような所見に対して使用する場合を除き使用しない．なぜなら，感染の治癒を遅らせ悪化させる場合があること，および，リンパ球への抑制効果のためリンパ増殖性疾患（リンパ腫，白血病など）の病態を中途半端に緩和し，診断を困難にする可能性があるからである[1]．

■ 症例ではこう考える

比較的若年の女性に出現した，発熱，全身性のリンパ節腫脹であり，まずウイルス感染症を考えた．また，眼瞼浮腫もEBウイルス感染症では1/3程度でみられるという所見である[11]．

特にリスクの高い行為を認めなかったため，頻度からEBウイルス感染症を疑い採血を施行，肝機能障害（AST 234 IU/L，ALT 281 UI/L）があり，WBC 7,700/μL，異型リンパ球30％であった．伝染性単核球症と考え，アセトアミノフェン（カロナール®）を処方し外来で経過観察とした．

後日，EBV VCA-IgG（＋），EBV VCA-IgM（＋），EBNA（－）と判明，EBウイルス初感染と診断した．外来で肝機能がピークアウトするのを確認，約3週間の経過観察でリンパ節の縮小を確認し終診とした．

文献・参考文献

1) Henry PH & Longo DL：Enlargement of Lymph nodes and spleen.「Harrison's Principles of internal medicine, 19th ed.」（Dennis LK, et al），pp407-413, McGraw-Hill, 2015
2) Pangalis GA, et al：Clinical approach to lymphadenopathy. Semin Oncol, 20：570-582, 1993
3) Allhiser JN, et al：Lymphadenopathy in a family practice. J Fam Pract, 12：27-32, 1981
4) Williamson HA Jr：Lymphadenopathy in a family practice：a descriptive study of 249 cases. J Fam Pract, 20：449-452, 1985
5)「解剖学アトラス 第3版」（Kahle VW，他/著，越智淳三/訳），文光堂，1990
6) Ferrer R：Lymphadenopathy：differential diagnosis and evaluation. Am Fam Physician, 58：1313-1320, 1998
7) Fijten GH & Blijham GH：Unexplained lymphadenopathy in family practice. An evaluation of the probability of malignant causes and the effectiveness of physicians' workup. J Fam Pract, 27：373-376, 1988
8)「レジデントのための感染症マニュアル 第2版」（青木 眞/著），pp375-389，医学書院，2008
9) Shapira Y, et al：Lymphadenopathy in systemic lupus erythematosus. Prevalence and relation to disease manifestations. Clin Rheumatol, 15：335-338, 1996.
10) Calgüneri M, et al：Frequency of lymphadenopathy in rheumatoid arthritis and systemic lupus erythematosus. J Int Med Res, 31：345-349, 2003
11) Hoagland RJ：Infectious mononucleosis. Am J Med, 13：158-171, 1952

プロフィール

横田恭子（Kyoko Yokota）
香川県立中央病院感染症科
先日，顎下リンパ節が突然腫れたなと思ったら，鼻翼の近くに炎症がありました．身体所見の重要性を身をもって感じています．

5. 黄 疸

東　光久

Point

- 本当に黄疸かどうかを見極める
- 鑑別診断は肝細胞性，閉塞性に分けて考える
- 黄疸患者における特徴的身体所見を知っておく
- 黄疸の原因に溶血や敗血症があることも知っておく

症例

高血圧の既往のある80歳女性．前日まで普段と変わりなかった．当日朝食後より倦怠感を訴える．家人が体温を測ったところ39℃の発熱があり，家人が心配して受診．途中，数回の嘔吐あり．

意識レベルは呼名に開眼するもやや傾眠傾向．体温38.6℃，血圧100/70 mmHg，脈拍100回/分，整，呼吸数25回/分，眼球結膜に黄疸あり．腹部・腰背部ともに圧痛・叩打痛なし．血液検査上，WBC 15,000/μL，CRP 8.3 mg/dL，T-bil 4.8 mg/dL（直接ビリルビン90％），AST 80 U/L，ALT 72 U/L，γGTP 380 U/L，ALP 1,582 U/L，尿検査：白血球>100/hpf，細菌＋と炎症反応高値，胆道系優位の酵素上昇，膿尿あり．

診察した研修医は「感染はありそうだが，フォーカスは診察上，はっきりしないものの検査上は胆道系と尿路と両方考えられる．さて，どちらの感染症だろうか」と迷ってしまった．

黄疸へのアプローチ

1. 黄疸の定義を知る

黄疸とは「過剰なビリルビンにより身体組織が黄色に変色すること」である．ニンジン，ミカンなどの摂取で生じるカロチン血症でも身体組織が黄色に変色するが，これは黄疸とは呼ばず，眼球結膜が正常であることで黄疸とは区別される．

通常，総ビリルビン値2 mg/dL以上で黄疸が出現しはじめ，眼球結膜，次に舌下と鼓膜，最後に皮膚という順に現れる．しかし，実際に他者がこの程度のビリルビン濃度で黄疸に気づく感度は高くなく，2.5～3 mg/dLで70～80％，10 mg/dLで83％，15 mg/dLで96％と濃度が高くなるにつれ増加する[1, 2]．

表1　黄疸をきたす病態・疾患

メカニズム		分類	疾患
ビリルビン代謝異常	溶血	血管内	溶血性貧血，異型輸血，マラリアなど
		血管外	骨髄異形成症候群（無効造血），脾機能亢進，血腫の吸収時
	肝細胞性黄疸	取り込み障害	敗血症，リファンピシン
		結合障害	体質性黄疸
		胆汁分泌障害	体質性黄疸
		肝細胞障害型	急性肝炎： ・ウイルス性→HAV，HBV，HCV，HEV，その他（ヘルペスウイルス属） 慢性肝炎： ・ウイルス性→HBV，HCV ・薬剤性 ・アルコール性 ・非アルコール性脂肪肝 ・自己免疫性→自己免疫性肝炎 浸潤性肝疾患 ・Wilson病 ・血球貪食症候群 ・ヘモクロマトーシス ・アミロイドーシス ・サルコイドーシス ・悪性腫瘍
		胆汁うっ滞型	・薬剤性 ・血球貪食症候群 ・自己免疫性→原発性胆汁性肝硬変 ・その他→ヘモクロマトーシス
胆管の解剖学的異常	閉塞性黄疸		結石（±胆管炎），悪性腫瘍，寄生虫，原発性硬化性胆管炎

2. 黄疸患者の鑑別診断

1 黄疸はビリルビン代謝異常や胆管の解剖学的異常で生じる

黄疸をきたす病態・疾患はビリルビン代謝過程に沿って考えるとわかりやすい．つまり，ヘモグロビン→非抱合型ビリルビン→肝細胞による取り込み・抱合→抱合型ビリルビン→胆管（胆汁分泌）のどこかの過程が障害されて黄疸が生じるのである．具体的には，ビリルビンの過剰産生では溶血，肝細胞の代謝障害では敗血症・肝炎・体質性黄疸などの肝細胞性黄疸，胆管の解剖学的異常では総胆管結石や悪性腫瘍などの閉塞性黄疸があげられる（表1）．

●浸潤性肝疾患

肝臓内のびまん性障害による胆汁うっ滞を主徴とする肝障害で，肝実質を構成する細胞以外の細胞または沈着物が原因となる場合をさす

2 診断別頻度を意識する

黄疸の原因に占める溶血の割合は2％以下の頻度である．したがって大部分の黄疸は肝細胞性黄疸（hepatocellular jaundice）か閉塞性黄疸（obstructive jaundice）であり，その鑑別が重要．双方の危険因子と症状について表2に示す．

表2　肝細胞性黄疸と閉塞性黄疸の危険因子と症状

	肝細胞性黄疸	閉塞性黄疸
危険因子	ウイルス性肝炎の危険因子 ・1990年以前の輸血（HCV） ・注射の回し打ち（HBV，HCV） ・性行為歴（HBV） ・嗜好歴・海外渡航歴（HAV） 毒素への曝露 ・アルコール ・薬剤 ・ハーブ系サプリメント ・野生のキノコ 肝炎の局地的流行	高齢 胆道の手術歴 胆石の既往
症状	ウイルス性の前駆症状 ・食欲不振，倦怠感，易疲労感	比較的重度の疼痛 体重減少

参考図書3を参考に作成

表3　重篤な黄疸疾患の罹患率

疾患	罹患率
膵がん，胆管がん	20～35％
胆石疾患	13％
アルコール性肝硬変	10～21％
敗血症またはショック	22％
薬剤性（または毒素性）肝炎（ほとんどがアセトアミノフェン）	5.8％
急性ウイルス性肝炎	1.7％
自己免疫性肝炎	1.7％

参考図書3を参考に作成

3 経過が重要

閉塞性黄疸は急性（日単位），亜急性（週単位）であり，肝細胞性黄疸は亜急性，慢性（月～年単位）の経過が多い．

3. 黄疸患者の病歴聴取

1 黄疸について

・どのようにして黄疸に気づいたのかを聴取する（自分で気がついた，他人に指摘された）．黄疸自体は患者本人では気づきにくく他人に指摘されることも多い．褐色尿（ビリルビン尿）として気づいていることもある．

2 随伴症状

1）重篤な疾患（表3）を示唆する『警告症状』の有無

発熱・腹痛（胆管炎，敗血症，急性肝炎など），精神状態の変化（胆管炎，肝不全），出血傾向〔肝不全，DIC（disseminated intravascular coagulation：播種性血管内凝固），TTP（thrombotic thrombocytopenic purpura：血栓性血小板減少性紫斑病），熱帯熱マラリア〕，背部痛（急性溶血），妊娠（急性脂肪肝，HELLP症候群，子癇），体重減少（悪性腫瘍），意識障害などが警告症状としてあげられる．

2）発熱・腹痛

発熱や腹痛があれば，総胆管結石やそれに伴う胆管炎の可能性が高くなり，なければ悪性腫瘍の可能性が高くなる．

3）灰白色便，体重減少

これらの症状があれば悪性腫瘍の可能性が高くなる．

4）悪心・嘔吐

総胆管結石や胆管炎，急性肝炎が多いが，**敗血症そのものでもありうる**ことを忘れない．

5）腹囲の増加

腹水の存在を示唆し，非代償性肝硬変やBudd-Chiari症候群，悪性腫瘍の可能性が高くなる．

6）皮膚の瘙痒感

亜急性または慢性の肝細胞性（胆汁うっ滞型）の症状．ときには閉塞性の場合も瘙痒感を生じうる．黄疸と瘙痒感の出現時期が前者では一致せず，後者では一致するのが特徴．

3 発症時期の推定

・急性か慢性か

「健康だと最後に感じていたのはいつですか」，「いつまでは普段通りに生活できていましたか」などのように聴取する．

黄疸は単独の事象として生じることはほとんどなく，慢性疾患の後期症状として現れることが多い．したがって随伴症状や上記病歴聴取を通じて疾患の発症時期を推定する．

●ポイント

・日～週単位であれば急性，月～年単位であれば慢性と考える．
・前者であれば閉塞性，後者であれば肝細胞性の可能性が高くなる．

4 危険因子について

病歴聴取にて注意すべき危険因子を以下と表2にまとめた．

・生活歴：飲酒歴
・既往歴：胆道の手術歴，糖尿病（NASHの合併），潰瘍性大腸炎（原発性硬化性胆管炎の合併），鎌状赤血球症（胆囊結石の合併），右心不全（うっ血肝）
・家族歴：体質性黄疸
・薬歴（サプリメントも含む）
・その他：注射歴，輸血歴，性行為歴，海外渡航歴，など

5 その他

以下の要因で疾患頻度は異なる．

1）年齢

＜20歳　：体質性黄疸
15～40歳：自己免疫性肝炎，原発性硬化性胆管炎，Wilson病

表4　肝細胞性黄疸に関する各症候・身体所見の感度・特異度・尤度比

所見	感度(%)	特異度(%)	尤度比	
			陽性尤度比	陰性尤度比
体重減少	10～49	21～97	NS	NS
クモ状血管腫	35～47	88～97	4.7	0.6
手掌紅斑	49	95	9.8	0.5
腹壁静脈怒張	42	98	17.5	0.6
腹水	44	90	4.4	0.6
触知する脾	29～47	83～90	2.9	0.7
触知する肝	71～83	15～17	NS	NS
肝の圧痛	37～38	70～78	NS	NS

NS : not significant．文献4と参考図書2より作成

≧40歳　：悪性腫瘍，原発性胆汁性肝硬変，ヘモクロマトーシス

2）セッティング[3)]

外来患者：閉塞性黄疸，非代償性肝硬変

入院患者：**敗血症**，肝虚血

4. 黄疸患者の身体診察

1 バイタルサインの重要性

意識レベルやバイタルサイン〔血圧，心拍数，呼吸数，体温，(SpO_2)〕は必ずチェックする．急性の経過で発熱，右季肋部の叩打痛を伴う黄疸であれば，胆嚢結石やそれに伴う急性胆嚢炎・胆管炎を考え，それに血圧低下や意識レベルの低下があれば，急性閉塞性化膿性胆管炎（acute obstructive suppurative cholangitis：AOSC）として緊急対応を要することがある．

2 知っていると役立つ身体診察，Tips

黄疸患者の身体所見で特徴的な所見を列記する．感度，特異度，尤度比については表4を参照．

1）肝細胞性黄疸

・アステリキシス（asterixis）

肝性脳症などの代謝性脳症にみられる不随意運動．姿勢を保持するための持続性筋緊張が瞬間的に欠如することによって生じる非律動的な運動．上肢では手や腕が羽ばたくように動くことから，flapping tremorとも呼ばれるが，ある一定周波数の不随意運動であるtremorとは明確に区別する．

・クモ状血管腫（spider telangiectasia）

主に顔面や頸部，肩，腕，手，体幹などに現れる，拡張した血管のこと．クモのような姿をしており，中心の臍静脈（クモの体部）と放射状に広がる壁の薄い分枝（クモの脚）からなり，その周囲を紅斑が囲んでいる．大きいものでも0.5 cm程度．

・手掌紅斑（palmar erythema）

肝疾患でみられる左右対称な発赤で，主に母指球，小指球上にみられる．クモ状血管腫とは異なる血管異常であるが，同時に存在することが多い．

・**脾腫**（palpable spleen）

門脈圧亢進で出現する症状である．触診上，脾臓の辺縁を触れれば，脾腫があると判断してよい．特異度は高いが感度は低いことを知っておく必要がある（表4）．ただし，門脈圧亢進以外にも溶血性貧血，浸潤性肝疾患（アミロイドーシスなど）で脾臓に浸潤した場合でもみられる．

・**肝性口臭**（fetor hepaticus）

進行した肝細胞性疾患による重度の門脈体循環シャントの徴候である．呼気への硫化ジメチルの集積によって起こり，腐った卵やニンニクのような臭気がある．

2）閉塞性黄疸

・**無痛性胆嚢腫大**（palpable gallbladder）

疼痛のない黄疸のときに，触知できる圧痛のない腫大した胆嚢は胆石症によるものではなく，胆管がん，膵がんによるものであるとされる．これをCourvoisierの法則という．すなわち，触知可能な無痛性の胆嚢腫大は，その黄疸が肝細胞性ではなく，閉塞性であることを強く示唆する．

5. 黄疸の検査

1 血液検査

・総ビリルビン値と直接ビリルビンの割合に注意．
間接ビリルビンの割合が高ければ溶血を示唆する．

・肝酵素AST/ALT，胆道系酵素γ GTP/ALPに分けて考える．肝酵素優位であれば肝細胞性黄疸，胆道系酵素優位であれば閉塞性黄疸を示唆する．

2 画像検査

1）エコー，CT

胆管拡張・胆管系の閉塞機転・胆石・総胆管結石・腫瘍性病変の有無，背景肝の状態

2）その他〔内視鏡的逆行性胆管膵管造影（endoscopic retrograde cholangiopancreatography：ERCP），MR胆管膵管撮影（magnetic resonance cholangiopancreatography：MRCP）〕

胆管の閉塞部位，原因の精査

6. 私の診療指針

①『黄疸』患者で除外すべき緊急性の高い疾患，病態を考える（表3）．例として，上位3疾患の肝不全（肝性脳症を含む），急性閉塞性化膿性胆管炎（AOSC），敗血症性ショックをあげる．

●ポイント

意識障害の有無，ショックの有無を確認する．

②『黄疸』患者の随伴症状・年齢・性別・病歴・身体所見から，そのときの鑑別診断上位3疾患を想起する．

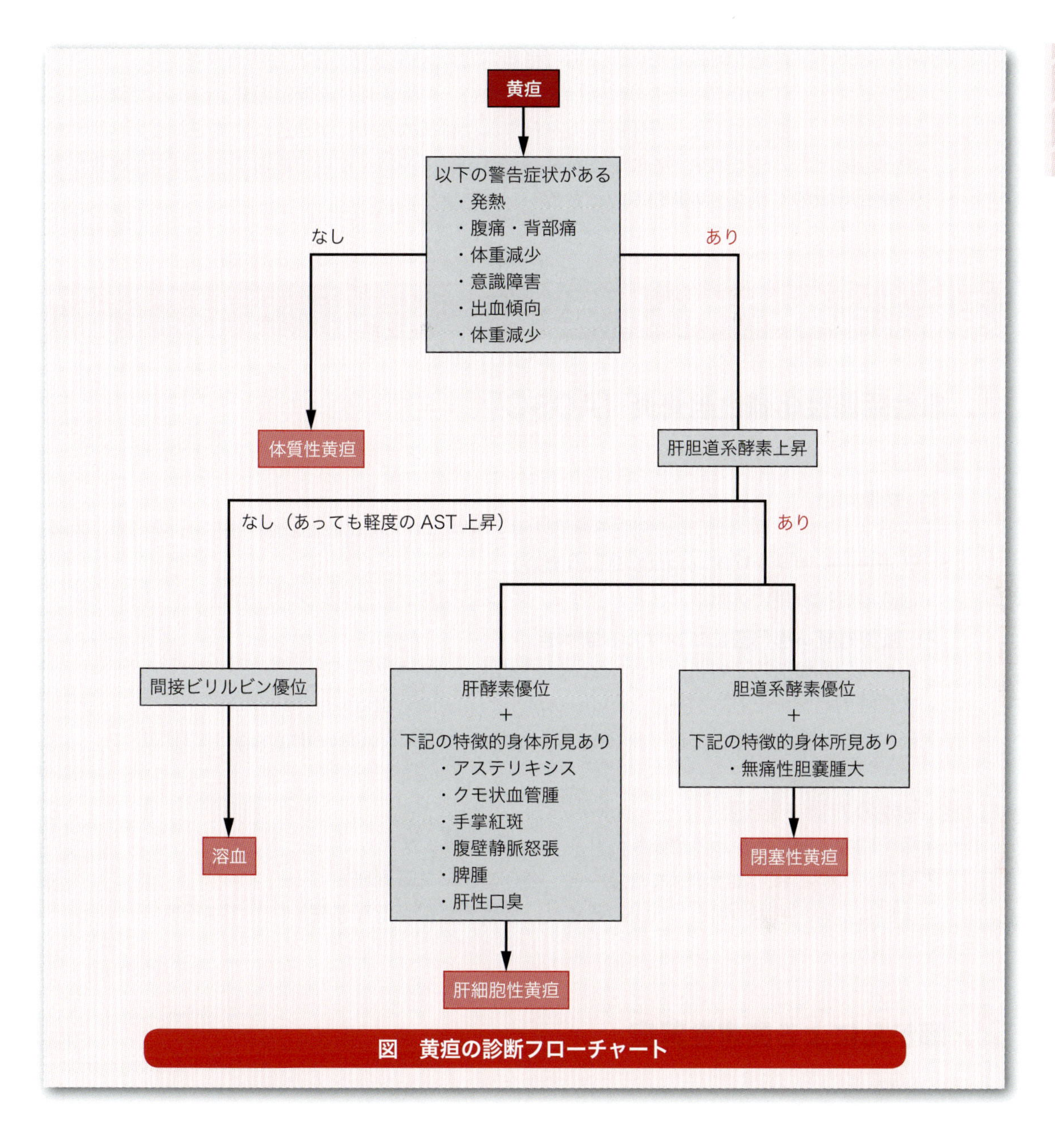

図　黄疸の診断フローチャート

●ポイント

①肝細胞性黄疸か閉塞性黄疸か（図，表2，表4）．

②肝細胞性黄疸であれば，薬剤性は必ず鑑別にあげる．閉塞性黄疸であれば結石と悪性腫瘍にほぼ限定される．

③その他の疾患：溶血性貧血を忘れない．

以上より黄疸の診断フローチャートを図にまとめる．

ステップ①：警告症状の有無をチェックする．あれば何らかの疾患である可能性が高い．なければ体質性黄疸と考えられる．

ステップ②：肝胆道系酵素が上昇しているかどうかをチェックする．あれば肝・胆道系疾患と考えられる．ないか，あっても軽度のAST上昇であれば溶血を考える．

ステップ③：肝・胆道系疾患の鑑別は大抵の場合，肝酵素優位か胆道系酵素優位かで鑑別できる．さらに，身体所見上それぞれに特徴的な所見があれば確実である．

鑑別診断はこの後に列挙することになる．ただ単に『黄疸』だけで鑑別するのは対象疾患が多く，検査も幅広くなるため非効率的である．

治療と今後の方針・経過

1. 急性閉塞性化膿性胆管炎（AOSC）

1 治療

1）初期対応

・ショック状態であれば大量の細胞外輸液（例：生食500～1,000 mL/時ペース），昇圧薬（例：ノルアドレナリン0.05 μg/kg/分より漸増）

・血液培養採取後に抗菌薬〔スルバクタム・アンピシリン（ユナシン®），1回3 g　1日4回〕

2）減黄処置⇒専門医にコンサルトすべき

・内視鏡的乳頭括約筋切開術（endoscopic sphincterotomy：EST）

・内視鏡的経鼻胆道ドレナージ（endoscopic nasobiliary drainage：ENBD）

・経皮経肝的胆道ドレナージ（percutaneous transhepatic biliary drainage：PTBD）

2 今後の方針・経過

・数時間で生命にかかわる危険性あり．

・緊急入院が必要．血圧が保てないなど，場合によりICU管理．

・総胆管結石が原因の場合はAOSC改善後，待機的開腹手術も考慮．

2. 膵がんによる閉塞性黄疸

1 治療

1）初期対応

腹痛・背部痛があり，それががん性疼痛であれば，NSIADs〔ロキソプロフェン（ロキソニン®），1回3錠　1日3回〕やオピオイドを開始．

2）減黄処置

その適応も含めて専門医にコンサルトすべき．

2 今後の方針・経過

・病期により手術，抗がん薬治療，支持療法のみなどに分類される．しかし，進行期の場合が多く，その場合，生存期間中央値は1年程度である．

3. 薬剤性肝炎

1 治療

・被疑薬の中止のみ.

2 今後の方針・経過

・肝炎のピークを確認するため週1～2回は来院してもらい血液検査を行う.
・ASTやALTのみの改善には注意. むしろ肝不全の進行を示唆する場合がある. 総ビリルビンの低下やプロトロンビン時間の正常化をもってはじめて改善といえる.
・劇症肝炎・肝不全の徴候を見逃さないように以下を注意深く経過観察する.

1. 肝性脳症
2. 肝萎縮（身体診察, エコー・CTなど）
3. 出血傾向（身体診察, プロトロンビン時間）

・劇症肝炎・肝不全の徴候がみられたら専門医にすぐにコンサルト. また, このような徴候がなくとも, 倦怠感が強く経口摂取もできない場合は入院のうえ慎重に経過観察する.

■ 症例ではこう考える

本症例の場合, ①急性閉塞性化膿性胆管炎（AOSC）, ②腎盂腎炎＋敗血症（に伴う黄疸）の2通りが考えられる. 高齢者ではどちらの疾患も, 腹痛や腰背部痛をきたさないことは珍しくない. しかし, ②で胆道系酵素がこれほどまでに上昇することは少なく, ①の可能性が高い. 腹部エコー検査で肝内胆管の拡張が確認できれば診断が確定する. しかし, 高血圧患者の血圧100/70 mmHgは低く, 意識障害もあることから, ショック状態として扱うべきである. したがって, 感染のフォーカスがどちらにせよemergencyであり, 大量輸液＋抗菌薬投与も同時並行で行うべきである.

Advanced Lecture

1. 意外に多い敗血症に伴う黄疸

急性胆管炎など胆管系の感染症で黄疸が出現するのは解剖学的にも理解しやすいが, 肝胆管系以外の感染症で黄疸が出現することも多い. 多くの場合, 敗血症で血行動態が不安定であり, 生命予後も不良である[3, 5]. そして, 黄疸の原因としての敗血症の存在は意外に認知されていない[3].

2. 閉塞性黄疸に術前減黄術はルーチンで行うべきではない？

閉塞性黄疸患者に術前胆道ドレナージ（preoperative biliary drainage：PBD）の有効性と安

全性を検証したメタアナリシスがある[6]．さまざまなバイアスは存在するものの，PBDあり群とPBDなし群で，死亡率に有意な差はなく（リスク比1.12，95％信頼区間0.73-1.71），合併症はむしろPBDあり群で増える可能性があり（リスク比1.66，95％信頼区間1.28-2.16），筆者らはルーチンでPBDは勧められないとしている[6]．

文献・参考文献

1） Hung OL, et al：Evaluation of the physician's ability to recognize the presence or absence of anemia, fever, and jaundice. Acad Emerg Med, 7：146-156, 2000
2） Ruiz MA, et al：The clinical detection of scleral icterus：observations of multiple examiners. Mil Med, 162：560-563, 1997
3） Whitehead MW, et al：The causes of obvious jaundice in South West Wales：perceptions versus reality. Gut, 48：409-413, 2001
4） SCHENKER S, et al：Differential diagnosis of jaundice：report of a prospective study of 61 proved cases. Am J Dig Dis, 7：449-463, 1962
5） Vuppalanchi R, et al：Etiology of new-onset jaundice：how often is it caused by idiosyncratic drug-induced liver injury in the United States? Am J Gastroenterol, 102：558-562；quiz 693, 2007
6） Fang Y, et al：Meta-analysis of randomized clinical trials on safety and efficacy of biliary drainage before surgery for obstructive jaundice. Br J Surg, 100：1589-1596, 2013

参考図書

1） Roy-Chowdhury N & Roy-Chowdhury J：Diagnostic approach to the patients with jaundice or asymptomatic hyperbilirubinemina. UpToDate®, 2010
2） 「Evidence-Based Physical Diagnosis, 2nd ed.」（McGee S），Chapter 6. pp75-84, Saunders, 2007
3） 「聞く技術 答えは患者の中にある（上）」（Tierney LM, Henderson MC/編，山内豊明/監訳），pp229-238，日経BP社，2006
4） 「Dr.ウィリス ベッドサイド診断―病歴と身体診察でここまでわかる！」（Willis GC/著，松村理司/監訳），pp425-442，医学書院，2008
5） 「身体診察シークレット 第2版」（Mangione S/著，金城紀与史，他/監訳），pp542-553，メディカル・サイエンス・インターナショナル，2009
6） 「Bates' Pocket Guide to Physical Examination and History Taking, 3rd ed.」（Bickley LS），pp425-426, Lippincott Williams & Wilkins, 2000

プロフィール

東　光久（Teruhisa Azuma）

福島県立医科大学白河総合診療アカデミー／白河厚生総合病院総合診療科

当アカデミーでは総合診療と臨床研究を同時に学び実践することを通じて福島，ひいては日本の医療をリードする人材を育成しています．

初期・後期研修希望の方はぜひ一度見学に来てください．詳細は，http://shirakawa-ac.jp/ をご覧ください．

6. 血圧上昇

西﨑祐史

Point

- 高血圧緊急症を見逃さない
- 2次性高血圧症を疑う
- 高血圧治療の基本は，塩分制限を中心とした生活習慣の改善＋適切な降圧薬の選択

症例

特に既往のない36歳男性．会社の健康診断で，血圧上昇を指摘されたために，内科外来受診した．来院時，血圧158/82 mmHg．自覚症状はない．

- 降圧薬を処方する前に考えるべきことは何か？
- どこに注目して病歴聴取し，身体所見をとるか？
- 具体的に必要な検査項目は何か？
- 検査結果の解釈方法は？

血圧上昇へのアプローチ

Step 1. 高血圧緊急症を見逃すな

血圧上昇をみたら，まずはじめに，高血圧緊急症かどうかの判断が必要．血圧は180/120 mmHg以上に上昇することが多い．重要なのは，血圧の異常高値を見逃さないことだけではない．高血圧緊急症において，血圧の数値以上に大切なことは，無治療であれば，脳・心臓・大血管・腎臓など，臓器障害が急速に進行し，致死的な状態に陥る可能性を認識することである．

1 高血圧緊急症に合併する臓器障害と診断の手掛かり

1）乳頭浮腫や眼底出血などの眼底異常

視力障害の自覚症状 → 眼底検査．Welch Allynパンオプティック™での眼底の観察は，高血圧緊急症以外でも意識障害の鑑別診断として，髄膜炎や頭蓋内出血の診断の手助けとなりうる．また原因不明の発熱患者において，感染性心内膜炎の診断にも有用である．

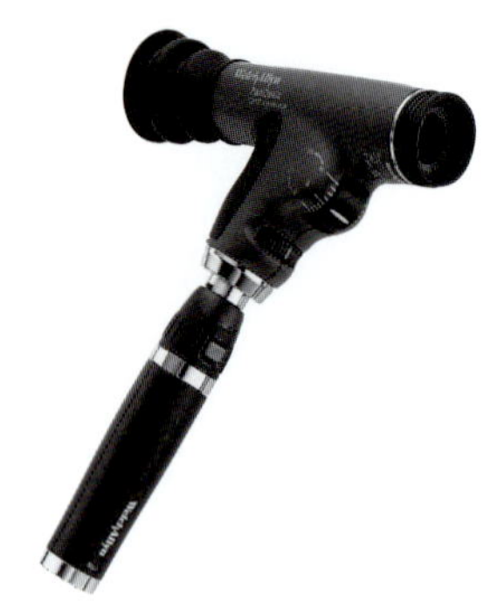

図1　Welch Allyn™のパンオプティック
写真提供：ウェルチ・アレン・ジャパン株式会社
p.11 Color Atlas⑤参照

●ワンポイントアドバイス①

Welch Allynのパンオプティック™をうまく使えば，散瞳しなくても乳頭浮腫の評価が可能（図1）．

2）高血圧性脳症

脳浮腫が病態，脳圧亢進に伴う，高度の頭痛，嘔気・嘔吐，意識障害などの神経症状 → 脳MRI．

3）脳梗塞，脳出血

神経学的巣症状（neurological focal sign）．→ 脳MRI〔DWI（拡散強調画像：diffusion-weighted image）〕，脳CT．

4）くも膜下出血

金属バットで殴られたような激しい頭痛．今までに経験したことのないような激しい頭痛 → 脳CT．

5）急性大動脈解離

背部痛，上肢血圧左右差，新規に発症した拡張期逆流性心雑音（aortic regurgitation：AR）→ D-ダイマー，造影CT．

●ワンポイントアドバイス②

1）D-ダイマーの有用性

急性大動脈解離を疑った場合に測定したD-ダイマーの結果の解釈．

発症から24時間以内D-ダイマー＜0.5 μg/mL であれば陰性尤度比 0.07

発症から6時間以内D-ダイマー＞1.6 μg/mL であれば陽性尤度比 12.8

Rule-outもRule-inも上記カットオフ値が有用[1]．

国際的多施設共同研究（international registration of acute aortic dissection：IRAD）のデータに基づく．

2）上肢血圧左右差の解釈

どの程度の血圧差があれば，急性大動脈解離を疑うか？ → ＞20 mmHg[2]

・根拠となりうる論文[3]

救急外来を受診した610人を対象にした臨床研究では，324/610人（53％）に10 mmHg以上の血圧の左右差を認めた．つまり，10～20 mmHgの血圧の左右差はほぼ2人に1人認めることになる．

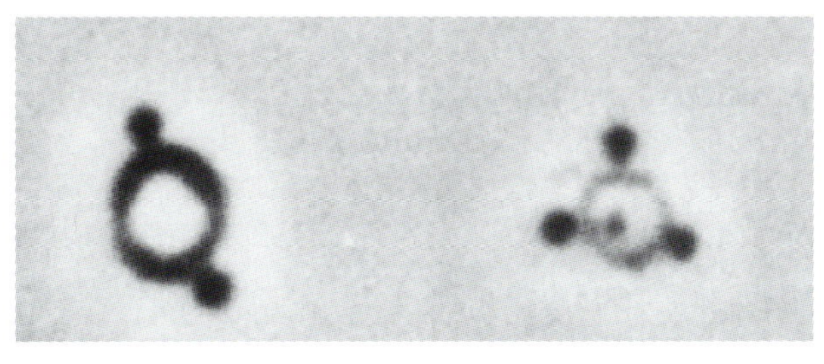

図2　変形赤血球
変形赤血球の存在は血尿の原因か糸球体由来であることを意味する．文献5より転載

6）急性左心不全

心音にてS3聴取 → 脳性ナトリウム利尿ペプチド（brain natriuretic peptide：BNP），胸部X線（心拡大：cardiomegaly, pulmonary edema）

> ●ワンポイントアドバイス③：BNPの使い方
> 救急部に受診した患者におけるBNP＜100 pg/mL は陰性尤度比 0.09で有用なカットオフ値[4]．

7）急性冠症候群

典型的な胸痛のエピソード，心電図上のST変化．Trop Tなどのバイオマーカー．心エコー．
→ 心臓カテーテル検査〔冠動脈造影（coronary angiography：CAG）〕．

8）急性腎不全

尿量低下，血清クレアチニン上昇，タンパク尿・血尿（尿沈渣：urinary sediment），赤血球円柱，**変形赤血球**（図2）[5] などを確認する．

以上，臨床現場で比較的遭遇する頻度の高いと実感する疾患を紹介した．その他，稀な疾患に関しては成書を参照．

2 高血圧緊急症の初期治療

原則，入院が必要であり，集中治療室のある医療機関に転送する．転送までに行うことはすみやかな降圧療法である．降圧に関しては，脳梗塞など特殊な場合を除き，一般的には，

・はじめの1時間は，平均血圧で血圧の低下を25％以内にとどめる．
・次の2～6時間では160/100～110 mmHgを目標とする[6]．

3 具体的な薬物療法

1）心不全，大動脈解離以外の高血圧緊急症

●処方例①
ニカルジピン（ペルジピン®）
・1A＝10 mgを5％ブドウ糖液90 mLで希釈 → 1/10倍量希釈（100 mL中10 mgのため）
・0.5 γから持続静注開始．（50 kgであれば15 mL/時，60 kgであれば18 mL/時）
（通常は2 γまで，最大6 γまで）．

頭蓋内圧亢進症例（脳出血など）では頭蓋内圧上昇の危険があるために，他の薬剤を選択．

●処方例②
ジルチアゼム（ヘルベッサー®）
・1V＝50 mgの粉末を5％ブドウ糖液50 mLに溶解 → 等倍量＝1 mg/mL．
・5 γからで投与．（50 kgであれば15 mL/時，60 kgであれば18 mL/時）
（最大15 γまで）．

2）左心不全や心筋虚血を合併する高血圧緊急症

●処方例③
ニトログリセリン（ミリスロール®）
・25 mg/50 mLの原液 → 1/2倍量＝0.5 mg/mL．
・0.2～0.5 γで開始．（50 kgであれば1.2～3.0 mL/時，60 kgであれば1.4～3.6 mL/時）
（最大5 γまで）．

3）大動脈解離を合併する高血圧緊急症

収縮期血圧120 mmHg以下を目標．

●処方例④
プロプラノロール（インデラル®）静注＋ニカルジピン（ペルジピン®）持続静注
・プロプラノロール（インデラル®）1 mgを数十分ごとに静注（心拍＜80回/分を目標とする）．
・ニカルジピン（ペルジピン®）持続静注は先述の処方例①を参照．

Step2. 2次性高血圧症を疑う

血圧上昇に遭遇した場合には，Step1で述べたように，まずは高血圧緊急症かどうかの判断が重要．

高血圧緊急症でない場合，次に，考えるべきことは，**2次性高血圧症**を見逃さないことである．はじめて高血圧を指摘された場合には，本態性高血圧と決めつけずに対応する姿勢が大事．注意深い病歴聴取や身体所見で2次性高血圧症を疑う所見を得た場合には適切な検査で診断に迫る．

● 2次性高血圧症の最近の動向

2次性高血圧症は今までは稀な疾患だと思われていたが，最近ではその考え方は変化している．原発性アルドステロン症に伴う高血圧は充分な評価を受けていないだけで，実は治療抵抗性高血圧患者の20％にも及ぶと報告されている[7,8]．2次性高血圧症が高血圧全体の5～10％を占めるとも考えられている[9]．そのなかでも特に注目すべき疾患としては，慢性腎臓病や睡眠時無呼吸症候群（obstructive sleep apnea：OSA）であり，最近になり罹患率も増加してきていることもあり，一般内科外来でも遭遇する機会が多いと思われる．

■ 2次性高血圧症の原因 / 頻度 / 診断の手掛かり / スクリーニング方法

すべての2次性高血圧症に共通する所見：若年発症，重症かつ進行性，高血圧の家族歴なし，治療抵抗性．

2次性高血圧症のなかで頻度の高い3疾患は，腎実質性障害，原発性アルドステロン症，OSAである．以下の説明のなかで赤字で示している．

1）腎実質性障害

頻度： common – 日本では約1,330万人がCKD（chronic kidney disease）と推計されており，これは成人の約8人に1人にあたり，新たな国民病とも言われている〔日本腎臓学会ホームページ，生活習慣病からの新規透析導入患者の減少に向けた提言～CKD（慢性腎臓病）の発症予防・早期発見・重症化予防～：http://www.jsn.or.jp/guideline/pdf/2016-jsn-lifestyle-related-disease.pdf（2017年2月閲覧）〕．このことからもその頻度の高さが推測できる．

診断の手掛かりおよびスクリーニング方法：

血清クレアチニン（Cre）上昇，タンパク尿・血尿など．

●ワンポイントアドバイス④：タンパク尿の評価方法

随時タンパク尿の測定に使用される尿タンパク定性検査は，濃度に依存する．つまり，尿が濃ければ，陽性になりやすく（偽陽性），尿が薄ければ陰性になりやすい（偽陰性）．

そこで，U-Protein / U-Cre を用いて評価する．

〔U-Protain / U-Creの考え方〕

・尿タンパク量（mg/ 日）＝尿タンパク濃度（mg/dL）×尿量（dL/ 日）

・尿クレアチニン排泄量（mg/ 日）＝尿クレアチニン濃度（mg/dL）×尿量（dL/ 日）

上の2つの式の左辺，右辺どうしで割り算．

・尿タンパク量 / 尿クレアチニン排泄量＝尿タンパク濃度 / 尿クレアチニン濃度

・尿タンパク量（mg/ 日）＝（尿タンパク濃度 / 尿クレアチニン濃度）×尿クレアチニン排泄量

ここで尿クレアチニン排泄量≒1,000 mg/ 日＝1 g/ 日と仮定する．

・尿タンパク量（g/ 日）≒尿タンパク濃度（mg/dL）/ 尿クレアチニン濃度（mg/dL）

（ポイント：成人の1日の尿クレアチニン排泄量を1 gと仮定）

つまり，U-Pro/U-Cre≧0.5であれば，推定1日の尿タンパク量は約500 mgとなり異常（ただし，1日の尿中クレアチニン排泄量が大幅に1 gから離れている場合には検査の精度が下がるので注意）．

2）腎血管性

頻度：uncommon – 軽度から中等度の血圧上昇では頻度は低く1％未満[10)].

ただし，高血圧緊急症で発見されることもあり，その場合の頻度は上記よりも高くなると推測される.

診断の手掛かりおよびスクリーニング方法：

腹部血管雑音，低カリウム血症（特に利尿薬使用時），ARB（angio tensin receptor blocker）/ACE（angiotensin–converting enzyme）阻害薬の使用で急激な血清クレアチニンの上昇，など.

3）内分泌疾患（採血の際には午前中30分安静臥床後に検査）

・原発性アルドステロン症

頻度：common（上述）

診断の手掛かり：低カリウム血症（特に利尿薬使用時）など.

スクリーニング方法：**PAC / PRA**（plasma aldosterone concentration/plasma renin activity）＞20（**血中アルドステロン濃度**/血漿レニン活性の比）.

> ●ワンポイントアドバイス⑤：単位に注意
>
> PAC：ng/mL, PRA：ng/mL/時（pg/mLを用いる場合はカットオフ値が200と10倍になるので注意が必要[11)]）．なお，PACの絶対値ではPAC＞200 pg/mLをカットオフ値とする.

・褐色細胞腫

頻度：uncommon – 高血圧患者の0.2％未満[12)].

診断の手掛かり：頻脈，発汗，頭痛，耐糖能異常，起立性低血圧などの症状，β遮断薬使用後に増悪する高血圧.

スクリーニング方法：外来で24時間蓄尿を行うことは困難．下記を代用.

・随時尿クレアチニン補正

尿メタネフリン/尿クレアチニン＋尿ノルメタネフリン/尿クレアチニン＞300 ng/mg・クレアチニン

〔Minds医療情報サービス：http://minds.jcqhc.or.jp/stc/0019/1/0019_G0000180_0078.html（2017年2月閲覧）〕

・Cushing症候群

頻度：uncommon

診断の手掛かり：満月様顔貌（moon face），野牛肩（buffalo hump），中心性肥満など.

スクリーニング方法：副腎皮質刺激ホルモン（adrenocorticotrophic hormone：ACTH）低下，コルチゾール上昇.

・甲状腺機能亢進症および低下症

頻度：uncommon

診断の手掛かり：

共通：甲状腺腫大

機能亢進症：頻脈，下痢，湿潤した皮膚，眼球突出など

機能低下症：徐脈，便秘，皮膚乾燥，無気力，寒がりなど

スクリーニング方法：甲状腺刺激ホルモン（thyroid–stimulating hormone：TSH），fT3，fT4（亢進症ではTSH低下，fT3上昇，fT4上昇．低下症ではTSH上昇，fT3低下，fT4低下）.

> ●ワンポイントアドバイス⑥：甲状腺機能低下症で血圧が上昇するメカニズム
> 甲状腺ホルモンの欠乏に伴い，末梢血管周囲の組織の構造に変化が生じる．その結果，末梢血管抵抗が上昇し，血圧上昇を引き起こすと考えられている[13]．

・**副甲状腺機能亢進症**

頻度：uncommon

診断の手掛かりおよびスクリーニング方法：Ca上昇，Pi低下，インタクトPTH（副甲状腺ホルモン：parathyroid hormone）上昇など．

> ●ワンポイントアドバイス⑦：副甲状腺機能亢進症で血圧が上昇するメカニズム
> カルシウムはヒトの体内で，血管平滑筋細胞の収縮に関与する．血中のカルシウム濃度の上昇は，末梢血管の収縮による血管抵抗上昇を引き起こし，その結果，血圧を上昇させると考えられている[14]．

4）OSA

頻度：common－米国の疫学研究では国民の約26％がOSAのリスクにさらされていると論じている[15]．また，治療抵抗性高血圧患者の71～85％にOSAの合併を認めた，という報告もある[16～18]．

診断の手掛かり：日中の眠気，睡眠時のいびき，集中力低下，早朝の頭痛，肥満，太い首回り，など．

スクリーニング方法：ポリソムノグラフィーによる**無呼吸低呼吸指数**（apnea-hypopnea index：AHI）の評価．
AHIのカットオフ値は5以上（5～15軽度，15～30中等度，30以上重度OSA）．

> ●ワンポイントアドバイス⑧：AHIと血圧は相関する
> OSAの重症度（AHIの程度）と血圧上昇には正の相関が認められるということが知られている．つまり，OSAへの適切な治療が，効果的な降圧を生む[19, 20]．

図3に血圧上昇の診断フローチャートをまとめる．

治療と今後の方針・経過

・高血圧緊急症：Step1参照．
・2次性高血圧：Step2のスクリーニング検査の結果から2次性高血圧を疑う場合には，専門科にコンサルト（確定診断のための専門的な手技や専門的治療が必要となる）．

ここでは，高血圧緊急症，2次性高血圧症が除外診断された後の，高血圧患者の治療を紹介する．治療の基本は，①**塩分制限**を主体とした食事療法などの生活習慣の改善，と②適切な降圧薬の処方である．

血圧上昇

↓ 高血圧緊急症を見逃すな！！

・180/120 mmHg 以上？
・臓器障害の有無は？

↓

鍵となる検査所見

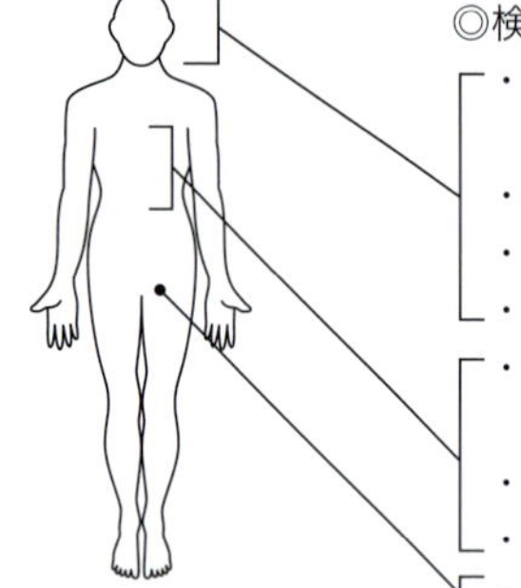

◎検査所見

・視覚障害，乳頭浮腫	：眼底出血
・高血圧性脳症	：高度の頭痛，意識障害など
・脳梗塞・脳出血	：神経学的巣症状
・くも膜下出血	：金属バットで殴られたような激しい頭痛
・急性大動脈解離	：背部痛，上肢血圧左右差（>20 mmHg） D-ダイマー>1.6 μg/mL
・急性左心不全	：心音 S3 聴取
・急性冠症候群	：典型的な胸痛のエピソード
・急性腎不全	：血清クレアチニン上昇，タンパク尿・血尿

↓ 2 次性高血圧症を見逃すな！！

common

①OSA	：日中の眠気，いびき，肥満，太い首回り
②腎実質性障害（CKD を含む）	：血清クレアチニン上昇，タンパク尿，血尿
③原発性アルドステロン症	：低カリウム血症，PAC/PRA>20

uncommon

①腎血管性	：低カリウム血症，ARB/ACE 阻害薬で腎機能増悪
②褐色細胞腫	：頻脈，発汗，頭痛，β遮断薬で増悪 尿メタネフリン / 尿クレアチニン＋尿ノルメタネフリン / 尿クレアチニン >300 ng/mg・クレアチニン
③Cushing 症候群	：満月様顔貌，野牛肩，中心性肥満，ACTH↓，コルチゾール↑
④甲状腺機能亢進症	：頻脈，下痢，皮膚湿潤，眼球突出，TSH↓，fT3 fT4↑
⑤甲状腺機能低下症	：徐脈，便秘，皮膚乾燥，無気力，寒がり，TSH↑，fT3 fT4↓
⑥副甲状腺機能亢進症	：Ca 上昇，Pi 低下，iPTH 上昇

↓

基礎疾患に応じた降圧薬

図3　血圧上昇の診断フローチャート

1 生活習慣の改善

表1に示す生活習慣の改善を指導する．

表1　生活習慣の修正項目

1．減塩	6 g/日未満
2 a．食塩以外の栄養素	野菜・果物の積極的摂取*
2 b．脂質	コレステロールや飽和脂肪酸の摂取を控える 魚（魚油）の積極的摂取
3．減量	BMI〔体重(kg)÷[身長(m)]^2〕が25未満
4．運動	心血管病のない高血圧患者が対象で，有酸素運動を中心に定期的に（毎日30分以上を目標に）運動を行う
5．節酒	エタノールで男性は20～30 mL/日以下，女性は10～20 mL/以下
6．禁煙	（受動喫煙の防止を含む）

生活習慣の複合的な修正はより効果的である
＊重篤な腎障害を伴う患者では高K血症をきたすリスクがあるので，野菜・果物の積極的摂取は推奨しない．糖分の多い果物の過剰な摂取は，肥満者や糖尿病などのエネルギー制限が必要な患者では勧められない
文献21（日本高血圧学会 高血圧治療ガイドライン2014 電子版：http://www.jpnsh.jp/data/jsh2014/jsh2014v1_1.pdf）p.40より転載

●ワンポイントアドバイス⑨

1）塩分とナトリウムの違い

塩分制限を指導する際に注意する点は，塩分（NaCl）とナトリウムの違いを認識して指導することである．食品成分表示に，ナトリウム3,000 mg（3 g）と記載されている場合には，塩分（NaCl）に換算して摂取量を把握する必要がある．

塩分（NaCl）(g) ＝Na（mg）×2.54÷1,000

つまり，ナトリウム3 gは，塩分7.6 g（3×2.54）に相当する．

2）なるべく塩分を制限してもらうには？

塩分使用量を減少しつつ，味付けを濃くする工夫を施す．具体的には，料理をつくる過程では塩を使わない．そのかわりに，完成した食事の表面に塩を少量ふりかける．塩の味が全面に出るために，塩分使用量を減少しつつ，味付けを濃く保つことができる．それ以外には，お酢を上手に使うなど．

●運動療法指導の難しさ

運動療法は，患者をやる気にさせ，運動を継続してもらうことが難しい．そのことを認識し，できる限り患者とのコミュニケーションに工夫をこらし，運動の重要性を伝える必要がある．現時点で確立した方法はないため，現場での試行錯誤が必要となる．

“運動療法継続の難しさ”に関するエビデンス

米国予防医療研究班によるSystematic Review（7つはRCTを含む8つの臨床研究）では，一般内科外来での医師による運動療法指導では，運動や身体活動の促進につながるという結果は得られなかった．つまり，日常診療における運動療法の指導では，結果を得ることは難しいといえる[22]．

表2　主要降圧薬の禁忌や慎重投与となる病態

降圧薬	禁忌	慎重使用例
Ca拮抗薬	徐脈 （非ジヒドロピリジン系）	心不全
ARB	妊娠 高カリウム血症	腎動脈狭窄症＊1
ACE阻害薬	妊娠 血管神経性浮腫 高カリウム血症 特定の膜を用いるアフェレーシス／血液透析＊2	腎動脈狭窄症＊1
利尿薬 （サイアザイド系）	低カリウム血症	痛風 妊娠 耐糖能異常
β遮断薬	喘息 高度徐脈	耐糖能異常 閉塞性肺疾患 末梢動脈疾患

＊1 両側性腎動脈狭窄の場合は禁忌
＊2 文献21内の項目ACE阻害薬を参照
文献21（日本高血圧学会 高血圧治療ガイドライン2014 電子版：http://www.jpnsh.jp/data/jsh2014/jsh2014v1_1.pdf）p. 46より転載

2 降圧薬の使い方

● 降圧薬選択方法の基本

まずは禁忌をはずす．（例：気管支喘息や高度徐脈患者にはβ遮断薬は使用不可）．

また，心疾患や腎疾患などの基礎疾患がある場合には，降圧薬選択の基準が変わる．

詳細は，表2を参照．

ここでは，基礎疾患のない患者の本態性高血圧の降圧薬選択方法について文献23を参考に紹介する[23]．

図4のように，比較的若い高血圧患者であれば**ACE阻害薬**や**ARB**または**β遮断薬**を第一選択とし，高齢の場合は，**カルシウム拮抗薬**（calcium channel blocker：CCB）または**利尿薬**が第一選択となる（Step1）．2剤併用の際は，図4のABから1剤，CDから1剤を選択する（Step2）．3剤目の選択は，利尿剤を含む3剤を選択（Step3）．治療抵抗性の高血圧に対しては，投与している3剤に加え，**α遮断薬**または**スピロノラクトン**または他の利尿薬を加える（Step4）．（ただし，B＋Dは糖尿病の発症を増加する可能性があるので注意が必要）．

■ 症例ではこう考える

血圧は158/82 mmHgであり，高血圧緊急症ではなさそう．36歳と若年発症の高血圧であり，2次性高血圧症を疑う．まずは家族歴を確認する．高血圧の家族歴がなければ，2次性高血圧症の可能性は上昇する．2次性高血圧症のなかで頻度の高い3疾患に特徴的な所見はないかをまず確認する．OSAであれば視診にて，肥満や太い首回りがないかを確認し，日中の眠気や集中力の低下を聴取する．腎実質性障害を疑う所見としては，血清クレアチニンの上昇やタンパク尿，血尿がある．血清カリウム濃度が低ければ，原発性アルドステロン症を疑うが，低カリウム血症の感度はそれほど高くないために，スクリーニング検査として，PAC / PRA > 20（血中アルドステロ

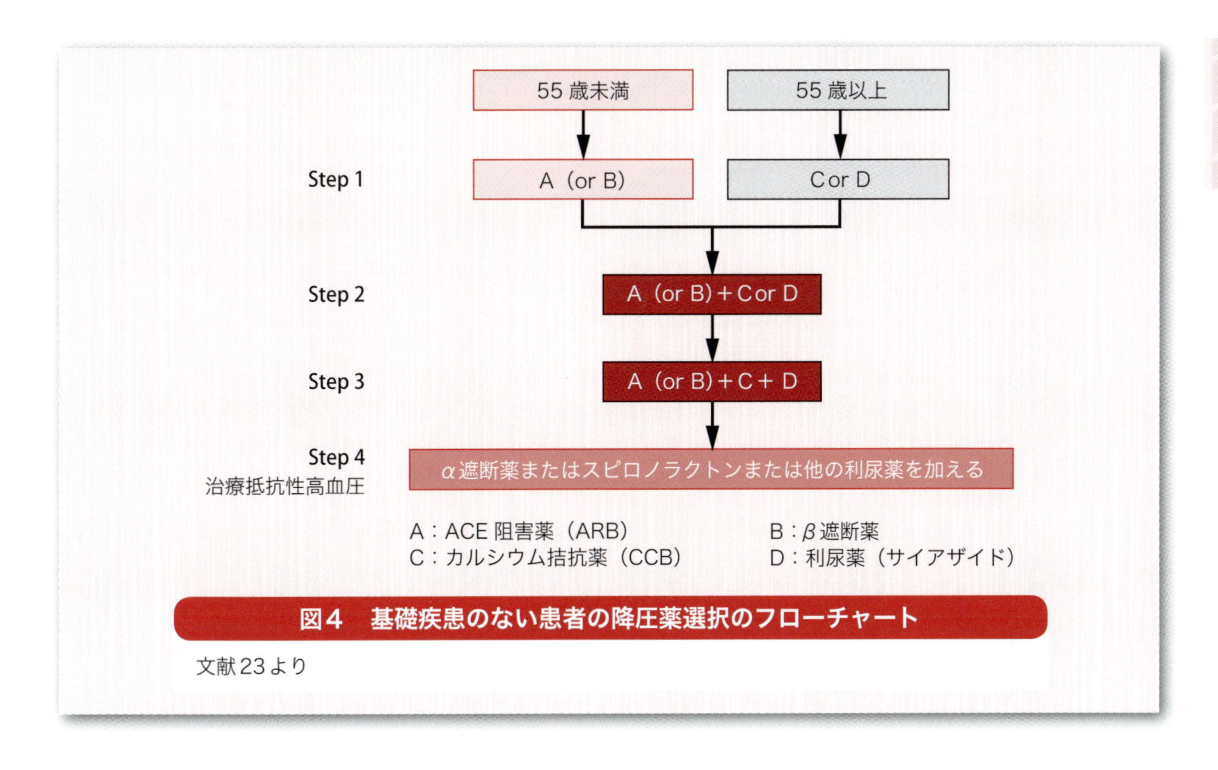

図4　基礎疾患のない患者の降圧薬選択のフローチャート

文献23より

ン濃度/血漿レニン活性の比）を用いる．上記3疾患でなさそうならば，腎血管性，褐色細胞腫，甲状腺機能異常，副甲状腺機能亢進症，Cushing症候群，などを検索する．2次性高血圧が除外されたら，本態性高血圧症としての治療開始を検討する．

Advanced Lecture

内服アドヒアランスは予後に影響を与えるため，高血圧治療の根幹ともいえる．内服アドヒアランスは報告により差はあるが，約50％との報告もある．内服アドヒアランスを高く維持するにはどうすればよいだろうか？ キーワードは患者満足度である．適切な**医療コミュニケーション**で患者に対応することで，**患者満足度**は上昇する．その結果，内服アドヒアランスは向上する．医療コミュニケーションの適切化が患者の予後を改善する[24]．

文献・参考文献

1）Suzuki T, et al：Diagnosis of acute aortic dissection by D-dimer：the International Registry of Acute Aortic Dissection Substudy on Biomarkers（IRAD-Bio）experience. Circulation, 119：2702-2707, 2009
↑国際的多施設共同研究（international registration of acute aortic dissection：IRAD）のデータ

2）「Evidence Based Physical Diagnosis, 3rd ed.」（McGee S），Saunders, 2001

3）Singer AJ & Hollander JE：Blood pressure. Assessment of interarm differences. Arch Intern Med, 156：2005-2008, 1996

4）Wang CS, et al：Does this dyspneic patient in the emergency department have congestive heart failure? JAMA, 294：1944-1956, 2005

5）Fairley KF & Birch DF：Hematuria：a simple method for identifying glomerular bleeding. Kidney Int, 21：105-108, 1982

6）Chobanian AV, et al：Seventh report of the Joint National Committee on Prevention, Detection, Evaluation,

and Treatment of High Blood Pressure. Hypertension, 42：1206-1252, 2003
7) Calhoun DA, et al：Hyperaldosteronism among black and white subjects with resistant hypertension. Hypertension, 40：892-896, 2002
8) Eide IK, et al：Low-renin status in therapy-resistant hypertension：a clue to efficient treatment. J Hypertens, 22：2217-2226, 2004
9) Taler SJ：Secondary causes of hypertension. Prim Care, 35：489-500, vi, 2008
10) Safian RD & Textor SC：Renal-artery stenosis. N Engl J Med, 344：431-442, 2001
11) Hiramatsu K, et al：A screening test to identify aldosterone-producing adenoma by measuring plasma renin activity. Results in hypertensive patients. Arch Intern Med, 141：1589-1593, 1981
12) Pacak K, et al：Recent advances in genetics, diagnosis, localization, and treatment of pheochromocytoma. Ann Intern Med, 134：315-329, 2001
13) Saito I, et al：Hypothyroidism as a cause of hypertension. Hypertension, 5：112-115, 1983
14) Sangal AK & Beevers DG：Parathyroid hypertension. Br Med J（Clin Res Ed）, 286：498-499, 1983
15) Punjabi NM：The epidemiology of adult obstructive sleep apnea. Proc Am Thorac Soc, 5：136-143, 2008
16) Gonçalves SC, et al：Obstructive sleep apnea and resistant hypertension：a case-control study. Chest, 132：1858-1862, 2007
17) Logan AG, et al：High prevalence of unrecognized sleep apnoea in drug-resistant hypertension. J Hypertens, 19：2271-2277, 2001
18) Pratt-Ubunama MN, et al：Plasma aldosterone is related to severity of obstructive sleep apnea in subjects with resistant hypertension. Chest, 131：453-459, 2007
19) Lavie P, et al：Obstructive sleep apnoea syndrome as a risk factor for hypertension：population study. BMJ, 320：479-482, 2000
20) Young T, et al：Population-based study of sleep-disordered breathing as a risk factor for hypertension. Arch Intern Med, 157：1746-1752, 1997
21)「高血圧治療ガイドライン2014 電子版」（日本高血圧学会高血圧治療ガイドライン作成委員会/編，日本高血圧学会/発行）：http://www.jpnsh.jp/data/jsh2014/jsh2014v1_1.pdf（2017年2月閲覧）
22) Eden KB, et al：Does counseling by clinicians improve physical activity? A summary of the evidence for the U.S. Preventive Services Task Force. Ann Intern Med, 137：208-215, 2002
23) Williams B, et al：British Hypertension Society guidelines for hypertension management 2004（BHS-IV）：summary. BMJ, 328：634-640, 2004
24) Bartlett EE, et al：The effects of physician communications skills on patient satisfaction；recall, and adherence. J Chronic Dis, 37：755-764, 1984

プロフィール

西﨑祐史（Yuji Nishizaki）
順天堂大学循環器内科
聖路加国際病院にて内科初期，専門研修，内科チーフレジデント（2006，2007）を務める．2009年4月〜2010年3月東京大学大学院医学系研究科公共健康医学専攻（SPH：School of Public Health）を修了，順天堂大学循環器内科に入局した後，2015年2月〜厚生労働省 健康局 がん対策・健康増進課（疾病対策課併任），同年4月〜国立研究開発法人 日本医療研究開発機構（AMED）戦略推進部 難病研究課へ出向，現在に至る．

7. 体重減少・体重増加

宮森大輔，溝岡雅文

Point

- 臨床的に重要な体重減少は，1～6カ月間で4.5 kgもしくは5％の体重減少とされる
- 意図しない体重減少の原因は悪性腫瘍，うつ病などの精神疾患，消化管疾患などがある
- 器質的疾患が存在すれば，単純なスクリーニング検査などで7割程度は診断がつく
- 数日単位の体重増加は，まず心不全，肝硬変，腎疾患などによる体液量過剰を疑う
- ほとんどの体重増加は，エネルギー摂取量と消費量の不均衡による過度の体脂肪蓄積が原因である

体重減少

1. 体重減少へのアプローチ

症例1

40歳男性

主訴：体重減少，易疲労感

現病歴：3カ月前から疲れやすく，体重が90 kg（BMI 30）から80 kgに減少した．減量するつもりはなかったが，仕事が猛烈に忙しくて，そのためにやせたと思っていたが念のため精密検査を希望して受診した．食事はおいしく食べているが，仕事からの帰宅が遅くなり不規則である．飲酒，喫煙はしていない．1年前の職場健診では異常を指摘されなかった．

対応した研修医は，仕事のストレス，生活の不規則などによるうつ状態などの精神疾患や悪性腫瘍などを疑って指導医に相談した．

1 体重減少の定義

- 臨床的に重要な**体重減少**は，1～6カ月間で4.5 kgもしくは5％の体重減少とされる．
- 10％以上の体重減少はタンパク質・エネルギー低栄養状態があることが予測され，細胞性および液性免疫機能の低下を伴う．20％以上の体重減少は重度の低栄養状態で臓器障害をきたす．

表1　体重減少の鑑別診断

経口摂取の減少	吸収不良
・悪性腫瘍 ・感染症（結核，HIV，亜急性心内膜炎） ・内分泌疾患（副腎不全，汎下垂体機能低下症，甲状腺機能亢進症） ・慢性消耗性疾患（COPD，心不全，関節リウマチ） ・口腔咽頭疾患（歯，味覚・臭覚障害，嚥下障害） ・消化器疾患（消化性潰瘍，肝疾患，胆膵疾患） ・腎不全，薬剤（ジギタリス，抗癌剤） ・アルコール ・精神疾患（うつ病，認知症，摂食障害） ・神経疾患（Parkinson病，筋萎縮性硬化症，腫瘍随伴症候群，重症筋無力症，CNS腫瘍） ・社会的要因（貧困，孤独，食物入手困難）	・胃切除後症候群 ・小腸大腸疾患（Crohn病，潰瘍性大腸炎） ・胆汁うっ滞疾患 ・膵疾患 ・感染症（ジアルジア） ・糖尿病性胃腸症 ・薬剤 **代謝需要亢進** ・甲状腺機能亢進症 ・褐色細胞腫 ・大手術 ・発熱 ・そう病 **排泄増加** ・糖尿病 ・慢性的な嘔吐・下痢・出血 ・瘻孔・ドレーン ・ネフローゼ症候群

表2　高齢者における意図しない体重減少のよくある原因

原因	割合
悪性腫瘍	16～36%
精神疾患（うつ病など）	9～42%
消化器疾患	6～19%
内分泌代謝疾患（甲状腺機能亢進症など）	4～11%
心血管疾患	2～ 9%
栄養障害・アルコール依存症	4～ 8%
呼吸器疾患	～ 6%
神経疾患	2～ 7%
慢性感染症	2～ 5%
腎疾患	～ 4%
結合組織疾患	2～ 4%
薬剤による体重減少	～ 2%
原因不明	10～36%

文献3より引用

2 体重減少の鑑別診断

体重減少をきたす成因と原因疾患は表1，2のように多彩である．体重減少の程度は疾患の重症度を反映し，体重減少は死亡率を上昇させる．

高齢者における体重減少の原因として最もよくみられるのは悪性腫瘍，抑うつなどの精神疾患，良性消化器疾患である（表2）．若年者では，糖尿病，甲状腺機能亢進症，摂食障害を含む精神疾患，感染症（特にHIV）を考えるべきである．

見逃してはいけない疾患として悪性腫瘍，感染症，脱水，内分泌代謝疾患，薬剤性などがあげられる．

1）悪性腫瘍

意図しない体重減少の1/3程度を占めるとされる．悪性腫瘍の場合には，体重減少以外にも何らかの局所症状を伴うことが多い．**膵癌**や**胃癌**では，内臓痛や黄疸に先行して体重減少がみられることがある．体重減少は，膵癌と胃癌で目立ち，前立腺癌，大腸癌，肺癌では中等度，乳癌では軽度である．また，消化器系以外では血液腫瘍や生殖器系の腫瘍などに注意をする．

2）消化器疾患

原因の約15％程度と多くみられ，消化性潰瘍，炎症性腸疾患，慢性膵炎，機能性胃腸症，吸収不良症候群などがある．吸収不良症候群では，食欲は保たれることが多く，腹鳴，腹部膨満，下痢などの腹部症状と脂肪便がみられる．脂肪便は軟らかい便で量が多くて色が薄くなり，水に浮いて便器に付着して流れにくい特徴がある．

3）心肺疾患・腎疾患

心肺疾患は原因の10％程度と考えられている．心不全や腎不全では進行すると体重減少をきたすが，体液量増加によってマスクされることがある．慢性呼吸器疾患では呼吸筋仕事量の増大などにより体重減少をきたし，息切れなどの症状を伴うことが多い．

4）内分泌代謝疾患

コントロール不良の糖尿病や甲状腺機能亢進症は，食欲があるのに体重減少が起こる．副甲状腺機能亢進症による高カルシウム血症，副腎不全などは，食欲不振により体重減少をきたす．内分泌代謝疾患は，多彩な症状を訴えることが多く，精神疾患と誤診されやすいので注意を要する．

5）精神神経疾患

うつ病は，憂うつ気分や楽しみの喪失などを訴え体重減少をきたしやすい．摂食障害は，若い女性にみられる食行動の異常であり，身体イメージについて歪んだ認識をもち病識に乏しく，やせていても活動的なことが多い．認知症では，体重減少が認知症に先行し，体重減少のスピードも健常者より速いことが報告されている．また，神経疾患では，筋萎縮性側索硬化症などで嚥下障害，筋萎縮をきたしたときに原因不明の体重減少を起こしうる．

6）薬剤

高齢者では重要な原因であり，副作用による食欲不振，味覚障害，悪心，下痢などで体重減少をきたす．代表的な薬剤としては，ジゴキシン剤，テオフィリン，抗不整脈薬，鎮痛薬，レボドパ，選択的セロトニン拮抗薬などがあり，服薬を確認することが重要である．

7）慢性感染症

発熱が重要な症状であり，一般的な潜在性の原因として亜急性心内膜炎，結核，HIV感染症などがある．

3 医療面接

体重減少の原因は，注意深い病歴聴取と診察，スクリーニング検査などで75％の患者で見出すことができる．下記にチェックポイントを示す．

- 精密検査前に，本当に体重減少が起こっているかどうかを確認する．体重の記録がなければ，ベルトの位置，洋服のサイズや昔の写真と比較することで確認する．
- 体重減少の発症時期とペースを確認する．過去に認めた体重減少が受診する直前の1カ月間で改善していれば，活動が持続する慢性疾患や悪性疾患の可能性は低くなる．
- 体重減少は，意図的か，意図的でないか．
- 総エネルギー摂取量は適切か．

・食欲の有無を確認する．食欲があるのに体重減少がある場合は，まずコントロール不良の糖尿病，甲状腺機能亢進症を疑う．稀に褐色細胞腫，吸収不良症候群などのことがある．

●Tips：甲状腺機能亢進症による体重減少

甲状腺機能亢進症では，多くは体重減少を示す．若年者では相対的エネルギー摂取量の増大のために29％に体重増加をきたすが，高齢者では食欲亢進は10％程度と少なくむしろ減退することが多い．

・運動量は変化したか？
・体重減少以外の症状は何か？

悪心・嘔吐	→	消化器疾患，内分泌代謝疾患，中枢性疾患
下痢	→	慢性膵炎，吸収不良症候群，炎症性腸疾患
振戦・発汗過多・頻脈	→	甲状腺機能亢進症
微熱・筋肉痛	→	リウマチ性多発筋痛症，側頭動脈炎

●Tips：体重減少の随伴症状

筆者は，悪心・嘔吐，食欲不振，体重減少の精査中に髄膜癌腫症と，全身痛，倦怠感，体重減少の精査中に下垂体性副腎機能低下症と診断したことがある．

・既往歴，治療中の疾患と健康食品を含む薬剤服用歴
・嗜好：喫煙，飲酒，違法薬物
・**心理社会的要因**：孤独，貧困，虐待，食事へのアクセス

4 身体診察

診察では，全身くまなく診察することが大切である．貧血，甲状腺腫大，主要なリンパ節群をチェックする．さらに，注意深い腹部診察と直腸診を実施する．また，男性では前立腺，女性では乳房や骨盤内臓器の診察も行う．

2. 診断のフローチャート

意図しない体重減少がみられた場合のアルゴリズム（図1）を示す．まず，食欲の有無を確認して，経口摂取エネルギーの変化がありそうかどうかを確認する．食欲が亢進しているのに，体重減少がみられる場合には，コントロール不良の糖尿病や甲状腺機能亢進症などを疑って精査を進める．

詳細は他稿にゆずるが（第1章8．食欲不振），食欲が低下している場合には，詳細な病歴聴取や身体診察後に臨床検査および画像検査を実施する．体重減少の原因がはっきりしない場合には，家族歴，生活歴などを考慮し，年齢に応じて悪性腫瘍のスクリーニング検査を実施する．高齢者では，器質的疾患に加えて，社会的要因やうつ病や認知症のスクリーニングを実施する必要がある．もし，精神疾患と診断できた場合でもよくみられる悪性腫瘍のスクリーニング検査を検討すべきと考える．

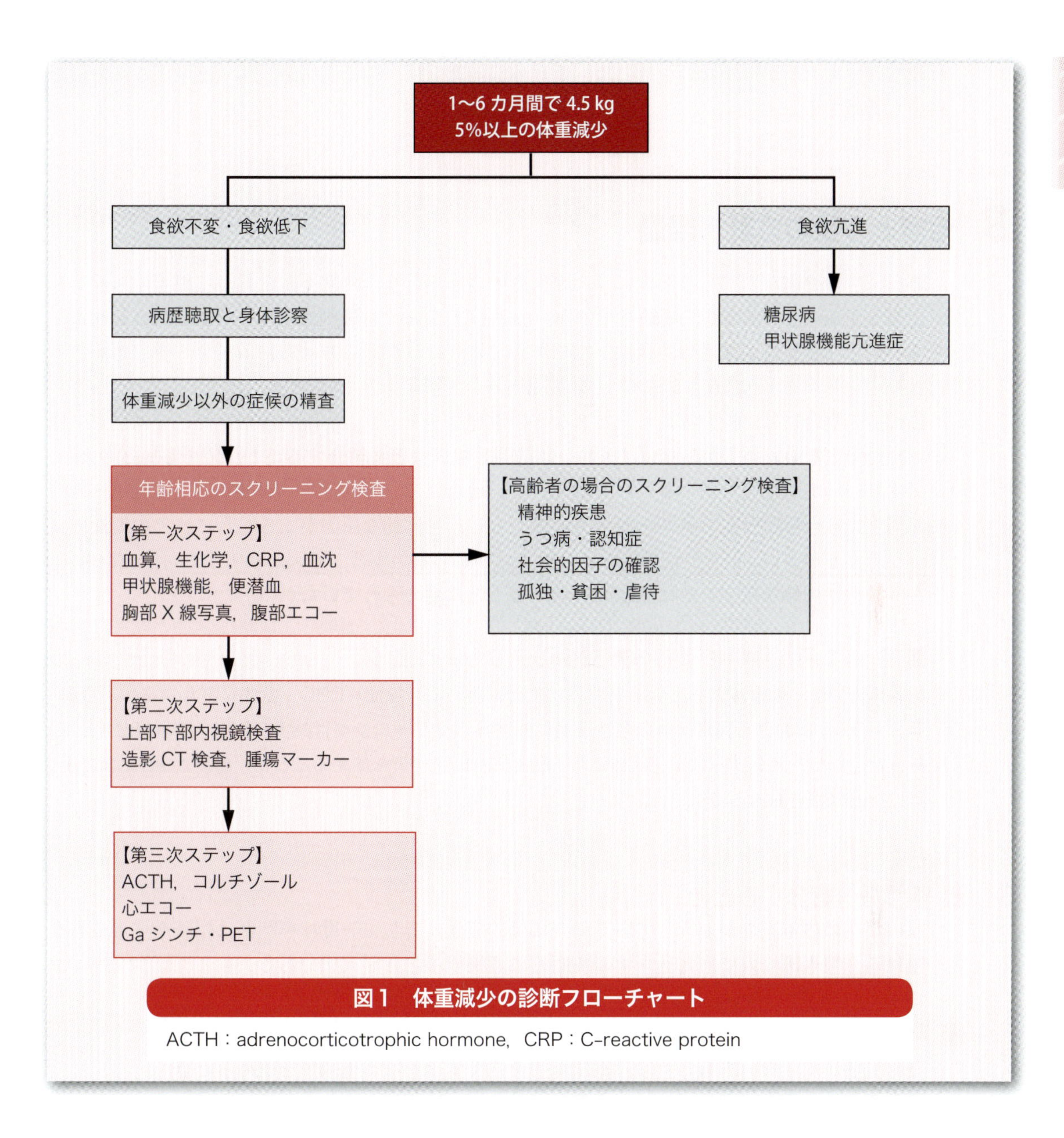

図1　体重減少の診断フローチャート

ACTH：adrenocorticotrophic hormone，CRP：C-reactive protein

1 第一次ステップ

すべての体重減少の患者に対して，血算（白血球分類），血液生化学（肝機能，腎機能，電解質，総タンパク，アルブミン，コレステロール，血糖），炎症反応（CRP，血沈），尿検査，便潜血反応，甲状腺機能，胸部X線を実施する．腹部エコー検査も腹腔内の腫瘍の除外のために実施したい．

2 第二次・三次ステップ

一次スクリーニングまでで原因を絞り込めれば，診断の確定のための検査を実施する．原因不明であれば，悪性腫瘍のスクリーニングとして内視鏡検査，CTなどの画像検査などを実施する．

画像検査でも診断がつかない場合には，下垂体機能低下症，神経筋疾患，HIV感染症などの稀な疾患も考慮する．

3. 治療と今後の方針・経過

体重減少の原因が判明した場合には，原疾患の治療を行う．食欲不振を訴える患者にスルピリドを処方することがあるが，高齢者では50 mg程度の少量でも薬剤性パーキンソニズムを起こしやすいので注意する．筆者は，食欲不振に加えて胃もたれがある方は六君子湯を，倦怠感がある方は補中益気湯を1回2.5 g 1日3回，2週間処方して様子をみている．

高齢者の場合には，社会福祉サービスなどの手配などを行う．病院の診察室だけでは自宅の様子は確認できないため，かかりつけ医および訪問診療医などに紹介することが望ましいと考える．

スクリーニング検査で特に疑われる疾患がない場合には，原因不明の体重減少として2～4週間毎程度に6カ月間程度フォローアップする．もし，身体的な原因がある場合にはその期間内に見つかることが多い．器質的疾患が6カ月以上見つからない場合，原因が判明する可能性は低く，潜在性の悪性腫瘍を探すために徹底的に調べることは勧められていない．

● Tips：悪性腫瘍による体重減少のスクリーニング

ある報告では，体重減少を主訴に来院した患者において，採血（CBC，血沈，アルブミン，肝酵素，LDH）における異常所見の悪性腫瘍に対するスクリーニングは感度95％，特異度35％であった．また，スクリーニング採血にCTと上部消化管検査を加えることで，感度が98％まで上昇したとの報告もある．

1 専門医へ紹介するとき

原因不明の体重減少が進行していく場合には，症候に応じて一度は専門医に相談をすることを心掛ける．担当医一人で抱え込まずに多面的に評価することが大切である．

2 入院診療をするとき

- 日常生活ができない，もしくは，臓器障害をきたすような体重減少を認めるとき
- 電解質異常や腹水・全身浮腫のような低栄養状態の補正が必要なとき

4. 症例1ではこう考える

指導医は，おいしく食べることができ，食事量も保たれているにもかかわらず，急激な体重減少をきたしているので，糖尿病と甲状腺機能亢進症を考えた．他に口渇と多尿，夜間頻尿などがあり，スポーツ飲料を毎日2～3 L飲用していることが判明した．空腹時血糖304 mg/dL，HbA1c 13.5％，尿ケトン2＋とコントロール不良の2型糖尿病と診断した．また，画像検査にて膵腫瘍などは認めなかった．

Advanced Lecture

1. 体重減少をきたした糖尿病患者では悪性腫瘍の合併に注意する

- 糖尿病の既往は悪性腫瘍のリスクを有意に増加させる（非糖尿病患者にくらべて，男性では肝癌2.42倍，腎癌1.92倍，膵癌1.85倍，女性では卵巣癌2.42倍，肝癌1.94倍，膵癌1.32倍）．
- 糖尿病の新規発症患者およびコントロールが急激に悪化した患者，特に高齢者では，膵癌を合併していることがあり，スクリーニング検査をすることが必要である．50歳以上で発症した糖尿病患者の1％は半年以内に膵癌を発症し，人口にくらべた膵癌リスクは7.94倍であったという米国からの報告もある[4]．

2. 高齢者の体重減少

- 体重は加齢とともに徐々に減少し，60歳以上の高齢者は1年間に0.5％程度の体重減少をきたす．
- 高齢者では，経口摂取の減少および酸分泌や吸収力の低下，薬剤の影響などにより潜在性のビタミン欠乏状態であることがある．原因不明の体重減少の場合には血清カルシウム・リンおよびビタミンB_1，B_{12}，葉酸，亜鉛などのスクリーニングで異常が見つかることがある．

体重増加

1. 体重増加へのアプローチ

症例2

33歳女性

主訴：脂質異常症，体重増加，便秘

現病歴：2年前会社の健診で体重は60 kg（BMI 25），総コレステロール（T-CHO）200 mg/dLを指摘された．半年前の健診で体重65 kg，T-CHO 280 mg/dL，ヘモグロビン10.2 g/dLを指摘され，内科と婦人科で精査され，脂質異常症治療薬を開始した．その後も体重増加（67 kg）と生理不順，便秘も認めるようになり，当科を受診した．最近，会社は忙しく「仕事が遅い」と上司に怒られることが多くなっていた．

対応した研修医は，肥満に伴う体重増加と脂質異常症および抑うつ状態を疑い，指導医に相談した．

体重増加を示す鑑別診断を表3に示す．体重増加の定義は，体重減少ほど厳密にされておらず，基準となる数値はない．体重増加は健康に悪影響を及ぼし，肥満につながればメタボリック症候

表3　体重増加の鑑別診断

経口摂取の増加	排泄低下
●中枢神経疾患 ・禁煙 ・薬剤（経口避妊薬，フェノジアジンなど） ・機械的（外傷，偽脳腫瘍） ・悪性腫瘍（グリオーマ，頭蓋咽頭腫） ・炎症性（結核，サルコイドーシス）	●液体貯留 ・SIADH ・薬剤（経口避妊薬など） ・心不全 ・ネフローゼ ・腎障害 ・肝硬変 ・粘液水腫 ・脚気（beriberi）
●内分泌疾患 ・多嚢胞性卵巣症候群（PCOS） ・高インスリン血症（インスリノーマ） ・副腎皮質ホルモン高値（外因性ステロイド，Cushing病） ・甲状腺機能低下症	●脂肪蓄積 ・多発性脂肪腫症 ・リポジストロフィ

PCOS：polycystic ovary syndrome，SIADH：syndrome of inappropriate secretion of antidiuretic hormone（抗利尿ホルモン不適合分泌症候群）

群，睡眠時無呼吸症候群の合併や死亡率の上昇と関連してくる．

ほとんどの体重増加は一次性体重増加で，生理的変化もしくは行動変化に伴うエネルギー摂取量と消費量の不均衡による過度の体脂肪蓄積が原因である．

●知っていると役立つ身体所見，Tips

肥満による脂肪性浮腫の場合には下腿に浮腫を認めるが，足背には認めない．

除外すべき疾患は，**浮腫**，胸水，腹水などによる体液貯留による体重増加であり，1～2週間で急激に数kg増加した場合には強く疑う．原因としては，うっ血性心不全，腎不全，慢性肝疾患などによる重篤な合併症の場合があるので注意する．

●知っていると役立つ身体所見，Tips

むくみの程度と体重の関連については，浮腫に気づく程度で体重2 kg，膝下くらいまでの浮腫は体重5 kg，下肢全体のむくみは体重10 kg程度と推測する．

また，鎮痛解熱薬（NSAIDs），インスリン抵抗性改善薬，ホルモン剤（経口避妊薬，副腎皮質ホルモン），中枢神経系作用薬（炭酸リチウム）などが，薬剤性浮腫をきたし体重増加の原因となる（詳細は第1章3．浮腫を参照）．

内分泌疾患などの二次的な原因による体重増加は稀であるが，**甲状腺機能低下症**や**Cushing病**などは見逃したくはない．インスリノーマは悪性でも体重が増加しうる唯一の腫瘍であるが，頻度はきわめて稀である．Whippleの3徴（意識障害などの中枢神経症状，低血糖発作，ブドウ糖投与による回復）があれば，内因性インスリンの過剰分泌を確認する．

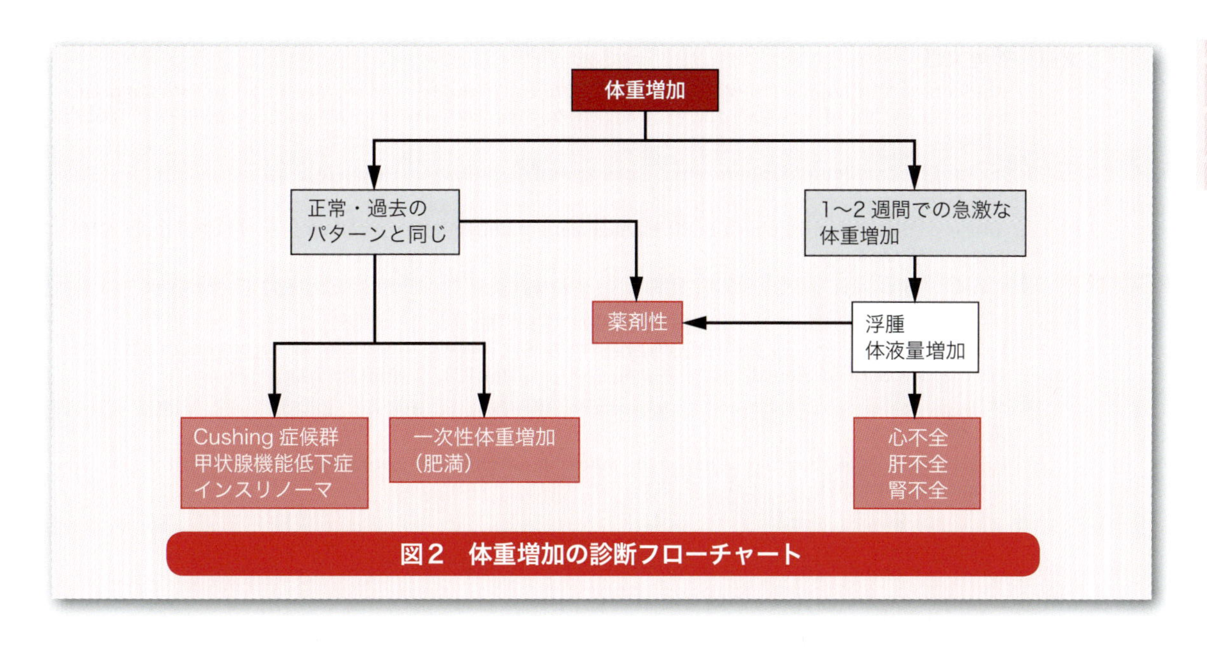

図2　体重増加の診断フローチャート

2. 診断のフローチャート

本当に体重増加があるかどうか（図2）の確認が第一歩であり，客観的な情報を探す．そして，診察では浮腫，胸水，腹水などの体液量の増加があるかどうかも確認しておく．体重増加もしくは体液量の増加が疑われれば，病歴と診察所見および血液検査と画像検査にて心疾患，肝疾患，腎疾患などの精査を進めていく．

体重増加以外に，高血圧症，月経不順などさまざまな全身症状をきたしている場合には内分泌疾患を考慮する．中心性肥満，満月様顔貌，赤ら顔があればCushing病，多毛，月経不順，不妊などがあれば多嚢胞性卵巣症候群（polycystic ovary syndrome：PCOS）を疑う．また，甲状腺機能低下症では，寒がり，乾燥した皮膚，便秘，甲状腺腫，非圧痕性浮腫などを認める．

3. 治療と今後の方針・経過

体重増加の原因となる疾患によって対処は異なる．体液量の増加の場合は，原疾患に応じて食塩制限や利尿薬などを開始する．肥満であった場合にはメタボリック症候群および睡眠時無呼吸症候群などの合併をチェックして，患者が可能な食事療法，運動療法などを一緒に考えていくことが大切である．

4. 症例2ではこう考える

指導医は，脂質異常症，便秘，肥満などから，甲状腺機能低下症を疑い他に症状がないかを確認した．体重増加以外に，目が腫れぼったい，下肢がむくむ（非圧痕性），乳汁が出る，汗をかかなくなった，生理時の出血が多いなどの症状が確認された．血液検査で，原発性甲状腺機能低下症（TSH 130 μU/mL，Free-T4 0.4 ng/dL）を認め，甲状腺ホルモン補充療法を開始し，症状や貧血は改善した．

文献・参考文献

1) Goldenberg K：Chapter 210 Weight change.「Clinical Methods：The History, physical, and Laboratory Examinations, 3rd ed.」（Walker HK, et al, eds），1990：http://www.ncbi.nlm.nih.gov/books/NBK323/（2017年2月閲覧）
2) Bouras EP, et al：Rational approach to patients with unintentional weight loss. Mayo Clin Proc, 76：923-929, 2001
3) Alibhai SM, et al：An approach to the management of unintentional weight loss in elderly people. CMAJ, 172：773-780, 2005
4) 白鳥敬子：膵癌のハイリスク—糖尿病に注目して—．Frontiers in Gastroenterology，13：10-16，2008
5) 「特集 体重減少へのスーパー・アプローチ」JIM, 17，医学書院，2007
6) Loo TS & Wee CC：第14章 体重増加，Fancher T：第15章 体重減少，「聞く技術—答えは患者のなかにある（上）」（Tierney LM & Henderson MC/編，山内豊明/監訳），pp109-123，日経BP社，2006
7) 島田利彦：体重減少．「診察エッセンシャルズ 新訂版」（松村理司/監，酒見英太/編），pp56-64，日経メディカル開発，2009
8) Hernández JL et al. Clinical evaluation for cancer in patients with involuntary weight loss without specific symptoms. Am J Med. 114：631-637, 2003

プロフィール

宮森大輔（Daisuke Miyamori）
広島大学病院総合内科・総合診療科
専門：救急総合診療

急性期から慢性期，終末期まで，老若男女問わず幅広く対応できる医師をめざしています．

溝岡雅文（Masafumi Mizooka）
広島大学病院総合内科・総合診療科
専門：内科一般

医師としての人生は長期戦ですから「急がば回れ」，どこかでいろんな経験が役立ちます．

8. 食欲不振

太田大介

Point

- 悪性腫瘍など生命予後にかかわる疾患から鑑別する
- 抑うつ気分など，食欲不振に随伴する症状に注目する
- 若年者では神経性無食欲症を疑う

食欲不振へのアプローチ

症例1

66歳男性

主訴：食欲不振，倦怠感

家族歴：特記すべきことなし

既往歴：特記すべきことなし

現病歴：会社を退職後1年経過．退職後しばらくは，これまで行きたいと思っていた旅行に妻と連れ立って出かけることが多かった．もともと趣味はあまりなかったが，唯一好きだったがほとんど遠ざかっていた囲碁を再びはじめ，碁会所にも毎日のように通っていた．食欲も保たれ，睡眠も良好であった．しかし，3カ月前から徐々に食欲低下，倦怠感を生じるようになった．食事は，朝食はほとんど箸をつけず，お茶を飲む程度．昼食と夕食はなんとか流し込むようにとっているが，ほとんど味は感じられないという．倦怠感は特に起床時から午前中にかけて強く夕方になると少し気力が回復する傾向にある．しかし囲碁には通う気力はないとのことだった．上記諸症状のため，家族と相談し，自ら希望して当院を受診した．付随する他の症状を聴取すると，不眠，テレビも見たくないなど興味減退，集中力低下，自分は家族や周囲の役に立っていないなどの無価値感なども認められた．

症例2

20歳女性

主訴：食欲不振

家族歴：特記すべきことなし

既往歴：特記すべきことなし

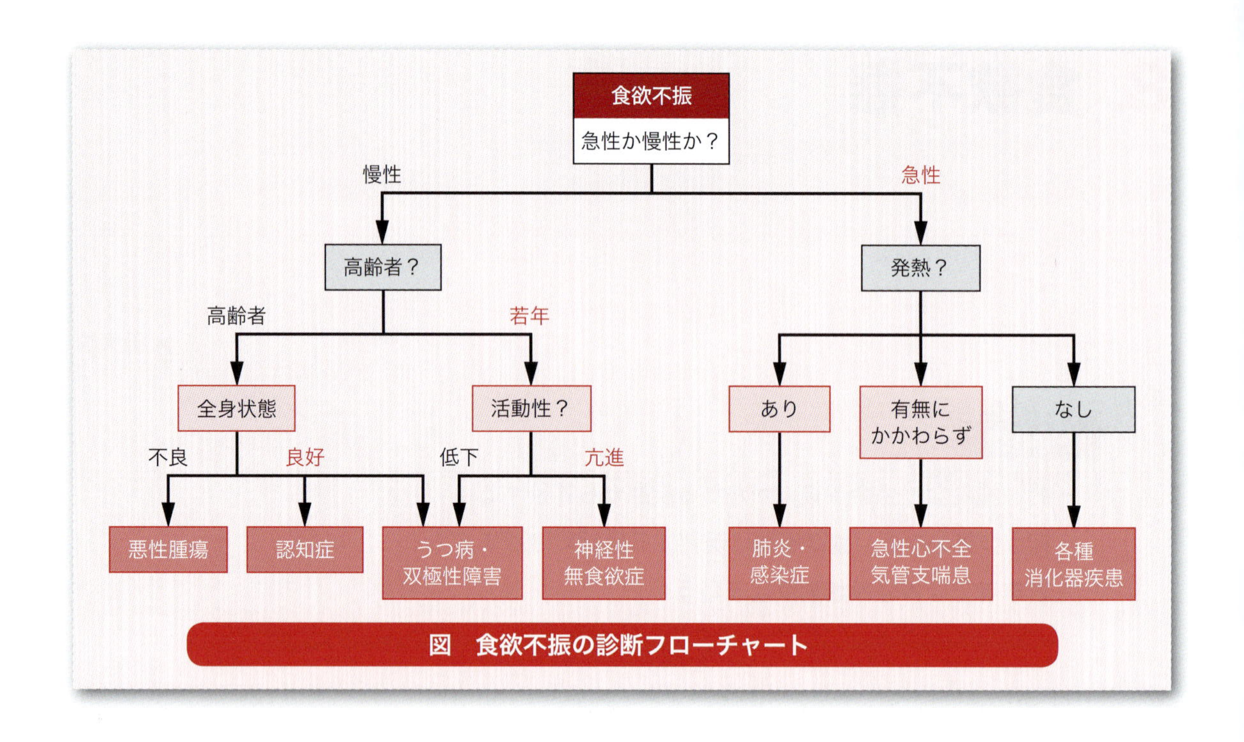

図　食欲不振の診断フローチャート

現病歴：元来，勉学に熱心に取り組み，成績は優秀であった．大学も第一希望の大学に入学することができた．しかし，大学入学後，サークルに入ったものの，そこでの人間関係に悩み，まもなく退会した．それ以来，友人と会う機会も減り，引きこもりがちの生活となっていた．6カ月前より食事量が減り，それを心配した母親に連れられて当院を受診した．

1. 食欲不振に随伴する症状を聴取する

症状が数日から1週間程度の急性のものなのか，慢性の経過をたどっているものなのかに注目しながら，食欲不振に随伴する症状を聴取する（図）．内科入院患者を対象にした意図しない体重減少についての報告[1]によれば36.3％に悪性新生物が，10.4％に消化管疾患が認められ，23.3％は原因不明であった．外来患者についての調査によれば[2]，食欲不振の背景として，65歳以上の高齢者では，うつ病29.5％と最も多く，若年者では，意図的なもの19.5％，ついでうつ病14.6％，治療的な食事制限12.2％と多くみられた．年齢を問わずうつ病の頻度が多いことがわかり，また若年者の意図的なもののなかには神経性無食欲症などの摂食障害に起因するものがおそらく多く含まれるものと考えられる．

まずは，随伴症状を手掛かりに生命の危険につながるような急性疾患や悪性腫瘍の有無を中心に鑑別を行っていく必要がある．急性であっても慢性であっても，体温，血圧，脈拍，などから全身状態を把握し，血算，肝機能などの一般的な生化学検査は行っておきたい．例えば，食事に伴う心窩部の痛みがあれば，胃炎，胃潰瘍などを疑い，発熱や咳に伴って食欲が落ちているのであれば，肺炎などの感染症を疑い，喘鳴や労作性の息切れ，下腿浮腫を伴うものとして急性心不全や気管支喘息の増悪なども鑑別し，発熱に乏しく腹部症状などあれば消化器系の疾患を疑う．

数週間から1カ月程度続く食欲不振であれば，うつ病などの精神疾患も疑い，抑うつ気分の有無，興味減退の有無などについて確認する．うつ病の身体症状としては，睡眠障害が最も多くみられ，ついで倦怠感，食欲不振，頭痛，嘔気などがしばしばみられる[3)]．食事は食べたいと思っているのにむかつき，腹部膨満などで食事をとることができないという慢性的な食欲不振患者を診た場合，神経性無食欲症を念頭におく必要がある．本症の場合，通常であれば生じるであろう倦怠感や活動性の低下がみられず，むしろ過活動となることも特徴の1つである．

2. 患者の年齢から推察する

65歳以上の高齢者であれば，まず悪性腫瘍を鑑別する必要があり，前述の一般的な血液検査に加えて，上部消化管内視鏡などを検討する．貧血がみられれば消化器系の検索は特に重要である．ついで認知症もそろそろはじまる年代なので鑑別として考える．認知症の進行に伴い食事への意欲，関心が減り食欲低下をきたすことはしばしばみられる．

働き盛りの40～60歳くらいまでの患者であれば，悪性腫瘍に加えて，うつ病を念頭におく．さらに，10代～30代くらいまでの患者であれば，うつ病に加え，神経性無食欲症，各種の妄想を伴う状態が鑑別にあがる．被毒妄想のために食事摂取できなくなっている場合もある．

3. 患者の心理・社会的背景を聴取する

随伴症状のなかに精神疾患を疑う症状があった場合，心理・社会的背景を聴取していくことも重要である．これは鑑別疾患の面のみならず今後の治療のための材料としていくためにも重要である．しかしその場合注意すべきことは，食欲不振の検査を求めて患者が訪れているときに，いきなり精神疾患を疑われて不快な思いをする患者もいるということである．患者が不快にならないように，抑うつ気分など精神症状について尋ねる理由を患者に説明し，十分な身体診察と必要な検査を並行していくことが重要である．内科外来を受診して，その日に行った血算などの諸検査で異常が認められず，「精神的なものだと思われます」と説明して患者の不評を買う例には事欠かない．

4. 生理的範囲のものなのか，病的なレベルのものなのか，心身両面から検討する

患者に心理・社会的背景が認められると思われてもそれが病的なレベルのものなのかそれともある程度了解可能なものなのかについても検討する．その際に手掛かりとなるのが，心身相関についての理解である．**症例1**では，午前中に症状が強く，午後になるとやや軽減するという日内変動がみられる．自律神経バランスの乱れの1つといえ，うつ病を疑う手掛かりとなる．

●心身相関の理解[4]

心理・社会的背景と身体症状との結びつきは心身相関と呼ばれている．心身相関を評価するポイントは，次のような点である．①症状の出現や増悪につながりのある心理・社会的変化がある（職場での異動の後，症状が生じているなど），②症状が状況依存性に変化する（平日に症状が強く，休日は改善するなど），③心身医学的な介入により症状が改善する（抗不安薬，自律訓練法で症状が改善するなど）．

治療と今後の方針・経過

症例1．うつ病

1 治療

症例1は食欲不振のほか，倦怠感，不眠，興味減退，集中力低下，無価値感，など認め，それらが3カ月近く続いていることから，うつ病と診断される．うつ病への初期対応として，休養を促し，抗うつ薬を検討する．

処方例1として，スルピリド（ドグマチール®，アビリット®）1回50 mg 1日3回．特に食欲不振に効果が期待できる薬剤であるが，長期の使用では錐体外路症状を高率に生じるため注意を要する．また，効果が足りないからといって150 mgを超える量を用いても抗うつ効果の増強は期待できないので注意が必要である．

処方例2として，パロキセチン（パキシル®）10 mgより開始し20 mgまで増量する．強い抗うつ効果が期待できる．一方で，自傷行為や攻撃性が高い患者に使用した場合，危険行為を強める恐れがあるために注意が必要である．

処方例3として，ミルタザピン（レメロン®，リフレックス®）15 mgより開始し30 mgまで増量する．食欲増進，賦活効果が高い薬剤である．日中の眠気が強く現れがちなので仕事を続けながらの服用の際には注意が必要である．

2 今後の方針・経過

パロキセチン1回10 mg 1日1回夕食後より開始し，2週間後に20 mgに増量した．生活指導としては，朝とりあえず起床して食卓につき生活のリズムを整えていくことを指導した．昼寝は許可した．服用をはじめて2週間目より義務的ではあるが徐々に食事はとれるようになり，4週間目より美味しいという感覚も戻ってきた．その後も1年間20 mgで服用を継続した．

3 症例ではこう考える

職場退職後にうつ病を生じた典型例である．高齢者の場合，常に悪性疾患の鑑別を念頭におく必要があるが，同時に生涯有病率10～15％程度とされ，頻度の高いうつ病も鑑別する必要がある．抗うつ薬は病状が回復してすぐに中止すると再燃の危険があり，1年程度は継続することが望ましい．

症例2. 神経性無食欲症

1 治療

症例2は，身長155 cm，体重36 kgと著明なるい痩を認め，生理も止まっていた．神経性無食欲症が疑われたが，本人には危機感はなく，病識はみられなかった．

2 今後の方針・経過

身体面・精神面の評価のために専門医に紹介し，10日間の入院治療を行った．骨密度の低下を認め，患者には上記診断を伝え，食事日記を通しての生活指導がはじまった．

3 症例ではこう考える

症例2のように神経性無食欲症患者は病識に欠けることが特徴の1つである．このため，初期対応でいかに治療の俎上に載せていくかプライマリ・ケア医の腕が問われる．まずは患者とともに，患者が困っていることを見つけ（例えば早く走ることができなくなった，授業に集中できなくなった，記憶力が落ちている，など），そういった問題を解決する方向で治療同盟を組むことが重要である．治療は専門医と協力しながら進めていき，患者も医療者も過度の負担を抱えないことが治療継続のポイントといえる[5)]．

さいごに

食欲不振は臨床の現場で遭遇する頻度の高い病態であるが，それだけに間口が広く，食欲不振というプロブレムリストだけで鑑別診断を考えることは難しい．本稿では急性の経過をたどっているのか慢性の経過をたどっているのか，年代的にはどういった疾患が考えやすいか，随伴する症状は何か，といった点を考えの大きな流れとして提示した．鑑別診断のなかには生命予後にかかわる悪性腫瘍などの疾患を念頭におく必要があり，同時に，心理・社会的背景から身体面だけでなく包括的に患者を理解していくことが診断に至る道である．

文献・参考文献

1）Rabinovitz M, et al：Unintentional weight loss. A retrospective analysis of 154 cases. Arch Intern Med, 146：186-187, 1986
2）Wilson MM, et al：Prevalence and causes of undernutrition in medical outpatients. Am J Med 104：56-63, 1998
3）太田大介：プライマリ・ケアのためのうつ，不安障害の診かた 隠れたうつの初発症状．治療，87：461-466，2005
4）「レジデントに贈る 心療内科の思考プロセス」（太田大介/著），南山堂，2007
5）「Medical Management of Eating Disorders, 2nd ed.」（Birmingham CL & Treasure J），Cambridge University Press，2010〔「摂食障害の身体治療 チーム医療の実践を目指して」（Birmingham CL & Treasure J/著，太田大介/監訳），南山堂，2011〕

プロフィール

太田大介（Daisuke Ohta）
聖路加国際病院心療内科
専門の勉強をはやくはじめたいと考える研修医もいることでしょう．しかし専門をきわめるには幅広い内科全般の土台が必要です．さらにどの専門に進んでも各領域でこころを病む人は多勢います．内科全般を学び，心身医学を学ぶ．これがよき専門家になるための近道です．

9. 出血傾向

糸井　覚，萩原將太郎

Point

- 出血傾向のメカニズムをもとに原因の鑑別を行う
- 頻度の高い疾患・緊急性の高い疾患をおさえる

症例

土曜日の午後，救急外来の混雑が一段落して，2年目研修医が休憩していると，外来の看護師が新しい問診票をもってきた.「45歳女性．1週間前から鼻血が出やすく，どこにもぶつけていないのにアザができる．バイタル：血圧120/80回/分，心拍96回/分，呼吸数14回/分，SpO_2 99％，体温37.1℃」．研修医は，（1週間前からなら，月曜日に来ればいいのに…）と思いながらも患者さんが診察室に入ると，笑顔をつくり，「どうされましたか？」と声をかけた．問診票に書いてあったことがらを中心にいつから，どこの部位に起きたか，先行症状や薬剤歴を一通り確認した後に，血液検査へ案内した．15分後，検査部からの電話が鳴った．「異常値の報告です．再検はしたのですが，血小板が5,000/μLでした」

身体所見：眼瞼結膜に出血点なし．口腔内に血餅付着あり．両側下腿に直径3～4 mmの紫斑が散在する．紫斑は，圧迫で消退せず，浸潤は触れない．
その他，上肢や体幹には皮疹を認めない．

血液検査：WBC 3,580 /μL，Hb10.5 mg/dL，PLT 5,000/μL，PT-INR 1.01，APTT 26.6秒，FDP 3.2 μg/mL，Alb 4.0 g/dL，T-bill 1.0，AST 25 IU/L，ALT 20 IU/L，LDH 232 IU/L，BUN 15.7 mg/dL，Cre 0.52 mg/dL.

明らかな出血傾向を伴った血小板減少症と思われた．

出血傾向は，さまざまな要因で起きるため，まずは，出血傾向をきたすメカニズムをおさらいしてみよう．

■ 出血傾向のメカニズム

血管内皮は，それ自体で抗血栓作用と血栓形成促進作用をもち，周囲の組織とバランスを保っている．また，血管壁の統合性を保つには血小板が必要である．血管内皮の損傷を契機に，以下の3ステップで止血機構が働く．

① 一次止血：血小板凝集による止血

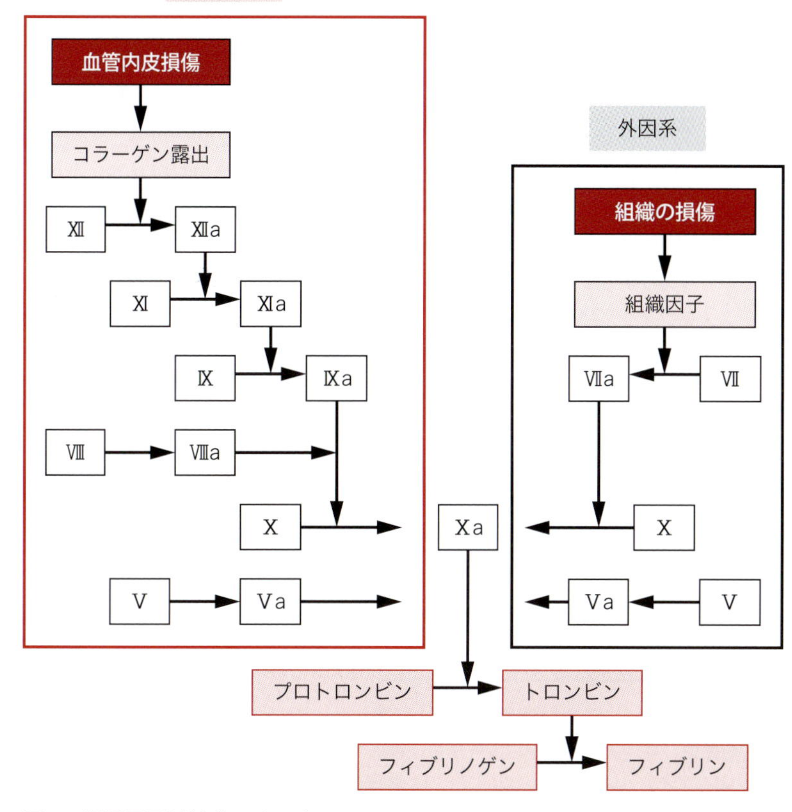

図1　凝固因子活性化のカスケード
内因系：内皮細胞が欠損し，コラーゲンが露出することで，第Ⅻ因子が活性化し開始する．
外因系：血管内皮が破綻し，組織因子が血管内に流入することで開始する．組織因子は活性化第Ⅶ因子と複合体をつくり，組織因子が大量に存在する試験管内では第Ⅹ因子を活性化する（組織因子が微量の生体内では第Ⅸ因子を活性化する）．活性化したⅩ因子は活性化第Ⅴ因子とともにプロトロンビン（凝固第Ⅱ因子）をトロンビン（活性化凝固第Ⅱ因子）とし，トロンビンはフィブリノゲンをフィブリンに変換する．トロンビンは第Ⅴ，第Ⅷ，第Ⅺ因子を活性化し，連携している

② 二次止血：凝固因子活性化による血栓形成（図1）
③ 線溶：生成された血栓の溶解

出血傾向はこれらのいずれかで異常をきたした場合に生じる．つまり，①**血小板の量的・質的異常**，②**凝固・線溶系の異常**，の2つが出血傾向の重要な要素である．

出血傾向の鑑別については図2にまとめた．

血小板減少へのアプローチ

緊急性の高い疾患：DIC，TTP/HUSを除外する．

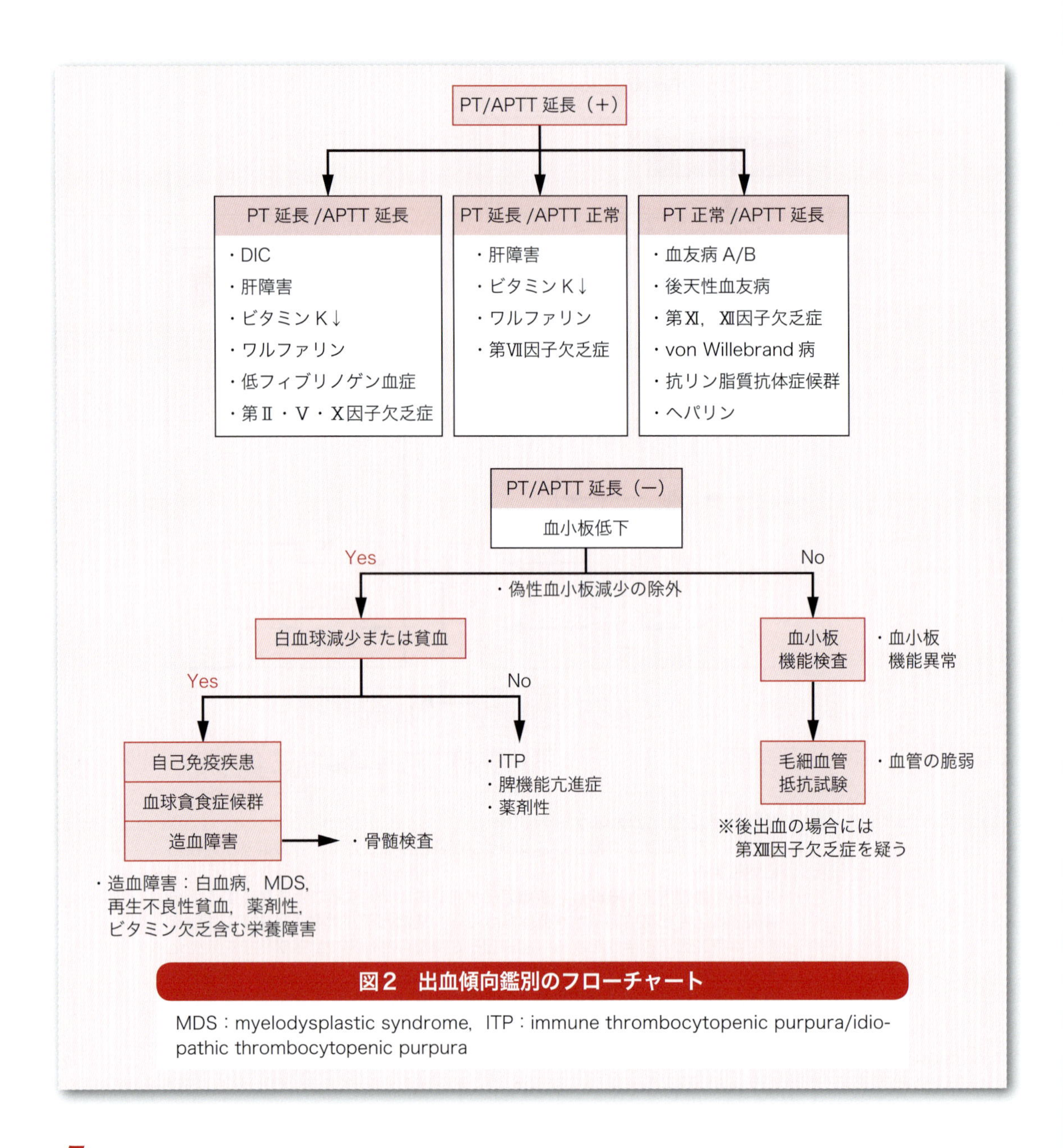

図2　出血傾向鑑別のフローチャート

MDS：myelodysplastic syndrome，ITP：immune thrombocytopenic purpura/idiopathic thrombocytopenic purpura

1. DIC

凝固系の異常がないか，DIC（disseminated intravascular coagulation：播種性血管内凝固症候群）を引き起こすような病態がないか（感染症，悪性腫瘍など）を確認．

DICでは，**原疾患の治療を優先**する．PIC（プラスミン・α_2プラスミンインヒビター複合体）やTAT（トロンビン－アンチトロンビン複合体）は，診断の補助となるが，結果が出るまで待ってはいけない．厚生省DIC診断基準や急性期DIC診断基準があるが，**DICが初期の場合だと基準を満たさないこともある**．感染症治療など原因疾患の治療が基本であるが，必要に応じて，抗凝固療法あるいは抗線溶療法を行う．

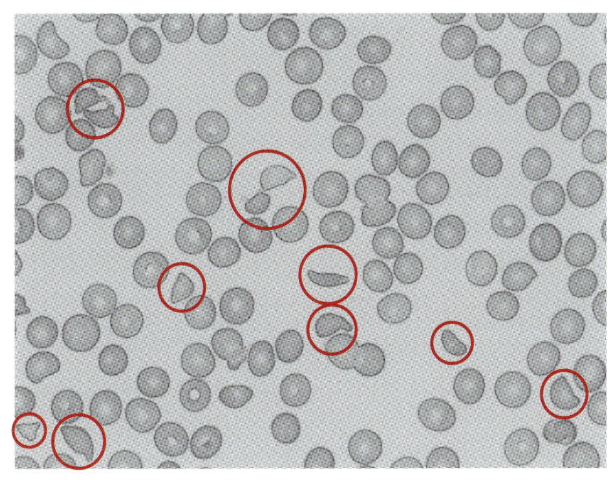

図3　TTP/HUSにおける破砕赤血球 鏡検像
病勢は血小板数・破砕赤血球比率が反映し，血小板数回復後は，ハプトグロビン値・LDH・破砕赤血球比率が経過の指標となる．○：破砕赤血球．p.11 Color Atlas⑥参照

2. TTP/HUS

腎障害，溶血性貧血，発熱，精神症状などTTP/HUS〔thrombotic thrombocytopenic purpura/hemolytic uremic syndrome（血栓性血小板減少性紫斑病/溶血性尿毒症症候群）〕を疑う所見があれば**破砕赤血球の有無を確認**（血液塗抹標本を確認しよう！ 図3参照）．

倦怠感，脱力感，悪心，食欲不振などの不定愁訴に加え，①発熱，②増悪寛解する精神神経症状（頭痛・見当識障害・せん妄・錯乱・痙攣・意識障害），③乏尿などの腎機能障害，④軽度の黄疸を伴う貧血による顔色不良・動悸・息切れ，⑤血小板減少に伴う皮膚や粘膜の出血，があるが早期にこれらの症状が揃うことはない．臨床的に疑った場合は，溶血所見（高LDH，ハプトグロビン低値），凝固検査正常（TTPのみでは異常値とはならない），Coombs試験陰性（一般的な溶血性貧血の除外），血液像で破砕赤血球を確認し，ADAMTS13活性（3％以下に低下），ADAMTS13のインヒビターを提出する（薬剤性の場合，インヒビター形成が多い）．治療は原因の除去と，新鮮凍結血漿の輸血と血漿交換である．

3. ITP

ITP（immune thrombocytopenic purpura/idiopathic thrombocytopenic purpura）は珍しい病気ではないが，診断のためには血小板減少をきたす**他の疾患の除外**が必要である〔TTP/HUSの病態に加え，再生不良性貧血，MDS（myelodysplastic syndrome），PNH（paroxysmal nocturnal hemoglobinuria），SLE，白血病，悪性リンパ腫，骨髄癌転移，脾機能亢進症，巨赤芽球性貧血，結核症，サルコイドーシス，血管腫，先天性血小板減少症の一部，HCV，VZV，HIV感染症，抗リン脂質抗体症候群，甲状腺疾患〕．検査としては，網血小板率（IPF：10％以上が目安）や抗血小板抗体，PA-IgGなども参考になる（**表**）．

ITPと診断できればステロイド投与〔mPSL 0.5～1 mg/kg/日×21日，あるいはデキサメタゾ

表　免疫学的機序による血小板減少

・抗リン脂質抗体症候群
・自己免疫性血小板減少
・薬剤性血小板減少，ワクチン接種後
・cytomegalovirus，*Helicobacter pylori*，HIV，水痘帯状疱疹，HCV
・リンパ増殖性疾患
・骨髄移植後の慢性GVHD
・全身性ループスエリテマトーシス

GVHD：graft versus host disease

ン（デキサメサゾン）1回40 mg　1日1回　4日間など〕やγ－グロブリン大量療法を行う．

ピロリ菌感染症がある場合はまず除菌を行う．本邦では，除菌成功例の63％に血小板増加反応がみられる[1)]．

4. 骨髄異形成症候群，再生不良性貧血など造血障害

2系統以上の血球減少など，造血障害の可能性があれば積極的に骨髄検査を行おう（急性白血病，MDS，再生不良性貧血，血球貪食症候群など）．SLE，感染症（ウイルス性が多い），脾機能亢進症，ビタミン欠乏でも起こりうるので**病歴が重要**になる．治療経過で**急性・慢性なのか**も鍵になる．

● Tips

造血障害を疑うポイント：貧血を伴う症例での鑑別

血球減少を鑑別するうえで，十分な血球産生がなされているか？ を調べることは重要なヒントになる．網赤血球産生指標（reticulocyte production index：RPI）は，赤血球産生能の評価ツールとしてぜひ活用をお勧めする．

RPI＝網赤血球（%）× Ht（%）/45（Ht正常値）/maturationcorrection（Ht 36～45％；1.0，26～35％；1.5，16～25％；2.0，15％未満；2.5）を計算．（正常値1.0～2.0％，骨髄機能正常で貧血＞2.0％，造血機能不全＜1.0％）

5. 薬剤性血小板減少・血小板機能低下

また，薬剤が原因の可能性はないか，改めて確認する必要がある．

薬剤性の血小板減少症の機序には①**骨髄における血小板産生能の低下**，②**薬剤自体またはその代謝産物によって惹起される免疫学的機序による血小板の破壊**，③**血小板の貪食あるいは全身性の消費の3つ**がある．①は主には抗がん剤などであるが，抗がん剤以外にも骨髄抑制をきたす薬剤はある（例：ST合剤，金製剤など）．②のなかには，薬剤と血小板が結合したことにより新たな抗原に対する免疫反応と，薬剤と血漿蛋白の複合体が新たな抗原となり，抗体と反応して形成

される抗原抗体複合体が，血小板に付着して補体系を活性化することで血小板が障害される免疫反応がある．血小板減少の好発時期は，初回投与の場合は血小板のターンオーバーから薬剤投与7日後～2週間後である．ただし，過去に原因薬が投与されている場合は，投与数時間～5日以内が多い[2]．

治療は疑わしい薬剤（場合によってはすべて）を中止することである．血小板輸血はあまり効果的ではないが，原因薬剤を中止すれば，②の機序であれば，数日～2週間ほどで回復する．①の機序であれば，3～4週間かかることが多い．

③は，ヘパリン起因性血小板減少症（HIT）や塩酸チクロピジンによる血栓性血小板減少性紫斑病（TTP）などがある．

●HIT（heparin-induced thrombocytopenia）

ヘパリンの投与中（または投与歴がある）に血小板減少または血栓症発症があると疑われる．Ⅰ型（投与2～3日で起こる，非免疫学的機序のもの）とⅡ型（ヘパリン依存性抗体によるもので通常は投与開始5日目以降が多い）があり，Ⅰ型であればヘパリンは継続でき自然に回復するが，Ⅱ型は動静脈血栓症などを伴うため注意が必要．産生されたHIT抗体は免疫複合体を形成し，血小板や内皮細胞を活性化することでトロンビンが過剰に産生される．血栓症のリスクが高くなるため，ヘパリンを中止して，ヘパリン以外の抗トロンビン製剤を開始する〔参考まで：アルガトロバン0.7 μg/kg/分でPT/APTTが1.5～3.0倍になる（出血リスクがあれば1.5～2.0倍をめざす）〕（参照：HIT情報センター：http:www.hit-center.jp/ 2017年2月閲覧）

薬剤によって，血小板機能が抑制されることがある．アスピリン（バイアスピリン®）のように，その機能が治療目的で使用されるものもあれば，ロキソフェン（ロキソニン®）のように血小板凝集抑制作用が鎮痛目的とは別の，思いも寄らないところで出くわすことがある．

6. 偽性血小板減少症

スピッツ内の抗凝固薬「エチレンジアミン四酢酸（EDTA）」により生じた血小板凝集で，血小板の値が低値となることがある．抗凝固薬を変えて再検してみるか，採血後すみやかに測定すると，低くないことがわかる．例えば，クエン酸ナトリウム（凝固検査用スピッツ），フッ化ナトリウム（血糖測定用スピッツ），ヘパリンなどを用いる．もちろん，塗抹標本を覗いて血小板の凝集を見つけてもよい（図4）．ちなみに，血小板が凝集しやすい人に何らかの腫瘍や自己免疫的な異常が隠れていることもあるので，偽性血小板減少症を見つけた際には一般的なスクリーニングをしてもよいかもしれない．

凝固異常へのアプローチ

緊急性の高い疾患を（急性白血病，DIC，後天性血友病）除外する．

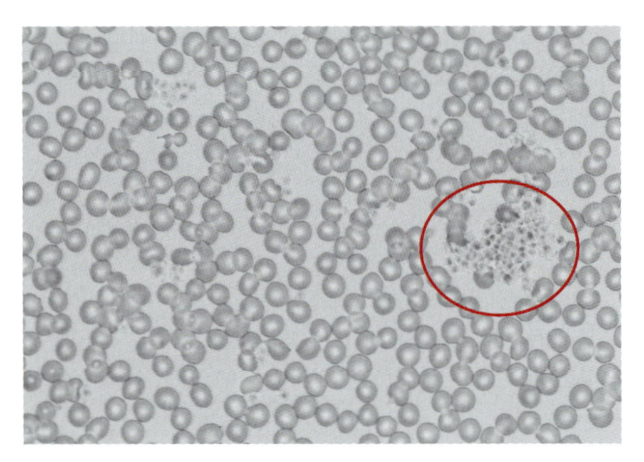

図4　画面中央右に顕著な血小板凝集像
○：血小板凝集像．p.11 Color Atlas⑦参照

7. 先天性凝固異常

1 血友病A/B

遺伝形式は伴性劣性遺伝で，原則として男性にのみみられる．出血傾向は凝固活性の程度により，最も頻度が高く重要なものは関節出血である．くり返し起こすと関節障害などの後遺症を残す．

2 von Willebrand病

常染色体性遺伝である．vW因子（von Willebrand因子）の量的減少または質的異常の程度でいくつかの型に分類される．主には一次止血障害をきたすが，型によっては第Ⅷ因子活性を低下させAPTTが延長する．

3 第Ⅴ因子欠乏症

血友病に比べ出血症状は軽いことが多い．皮膚粘膜出血（歯肉出血，鼻出血），血腫や過多月経が最も一般的な症状である．

4 第Ⅺ因子欠乏症

自然出血は起こさず，外傷や外科的処置後の出血がほとんどで，特に線溶活性が高い口腔内や泌尿生殖器領域からの出血が多い．第Ⅺ活性は過多月経のスクリーニング検査項目としても重要である．

5 第Ⅻ因子欠乏症

常染色体劣性遺伝であり，APTTが著明に延長するが，臨床的に出血傾向も血栓傾向も示さないため，手術の前でも治療は必要ない．

6 第ⅩⅢ因子欠乏症

一時的に止血しても翌日に再出血する“遷延性出血（後出血）”と，臍出血と頭蓋内出血が特徴的である．

2. 後天性血友病

APTTの延長が顕著である場合は，**クロスミキシング試験ですぐにインヒビターの存在を確認する**．後天性血友病の場合は出血のコントロールが致命的になり得るので，疑った場合は下記のようにバイパス製剤の使用をためらわずに行いたい．バイパス製剤は止血効果をみながら使用していく．

●処方例

ノボセブン®を2～3時間おきに使用し，止血効果を得られたら，8時間おきに間隔をあける．1～2回使用して，止血効果が得られない場合はファイバを使用（12時間おきの投与）．保険適応は第Ⅷ因子，第Ⅸ因子のインヒビターを保有する患者である．

凝固因子活性低下がある場合，凝固因子活性低下が産生の低下によるものなのか，インヒビターにより活性が低下しているのかを確かめるためにクロスミキシング試験を行う．インヒビターパターンであれば，インヒビター定量へ．ただし，インヒビターがあっても明らかなインヒビターパターンを示さない場合があり，疑う場合はインヒビターの定量を行う．

肝障害による凝固因子産生低下はしばしばみられ，全体的に凝固活性が落ちてくる．抗生物質投与中のビタミンK不足も忘れがちである（図2）．

●参考：ワルファリンのリバース方法

例：メナテトレノン（ケイツー®）2A＋生理食塩水50 mLを100 mL/時で投与して，凝固検査を再検する．

症例，その後の臨床経過

原因不明の血小板減少による出血傾向と判断し，精査のために入院した．

骨髄穿刺では巨核球の増加をみとめ，芽球の増加や血球の形態異常はみとめなかった．他の疾患が除外されたため，immune thrombocytopenia purpuraと診断した．

診断：immune thrombocytopenic purpura

治療：プレドニゾロン（プレドニン®）1 mg/kgを1日1回で開始，4日間ほどで血小板の上昇を認め，21日間継続して徐々に漸減した．

● Tips

紫斑へのアプローチ

- 紫斑はまず**触知可能なものか**（浸潤を触れる：皮膚表面の硬さが周囲と異なる），そうでないものかで分かれる．
- 表層性の触知不可能な平坦な紫斑は血小板減少性紫斑病などでみられる．
- palpable purpura（浸潤を触れる紫斑）は血管壁の障害である血管炎型の紫斑であり，アレルギー性紫斑病などでみられる．
- **深部の紫斑**（面積の大きな皮下出血）は血友病などの凝固異常を示唆する．

血液内科専門医への相談のタイミング

・原因不明の出血傾向で鑑別に苦慮する際には，積極的に血液内科専門医へ相談．
・急性白血病，DIC，血球貪食症候群，後天性血友病では，致命的な転帰を辿ることが稀ではないため，大至急，相談を！

文献・参考文献

1） 厚生労働省難治性疾患克服研究事業 血液凝固異常症に関する調査研究：ITP治療の参照ガイド作成委員会，他：成人特発性血小板減少性紫斑病治療の参照ガイド 2012年版．臨床血液，53：433-442, 2012
2） 重篤副作用疾患別対応マニュアル（厚生労働省）：http://www.mhlw.go.jp/stf/seisakunitsuite/bunya/kenkou_iryou/iyakuhin/topics/tp061122-1.html（2017年2月閲覧）

プロフィール

糸井　覚（Satoru Itoi）
国立国際医療研究センター 血液内科　フェロー
後期研修で総合診療科を３年学んだあとに血液内科に入門しました．血液内科ではとりあえずCVを挿しまくっていますが，より一層，内科力の必要性を感じています．

萩原將太郎（Shotaro Hagiwara）
国立国際医療研究センター 血液内科　科長
新年早々に，入院しました．３日間ほど腹部にドレナージチューブが留置され，おかげで悪いものを全部出し尽くしました．みんなには秘密のダイエット法です．

1. 頭　痛

土肥栄祐

Point

- 生命/機能予後の悪い，治療を急ぐ二次性頭痛の除外からはじめる
- 原因は頭蓋内，頭蓋外，全身性疾患の3つに分けて見落としなく検討する
- 一次性頭痛はQOLが非常に低い！ 片頭痛や慢性連日性になる薬剤乱用性頭痛に注意！

症例

40歳女性，以前から頭痛もち．これまでは市販薬で対応していた．ここ半年ほど頭痛の頻度が高く本日受診．この半年で数回，頭部MRIを受けているが異常がないと説明を受けている．

頭痛へのアプローチ

頭痛診療は『**病歴聴取がすべて**』といわれる．理由の1つは一次性頭痛の頻度が高く，これは検査では診断できないからである．多くの主訴と同様に，OPQRSTの確認により効率よく鑑別診断を絞ることができる．

O	(onset)：発症様式	突発，急性，緩徐
P	(palliative/provocation)：増悪・寛解因子	Valsalva手技，体位，体動，光過敏
Q	(quality/quantity)：症状の性質・ひどさ	拍動性，持続性，人生で最悪か
R	(region/radiation)：場所・放散の有無	片側性，両側性，後頭部，頸部
S	(association symptom)：随伴症状	精神/神経症状，嘔気/嘔吐，発熱
T	(time course)：時間経過	初発，増悪傾向，慢性再発性

しかし一方で，生命/機能予後の悪い緊急の頭痛もあり，実際の臨床ではまずこれの除外を行う．その際，OPQRSTのなかにも**緊急の頭痛を拾い上げるための優先順位**がある．

1. バイタルサイン，意識障害の有無を確認する

背後に重篤な疾患が隠れていないか，まず確認すべき点である．血圧が高い場合は頭蓋内疾患の可能性を考慮し，発熱では髄膜炎・脳炎を考慮する．

表1-① 一次性頭痛の鑑別診断

以前からある頭痛
①緊張型頭痛 ②片頭痛 ③群発頭痛
新しく起こった頭痛（新たに起きる可能性のある頭痛）
①一次性咳嗽性頭痛 ②一次性労作性頭痛 ③性行為に伴う頭痛 ④一次性雷鳴頭痛

表1-② 二次性頭痛の鑑別診断

以前からある頭痛
①頸部関節変性疾患 ②顎関節症候群 ③薬剤性・離脱に伴う頭痛（カフェイン，硝酸薬，NSAIDs，エルゴタミン，オピオイド）
新しく起こった頭痛
①感染性（上気道感染症，副鼻腔炎，髄膜炎，HIV脳症など） ②血管性（巨細胞性動脈炎，くも膜下出血，脳出血，脳梗塞，悪性高血圧，動静脈奇形，海綿静脈洞血栓症，CO中毒など） ③頭蓋内占拠性病変（脳腫瘍，硬膜下血腫など） ④内科的起床時頭痛（睡眠障害，夜間低血糖，睡眠時無呼吸症候群，低髄圧など） ⑤その他（緑内障発作，慢性頭痛の初発，神経痛，外傷など）

表2 危険な二次性頭痛を疑うポイント

頭痛の性状と患者背景
①突然発症，短時間で症状が完成
②今までの人生で最悪
③いつもと違う
④程度・頻度が増悪傾向
⑤40歳以降ではじめて発症
⑥癌や免疫不全（HIVや免疫抑制剤の使用）
診察所見
⑦発熱・項部硬直・髄膜刺激徴候
⑧神経脱落症状・精神症状
⑨Valsalva手技で増悪，体位で変化
⑩乳頭浮腫

慢性頭痛診療ガイドラインおよびSNOOP4を参考に作成

2. 二次性頭痛の除外からはじめる

頭痛は器質的疾患がないものを一次性頭痛（表1-①），器質的疾患によるものを二次性頭痛（表1-②：ここでは神経痛も加えた）と分類される．

慢性再発性頭痛の9割が一次性頭痛であったとの研究もある．『**いつも通りの頭痛**』では一次性頭痛を考え，『**はじめての頭痛**』や『**いつもとは違う頭痛**』では二次性頭痛を疑う．また『**突然発症だったか**』，『**増悪しているか**』，『**これまでで最悪の頭痛か**』の3つの質問にすべて「いいえ」であれば**危険な頭痛（脳血管障害，脳腫瘍，髄膜炎）はほぼ否定できる**との研究もある．

さらに発熱，髄膜刺激徴候，神経・精神症状，重篤な基礎疾患（癌や免疫不全）がある場合にも二次性頭痛の可能性を考える（表2）．

表2の各項目は，危険な二次性頭痛の原因疾患と対応させながら覚えるのがよい．該当する場合は頭部CT/MRI，髄液検査，耳鼻科，眼科へのコンサルトを検討する．

表3　見逃したくない二次性頭痛

＜頭蓋内＞
・**脳血管障害**（SAH，脳出血，脳梗塞，静脈洞血栓症，RCVS，慢性硬膜下血腫など） ・**中枢神経感染症**（髄膜炎・脳炎・脳膿瘍） ・下垂体卒中（下垂体腺腫，産褥がリスク） ・特発性頭蓋内圧亢進症（若い肥満女性） ・立位・坐位で増悪：低髄圧症候群 ・Valsalva手技で増悪：脳腫瘍（特に後頭蓋窩），キアリ奇形Ⅰ型，静脈洞血栓症
＜頭蓋外＞
・**頸動脈・椎骨動脈解離** ・**急性緑内障発作** ・**巨細胞性動脈炎** ・急性細菌性副鼻腔炎 ・神経痛 ・Crowned dens syndrome （心筋梗塞に伴う，または労作時に心筋虚血の症状として現れる，心臓性頭痛）
＜全身性疾患＞
・代謝性：CO中毒，高炭酸ガス血症（OSASなど），低酸素血症，低血糖，高カルシウム血症など ・褐色細胞腫，過粘稠症候群

RCVS：reversible cerebral vasoconstriction syndrome（可逆性脳血管攣縮症候群），
OSAS：obstructive sleep apnea syndrome（閉塞性睡眠時無呼吸症候群）

3. 見逃したくない・危険な二次性頭痛

二次性頭痛は原疾患の存在部位により，**頭蓋内，頭蓋外，全身性疾患の3つ**に分類し，見逃したくないものを表3にまとめた．診断・治療を急ぐものから述べる．

1 頭蓋内/外の診断治療を急ぐ疾患

1）くも膜下出血（subarachnoid hemorrhage：SAH）

- **1分以内にピークに達し数分から通常数時間続く雷鳴頭痛（thunderclap headache）を呈する代表疾患．『人生最悪の突然の激しい頭痛』**（突然のひどい頭痛の11～17％がSAH）と表現され，SAHでは2時間以内に完全消退することは稀．
- **致死率は30～50％，重篤な後遺症はさらに20～30％，発症後の良好な転機は30％ときわめて危険な疾患であり，特に治療による恩恵が予想される軽症例での除外は重要となる．**
- 普段は頭痛で受診しない人，**特に『初発の頭痛』では常にSAHを考える．**
- **頭痛が軽い，痛みのピークまで時間がかかる，労作時発症でない，意識消失がない，頭痛の既往，頭痛薬で改善など**の，『**単独の病歴・所見では除外できない**』．
- **オワタSHAルールでは，①40歳以上，②頸部痛，項部硬直，③目撃のある意識消失，④労作時に発症，⑤雷鳴頭痛，⑥頸部の可動域制限にて，感度100％，特異度15.3％であり，6項目がすべて陰性であればSAHは否定的（過去6カ月で3回以上同様の頭痛がある場合は除外）．**
- **後頭部痛のみ，倦怠感のみ，失神で受診し覚醒後に頭痛の訴え**などの，軽症例や**非典型例では見落とされやすい．**
- **頭部CTや髄液検査の未施行，またその解釈は見落としの原因である．**
- **頭部CTが正常のときは（発症24時間で感度93％と限界がある），髄液検査を行う．**

表4　巨細胞性動脈炎の症状/徴候の尤度比

症状/徴候	LR＋	LR－
顎跛行	4.2	0.72
複視	3.4	0.95
数珠状の側頭動脈	4.6	0.93
拡張した側頭動脈	4.3	0.67
側頭動脈の脈拍消失	2.7	0.71
側頭動脈の圧痛	2.6	0.82
側頭動脈のあらゆる異常	2.0	0.53
滑膜炎	0.41	1.1

文献1より引用（原典：文献2）

- **髄液検査は，traumatic tapとの鑑別，キサントクロミーの判断（採取時間，目視かスペクトロフォトメトリーか）が重要となり，解釈は慎重に行う．**

2）中枢感染症（髄膜炎・脳炎・脳膿瘍）

- **発熱を伴う急性の頭痛で，特に熱のフォーカスが不明では疑う．**
- 細菌性髄膜炎の3徴は**発熱，項部硬直，意識障害だがすべて揃うのは2/3以下．**
- 発熱・頭痛の原因は感冒が最多であり，全例髄液検査は現実的でない．
- **①程度が強い，②発熱・頭痛に嘔吐を伴う，③軽度でも項部硬直を伴う，**これらでは髄液検査を行う．
- 亜急性で経過する髄膜炎，無菌性髄膜炎（後述）に注意する．

3）動脈解離

- 解離部位は，欧米では頸部内頸動脈が，**日本では頭蓋内椎骨動脈が最も多い．**
- **若年者発症のWallenberg症候群や前大脳動脈領域梗塞では解離を考える**（日本人では**頭蓋内椎骨動脈63.4％，前大脳動脈7.5％，**後下小脳動脈5.7％，頭蓋外椎骨動脈5.3％）．
- 虚血発症型53％，SAH発症型28％，併発型5％，そのほか14％．
- 突発発症は2割で，12～83％は軽微な外傷や頸部回旋が契機となり，非外傷性では，線維筋形成不全，Marfan症候群，Ehlers-Danlos症候群などとの関連も報告される．
- 内頸動脈解離は1/4に頸部痛を伴い，3徴〔**①一側の頭・顔・頸部痛（持続痛），②Horner徴候，③数時間～数日後の脳・網膜虚血**〕のすべてが揃うのは1/3．
- 椎骨動脈解離は1/2で項部痛，2/3で後頭部痛を伴う．

4）急性緑内障発作

- 50歳以上の女性の遠視眼に発症しやすく，診断の遅れは失明につながる．
- **夜～明け方や，暗い場所での細かい作業中（瞳孔が開く），徐々に眼周囲の重さ→痛み→充血と進行し，患側の頭痛が増悪し，嘔吐をくり返し，視力障害が進行する．**
- ①**充血**〔角膜周囲→（毛様充血）→眼球結膜全体と進行〕，②**角膜浮腫**（角膜のすりガラス様の濁り），③**瞳孔不同**（中等度散瞳が多い），④**対光反射の遅延ないし消失．**
- **嘔気で発症**し後に頭痛を呈することもある．

5）巨細胞性動脈炎

- **60歳以上の高齢者に初発する頭痛で，最重要疾患の1つ．**
- 亜急性で倦怠感，食欲不振，微熱を伴う．
- **顎跛行，眼球運動障害，側頭動脈の異常**や（表4），乾性咳嗽，大動脈炎を伴うこともある．

- **リウマチ性多発筋痛症にしばしば合併する．**
- **臥位の点滴治療で頭痛が増悪する**ことがある（**逆起立性頭痛**）．
- CRP，赤血球沈降速度（erythrocyte sedimentation rate：ESR）が高値．
- **眼動脈に血管炎が及ぶと視力障害をきたし，霧視→進行すると失明に至るため大至急ステロイドの投与を行う．**
- 確定診断は側頭動脈の生検（ステロイド投与1週間程度では問題ない）．

2 見落としやすいが見落としたくない二次性頭痛

1）静脈洞血栓症

- 男女比1：3，平均39歳．
- 経口避妊薬や妊娠，産褥，ホルモン療法に関連する．
- 成人例の87％で過凝固や局所感染がある．
- **頭痛は89％に認め，**多くは緩徐発症だが**突発例もある．**
- **Valsalva手技や臥位で増悪する．**
- **多くが頭蓋内圧亢進による頭痛だが，稀にSAH，雷鳴頭痛，片頭痛様の頭痛を呈することもある．**
- **頭痛から数日〜数週間遅れて脳症，局所神経徴候，痙攣が出現**しうる．
- **MRIのT2＊**で低信号域の血栓を認めることもあるが，MRVが最も有用．

2）下垂体卒中

- 下垂体腺腫内への出血であり，**腺腫合併例や分娩後**に発症しやすい．
- **視力低下・半盲や外眼筋麻痺**を伴えば強く疑う．
- **副腎不全による低血圧をきたすことがある．**

3）無菌性髄膜炎

- 頭痛などの髄膜刺激徴候や，髄液細胞数の上昇を認めるも通常の細菌培養で診断できない髄膜炎．
- 感染症以外にも膠原病，悪性腫瘍，薬剤性が原因となり，鑑別は多岐に及ぶ．
- **感染症では特に急性HIV感染と結核と真菌（クリプトコッカス）が重要．**
- 経過が長くともリステリアは，特に免疫不全者では注意する．
- 結核性髄膜炎の除外は非常に困難であり，原因不明で髄液の改善がない/悪化する髄膜炎では抗結核療法も考慮すべき．
- 髄膜刺激徴候による，髄液細胞数増多に対する感度・特異度の報告はさまざま（**表5**）であるがこの所見を過信し過ぎず，総合的に髄膜炎を見積もることが重要である．

4）特発性頭蓋内圧亢進症（偽脳腫瘍）

- **腫瘍や水頭症のない頭蓋内圧亢進症．**
- **若い肥満女性**では，**片頭痛様の頭痛でも常に疑う．**
- ほぼ連日，広範囲にわたる強度の変動する頭痛となる．
- **複視，一過性の視野欠損，拍動性の耳鳴**を呈することがある．
- **ほぼ全例に両側性の乳頭浮腫**を認める．
- **自覚症状なく視野障害が進行する可能性がある**（視野周辺より障害されるため）．

5）低髄圧症候群

- 原因は腰椎穿刺後，外傷などが知られ，特発性もある．

表5　髄液細胞数上昇に対する髄膜刺激徴候の感度，特異度，尤度比

	感度（95％CI）	特異度（95％CI）	LR＋	LR－
項部硬直	30 39.4（29.7, 49.7） 13（8, 17）	68 70.3（59.8, 79.5） 80（74, 85）	0.94 1.33（0.89, 1.98） 0.6	1.02 0.86（0.7, 1.06） 1.1
Kernig徴候	5 14.1（7.95, 22.6） 2（0, 4）	95 92.3（84.8, 96.9） 97（95, 99）	0.97 1.84（0.77, 4.35） 0.8	1.0 1.0 0.93（0.84, 1.03）
Brudzinski徴候	5 11.1（5.68, 19） 2（0, 4）	95 93.4（86.2, 97.5） 98（96, 100）	0.97 1.69（0.65, 4.35） 1.0	1.0 1.0 0.95（0.87, 1.04）
Head Jolt	6.06（2.26, 12.7） 21（15, 27）	98.9（94, 100） 82（76, 87）	5.52（0.67, 44.9） 1.2	0.95（0.89, 1.0） 1.0

文献3より引用．文献4～6のデータから作成されている

- **起立性頭痛が特徴で，14％で突然の頭痛**を呈し，Jolt accentuationが顕著．
- 嘔気，嘔吐やめまい，聴覚症状，複視，視覚のぼやけ，背部痛を伴うことがある．
- Valsalva手技で頭痛が改善することがある．

6）脳腫瘍

- 早朝頭痛との**関連はない**．
- **転移性脳腫瘍**は一次性腫瘍の**7倍の頻度**（悪性腫瘍の既往が大切）．
- **頭痛のみは2％，40％で緊張型頭痛の基準を満たし，82.5％で性状変化を認め，非特異的である**．

7）細菌性副鼻腔炎

- 「1週間前に風邪を引いてよくなっていたが，今日から頭痛が出た」という**感冒改善後の発症（double sickening：二相性の症状）**が典型．
- **部位により症状が変わる**．
- 前頭洞は前頭部，上顎洞は頬部の圧迫・叩打，また前傾姿勢で痛みが増強する．咳嗽でも痛みが増す．
- **篩骨洞炎や蝶形骨洞炎では前頭部以外に頭頂部，後頭部にも痛みが生じる**．
- **急性蝶形骨洞炎**は髄膜炎への進展・脳神経への障害もきたしうる（体動，咳での増悪から片頭痛への誤診もあるが，**頭頂部の痛みを伴う発熱・炎症反応に注意して見分ける**）．
- 副鼻腔炎と診断されていたものの80％が片頭痛であったとする研究もある．

8）神経痛

- 高齢者に多く，**末梢神経領域に一致した，瞬間的で，間欠的な痛みをくり返す**場合に疑う．
- 疑われる神経の圧痛を確認する．
- **帯状疱疹ヘルペスによる神経痛は皮疹に先行する**．
- 通常のNSAIDsの効果は乏しく，少量のカルバマゼピン（テグレトール®），クロナゼパム（ランドセン®，リボトリール®）が効く．車の運転や，危険を伴う作業・業務前には試さないように前置いたうえで，0.25～0.5錠を頓用で試してもらう（高齢者では，0.125錠やmg単位の少量を試すこともある）．

3 忘れてはいけない全身性疾患による頭痛

表2には該当しないケースや疾患もある．OSASや低血糖は，片頭痛でも認められる早朝頭痛

表6　片頭痛の診断基準

前兆のない片頭痛	前兆のある片頭痛
A. B～Dを満たす発作が5回以上ある	A. BおよびCを満たす発作が2回以上ある
B. 頭痛発作の持続時間は4～72時間（未治療もしくは治療が無効の場合）	B. 以下の完全可逆性前兆症状が1つ以上ある 1. 視覚症状，2. 感覚症状，3. 言語症状， 4. 運動症状，5. 脳幹症状，6. 網膜症状
C. 頭痛は以下の4つの特徴の少なくとも2項目を満たす 1. 片側性 2. 拍動性 3. 中等度～重度の頭痛 4. 日常的な動作（歩行や階段昇降など）により頭痛が増悪する，あるいは頭痛のために日常的な動作を避ける	C. 以下の4つの特徴の少なくとも2項目を満たす 1. 少なくとも1つの前兆症状は5分以上かけて徐々に進展するか，または2つ以上の前兆が引き続き生じる（あるいはその両方） 2. それぞれの前兆症状は5～60分持続する 3. 少なくとも1つの前兆症状は片側性である 4. 前兆に伴って，あるいは前兆発現後60分以内に頭痛が発現する
D. 頭痛発作中に少なくとも以下の1項目を満たす 1. 悪心または嘔吐（あるいはその両方） 2. 光過敏および音過敏	D. ほかに最適なICHD-3の診断がない，また，一過性脳虚血発作が除外されている
E：ほかに最適なICHD-3 βの診断がない	

ICHD-3 β：国際頭痛分類第3版beta版
文献7を参考に作成

を呈するため，後述する早朝頭痛で述べる．

1）CO中毒

・**火傷，火事からの搬送，密閉した部屋での石油ストーブ・練炭の使用，または，同じ症状の同居人，特定の場所で長く過ごした場合にくり返し出現する頭痛**で疑う．
・SpO_2モニターで見落としやすく，**ピンク色の皮膚は晩期所見で診断の役に立たない**．

2）過粘稠症候群

・マクログロブリン血症，骨髄腫などの骨髄増殖症候群など血液疾患が原因となる．
・**鼻出血・歯肉出血，視力障害，しびれ**などを伴った場合は疑う．

3）褐色細胞腫

・間欠的で連続性のない頭痛発作で，発汗，動悸，不安，顔面蒼白などを伴う．
・半数が15分未満，70％で1時間以内と短時間の発作である．
・頭痛は血圧の急激な上昇と同時に発現し，血圧が正常に戻ると1時間以内に消失または改善．
・**高血圧が発作性または治療抵抗性，説明のつかない起立性低血圧**は手掛かりになる．

4. 二次性の除外の次は一次性頭痛

二次性頭痛の除外の次，または慢性再発性の頭痛では一次性頭痛を考える．最も頻度が高いものは緊張型頭痛といわれるが，**医療機関を受診する頭痛は，日常生活に支障を呈する場合が多く，片頭痛の頻度が高い**（表6）．

1 片頭痛

1）前兆のない片頭痛

・**片側性は60％（つまり両側性が40％），拍動性頭痛は50％．**
・**家族歴（特に母親，姉妹）があり，小児期に乗り物酔いしやすく，人混みで誘発されるか？（混**

表7　片頭痛と緊張型頭痛の鑑別

基準	感度	特異度	LR＋	LR－
吐き気	82％	96％	23.2	0.19
光過敏	79％	87％	6.0	0.24
音過敏	67％	87％	5.2	0.38
身体活動による増悪	81％	78％	3.7	0.24
片側性	66％	78％	3.1	0.43
拍動性	76％	77％	3.3	0.32
チョコレートにより誘発	22％	95％	4.6	0.82
チーズにより誘発	38％	92％	4.9	0.68

この表では，ＬＲが高いほど片頭痛を，低いほど緊張型頭痛であることを示唆する〔文献１より引用（原典：文献９より）〕

表8　片頭痛患者の前兆の頻度

前兆のタイプ	頻度（％）
ジグザグ	56
星または瞬き	83
暗点	40
半盲	7
感覚性前兆	20
失語	11
運動性前兆	4
前兆の持続時間	**頻度（％）**
＜30分	70
30～60分	18
＞60分	7

文献１より引用（原典：文献９より）

んだバスなど），寝起きが悪いか？ などの質問にYesの場合は可能性が高くなる．
・誘因は**寝過ぎ・寝不足，天候（暑さ，湿気，低気圧），ストレス・過労，休日，飲酒など**．
・**女性は月経時に誘発されやすく，妊娠で減少しやすい**．
・**75％に肩こりを伴い，片頭痛と緊張型頭痛の合併も多い**．
・**午前４～９時に発症することが多い**．

●ピットフォール

①片頭痛を緊張型頭痛と誤診しない，②片頭痛患者に合併した二次性頭痛を見逃さない，③早朝頭痛の原因となる．

・片頭痛を効率よく検出する病歴聴取としてPINが知られ，３つのうち２つがYesで93％，３つがYesで98％の陽性的中率となる．
　P：photophobia　：頭痛があるときに光が嫌に感じるか？
　I：impairment　：頭痛により日常生活に支障をきたすか？
　N：nausea　：頭痛があるときに，悪心や腹部不快感があるか？
（他に，①拍動性，②持続が４～72時間，③片側性，④嘔気/嘔吐，⑤日常に支障の５つ中４つが陽性で片頭痛の陽性尤度比24となるPOUNDing criteriaも知られる）
・片頭痛と緊張型頭痛の鑑別に嘔気，光・音過敏・身体活動での増悪などが有用（表7）．

2）前兆のある片頭痛

・片頭痛患者のおよそ20％で前兆を伴う．
・**前兆のある患者の99％に閃輝暗点などの視覚症状を伴い**，感覚性，失語性，運動性の前兆を伴うこともある（表8）．

●ピットフォール

一過性脳虚血発作（transient ischemic attack：TIA）や一過性黒内障を片頭痛の前兆と間違えないように注意する．

・前兆に片麻痺を伴う片麻痺性片頭痛や，めまいや脳幹症状を伴う脳底型片頭痛ではトリプタンやエルゴタミンは禁忌である．

2 緊張型頭痛

・**最大の背景因子は運動不足**で，疲労や不自然な姿勢で急性に生じることがある．
・肩こり，肉体的ストレス，姿勢異常，不安・抑うつ・神経症などの関与が多い．
・多くは生活習慣の改善（適度な運動，ストレッチなど）で軽快する．

3 三叉神経・自律神経性頭痛

・**持続時間の短い一側性の頭痛が眼窩部・眼窩上部または側頭部**に生じる．
・**痛みと同側顔面における結膜充血・流涙・鼻閉・鼻漏・眼瞼浮腫・前額部および顔面の発汗・紅潮・耳閉感・縮瞳または眼瞼下垂などの自律神経症状を伴う頭痛（IHCD-3 βから群発頭痛のみ自律神経症状がなくとも落ち着きのない，あるいは興奮した様子を伴えばよいとされている）．**
・1/2に光・音過敏，1/3にアロディニア（異常感覚）を伴い，片頭痛の家族歴を有する患者が多い．
・発作回数，持続時間により**群発頭痛**，**発作性片側頭痛**，SUNCT（後述）の3つに分けられる．

1）群発頭痛

・**男性に多く痛みが非常に強いため「男性が泣いて痛がる群発頭痛」と言われる．**
・ある期間に集中して起きるため「**群発**」頭痛と呼ぶ．
・頭痛は**1回/2日～8回/日，15～180分持続**し，群発期は数週～数カ月，間欠期は数カ月～数年．
・**明け方に多く，飲酒で誘発**される．
・**「眼の奥をえぐるような痛み」と表現され，非常に高度な痛みのためじっとしていられない．**

2）発作性片側頭痛

・痛みや自律神経症状を伴う点は群発頭痛と同じ．
・**持続時間が2～30分と短く，発作頻度は1日数回以上．**
・**インドメタシンが絶対的な効果を示す．**

3）SUNCT（short-lasting unilateral neuralgiform headache with conjunctival injection and tearing：結膜充血および流涙を伴う短時間持続性片側神経痛様頭痛発作）

・非常に稀で，痛みは一側の刺すようなまたは拍動性．
・**持続時間は1秒～10分で，発作頻度は1回/日以上．**

●知っていると役立つTips

群発頭痛は頭部画像で異常がみつかるケースが多い．頭部MRIでは下垂体とトルコ鞍周辺をチェックし，三叉神経への血管の圧迫を除外する（表9）．

4 その他の一次性頭痛

一次性頭痛は二次性頭痛を除外したうえで診断される点を留意する．

1）性行為に伴う頭痛

・男性に多くType Ⅰは緊張型頭痛様頭痛．

表9　頭部画像で異常がみつかる群発頭痛

臨床的特徴	研究数（対象数）	陽性尤度比（LR＋）	陰性尤度比（LR－）
群発頭痛 ○	2（1965）	11	0.95
神経学的所見の異常 ○	6（2216）	5.3	0.71
定義にあてはまらない頭痛	2（1965）	3.8	0.66
前兆のある頭痛	3（204）	3.2	0.51
Valsalva手技または労作により悪化する頭痛	2（202）	2.3	0.70
嘔吐を伴う頭痛	2（191）	1.8	0.47

○印は尤度比の高いもの．文献10を参考に作成

・Type Ⅱはオルガズムに伴う突発完成型の雷鳴頭痛であり，**SAHや動脈解離の除外が必要**．

2）一次性労作性頭痛

・**高齢者の労作性頭痛は狭心症の症状の可能性があるため**血管リスクを評価する〔急性心筋梗塞に伴うものと狭心症症状として現れる頭痛を合わせて心臓性頭痛（Cardiac Cephalalgia）と呼ぶ．稀に，胸痛がなく頭痛のみを呈し，心筋梗塞では虚血の改善後に，労作性頭痛の場合は安静にて，頭痛の改善を認め，この場合二次性頭痛となる〕．

・5分～48時間持続する拍動性頭痛である．

3）一次性咳嗽性頭痛

・通常両側性で40歳以上の患者に起こる．

・咳嗽やいきみ，Valsalva手技でのみ誘発され，突然発症で**痛みの部位ははっきりせず，持続時間は1秒～60分である**．咳嗽性頭痛と思われる患者の**40％にキアリ奇形Ⅰ型を認めた**とされ，診断には画像検査による除外が必須である（キアリ奇形Ⅰ型による頭痛はValsalva手技で誘発される**後頭部か後頭下部の痛みで，持続時間は5分以内である**）．

5. 慢性連日性頭痛と早朝頭痛

1 慢性連日性頭痛（chronic daily headache：CDH）

・頭痛がある日の方が多く（月15日以上）3カ月以上続く場合を呼び，**慢性片頭痛，慢性緊張型頭痛，薬物乱用性頭痛（medication overuse headache：MOH）の3つが代表的**である．

・慢性化のリスクでは**肥満〔睡眠時無呼吸症候群（sleep apnea syndrome：SAS）を含む〕，ストレス（うつ），薬剤乱用（カフェイン，頭痛薬）**などが介入可能であり，これらを拾い上げ対応することが重要である．

2 早朝頭痛

・頭蓋内圧亢進が病因の1つではあるが，すぐ脳腫瘍としてはならない．睡眠時無呼吸症候群，夜間痙攣，うつ病，低血糖，片頭痛など鑑別は多彩であり，**薬物乱用が最も多い**との報告もある（表10）．

・早朝頭痛では一次性頭痛，内科的頭痛を考えつつ，頻度の高い薬剤乱用性頭痛を疑う必要がある．

表10　早朝頭痛の鑑別

・頭蓋内病変（脳腫瘍・硬膜下血腫・水頭症・頭蓋内圧亢進症）
・閉塞性睡眠時無呼吸症候群：早朝頭痛を29％で認め，頻度と重症度がSASと相関する
・薬剤乱用性頭痛・薬剤離脱症候群，二日酔い：**早朝頭痛で最も多い可能性がある**
・夜間痙攣発作：舌咬傷，失禁，シーツの乱れ，ベットの下に落下
・うつ病，不安障害，不眠など：慢性の早朝頭痛
・片頭痛や群発頭痛などの一次性頭痛：**片頭痛は午前4～9時に発症することが多い**
・褐色細胞腫や夜間高血圧：血圧降下で頭痛改善
・低血糖：糖尿病の過度の治療

表11　含有カフェイン量

栄養ドリンク1本，コーラや紅茶・緑茶（350mL）	50mg
コーラ（1.5L）	193mg
インスタントコーヒー（150mL）	50mg
焙煎コーヒー（150mL）	100mg
玉露（150mL）	180mg
市販鎮痛薬（1日最大限）	75～240mg

3 薬剤乱用性頭痛

- 診断基準は，①月に15日以上の頭痛，②頓服薬を3カ月以上乱用，③薬物乱用に伴い頭痛が増悪する．
- 人口の1％の頻度で女性に多く，もともと頭痛持ち**（ほとんどが片頭痛や緊張型頭痛）にしか発症しない**．
- **心筋梗塞に対するアスピリンや腰痛への鎮痛薬では発症せず，多くが片頭痛**．
- 乱用中は予防薬が効果なく，ほぼ毎日頭痛があり深夜～早朝が多い．
- 嘔気・嘔吐，集中力の低下・イライラ感などを伴う．
- 原因薬剤にはトリプタン，エルゴタミン，オピオイド，鎮痛薬などがある．
- **市販の鎮痛薬やカフェイン飲料を確認する必要がある**（表11）．
- 頭痛誘発に必要なカフェインの最低量は100 mg（乱用薬物の中断で出現する離脱性頭痛も知られる．カフェインでは200 mg/日を2週間以上，オピオイドや急性期頭痛治療薬では3カ月以上の使用後に中止し24時間以内に頭痛が出現することが知られ，MOHの治療のポイントとなる）．

●知っていると役立つTips

典型的な一次性頭痛でなく，説明がつかない場合は**再度二次性頭痛の可能性を考える**（図1）．また，**すぐに診断がつかない場合は，詳細に病歴をとり直し既往歴，内服歴，家族歴，背景因子などあらゆる検査データに目を通す**．しばしば，思わぬ手掛かりに出会える．

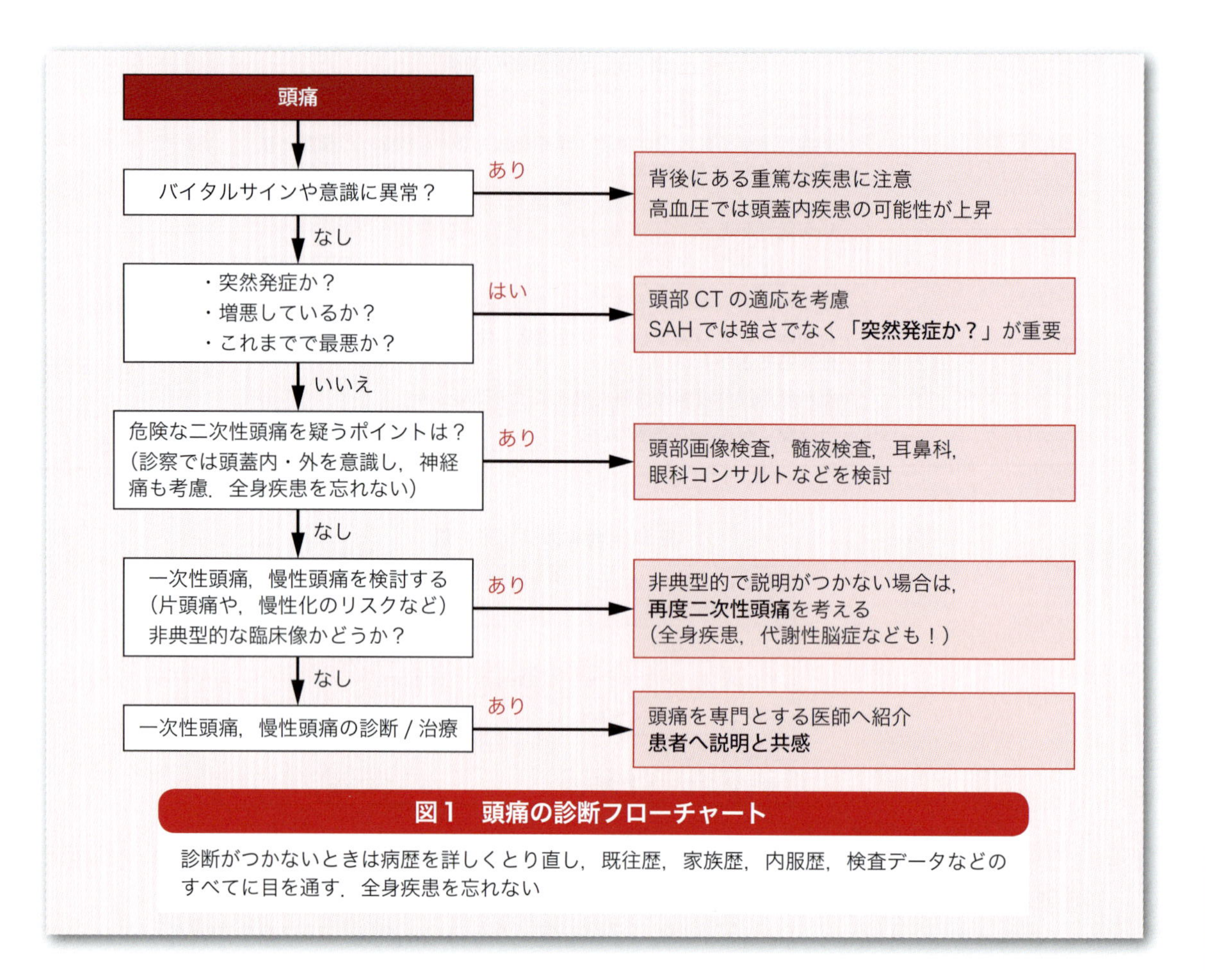

図1　頭痛の診断フローチャート

診断がつかないときは病歴を詳しくとり直し，既往歴，家族歴，内服歴，検査データなどのすべてに目を通す．全身疾患を忘れない

●ヒントを引き出す病歴聴取，医療面接のコツ

- 突発かどうかは，**タイミングが同定できるように「○○をしていたときか？」**を聞く．頭痛がないときから時系列を追ってもらうのもよい．**「朝は頭痛がないとのことですが，昼食前はどうでしたか？…」**など．
- 片頭痛では「仕事に支障をきたしたことがないか？」「嘔吐したことがないか？」と**具体的かつ，「○○だったことがないか？」**と質問する．
- 片頭痛では「いつもの頭痛というのは，**休んでいてもよくならず，徐々に悪くなって，薬を飲むタイミングが遅れると全く効かず，ひどいときには吐き気が出ることもあって，動くとひどくなるので動けず，できれば静かな暗い部屋でゆっくりと横になっていたい，そんな頭痛ですか？**」と聞く．
- 「いつも片側だけ痛むのですか？」：二次性頭痛が除外された**常に片側の頭痛**は，慢性片側頭痛，慢性片頭痛，頸性頭痛が考えられ，インドメタシンが著効した場合，**慢性片側頭痛**である．
- 「若いころの頭痛，以前の頭痛はどうでしたか？」：頭痛の性状変化および，**薬剤乱用**では**もともとの頭痛の有無**を確認する．

●知っていると役立つ身体所見，Tips

- 片頭痛は頭蓋外血管の血管性頭痛であり，耳介前方を走行する浅側頭動脈を圧迫することで，圧迫部から遠位の動脈に響く拍動性頭痛が軽減～消失することがある．
- 視えない肘かけテスト：検者が何気なく支えて浮かせた患者の肘からそっと手を離したとき，指示されていないのにしばらくそのままの位置を保つ → 筋緊張が強い人．
- Valsalva手技で増悪：脳静脈洞血栓症，頭蓋内圧亢進症，後頭蓋窩の脳腫瘍，キアリ奇形Ⅰ型．
- 坐位・立位で再現性よく出現/増悪する頭痛：低髄圧性頭痛．
- Jolt accentuationで頭痛の増悪が顕著：特発性低髄圧症候群．
- 三叉神経第一枝領域の痛み＋鼻のてっぺんの皮疹 → 角膜ヘルペスのリスク．
- 網膜静脈拍動：坐位では（臥位より）頭蓋内圧が低いため通常眼底の静脈拍動が観察される．しかし，頭蓋内圧が亢進すると坐位でもみられなくなる．

6. 頭痛の診断フローチャート

頭痛の診断フローチャートを図1に示す．

治療と今後の方針

正しい『**診断**』がつけばおのずと治療は決まる．しかし危険な二次性頭痛の除外が強調されてきたせいか，受診しても**「頭部CTやMRIで異常がない」**と説明されただけで**正しい『診断』も『治療』もなされていない**ケースをよく経験する．頻度の高い片頭痛では，診断が正しくとも，**発作時の対応の説明や予防治療がなされず，薬物乱用性頭痛**に変貌を遂げているケースもよく経験する．

これらの患者を拾い上げるには，**正しい説明や予防治療がなされているか？**という点まで確認し信頼のおける頭痛診療医への紹介といった対応が必要と考えられる．

1. 片頭痛

1 急性期治療：重症度に応じて処方する

- 発作頻度が少なく，NSAIDsの単回内服で生活に支障がなければそのままでよい．
- **発作時には，早めに頓挫薬を内服することが大切．遅れて飲むと効きが悪い．**
- 1回の発作に数回のNSAIDs内服が必要な場合はトリプタン系薬剤を処方する．
- 嘔気が強く内服が困難な例では，トリプタン製剤の皮下注を検討する．

2 トリプタン系薬剤

- 片頭痛発作早期，できれば15分以内の使用が望ましい．
- 注射薬，点鼻薬，経口薬の順で効果の発現が早く効果も確実である．

・虚血性心疾患，脳血管障害，末梢血管障害，コントロール不良の高血圧，エルゴタミン製剤あるいは他のトリプタン製剤使用中（24時間以内の併用投与不可），脳底型片頭痛，片麻痺型片頭痛には禁忌である．

3 予防治療

・不眠・ストレスなど，発作が誘発される状態を避けることが重要．
・①頭痛発作頻度が多い（月2～3回以上），②頻度は少なくても重症度が高い，③急性期治療薬が無効，④合併症などでの禁忌・副作用で急性期治療薬が使用できない，⑤急性期治療薬の乱用などの場合，予防療法を考慮する．
以下の処方を単独で最低2カ月は試みる．2種類組合わせることもある．

●処方例
・塩酸ロメリジン（5 mg）
1回1～2錠　1日3回　毎食後　商品名：テラナス®，ミグシス®
・プロプラノロール（10 mg）　1回1～2錠　1日3回　毎食後　商品名：インデラル®
・アミノトリプチン（10 mg）
1回1～3錠　1日1回　睡前　商品名：トリプタノール
・バルプロ酸（200 mg）　1回1～2錠　1日2回　朝夕食後　商品名：デパケン®R

2. 薬物乱用性頭痛

以下3つが柱になる．
① 原因薬剤の中止
② 薬物中止後に起こる頭痛への対応
③ 背景にある頭痛の予防

薬物中止により反跳頭痛が出現し2～10日続くことが多いが，2～4週間継続することもある．筆者は急な中止はせず，説明と患者の理解が得られたうえで，まず予防薬を導入し，その後に乱用薬の漸減を行うことにしている．患者の30～45％は再び乱用をくり返すとされ，再発の危険因子として，月に30錠以上の内服，喫煙，アルコール，休薬2カ月後の確認ができない，などが知られる．治療に難渋するケースもあり，頭痛を専門とする医師への紹介がよいと考えられる．

●ヒントを引き出す病歴聴取，医療面接のコツ

頭痛の症状は深刻であるが**周囲の理解が得られていない場合が多い**．**「頭痛だけでも辛いのに，周りの人にわかってもらえないのが辛いですよね」**と共感を示すと信頼関係を築きやすく，次の受診につながることが多い．

■ 症例ではこう考える

バイタルは正常，意識清明，神経学的所見は異常なし，髄膜刺激徴候もなし．ここ最近の頭痛

表12　雷鳴頭痛の原因疾患

二次性頭痛
・くも膜下出血（警告出血を含む）
・感染症（髄膜炎，脳炎，脳膿瘍，急性副鼻腔炎）
・脳出血/脳梗塞
・脳静脈洞血栓症
・下垂体卒中
・頸動脈・椎骨動脈解離
・錐体斜台部出血
・高血圧クリーゼ
・RPLS
・RCVS
・低髄圧症候群
・第3脳室コロイド嚢胞
一次性頭痛
・一次性運動時頭痛
・一次性咳嗽性頭痛
・性行為に伴う一次性頭痛
・一次性雷鳴頭痛

は，連日の朝からの頭重感で，中等度の痛みで以前からある頭痛とは異なるということであった．頭痛は高校生のときからで，光過敏，嘔気/嘔吐もあり，学校を休むこともあったことから片頭痛と考えられた．現在は市販薬を連日3～5錠内服しており，片頭痛に続発した薬剤乱用性頭痛と考えられた．**頭痛に関して共感的態度を示し**，もともとの頭痛が片頭痛で，現在は薬剤乱用性頭痛であることを説明し，治療を開始した．3カ月後には月2回程度の片頭痛発作にまで改善した．

Advanced Lecture

7. 雷鳴頭痛

数秒から数分で痛みがピークに達する非常に強い頭痛を呼び，まずSAHの除外を行う．鑑別に血管系の重篤な病態（静脈洞血栓症，頸動脈解離，下垂体卒中，RCVS）を念頭におく．良性雷鳴頭痛は，画像検査と髄液検査で二次性頭痛を除外して診断する．以下に未出の疾患を概説する（表12，図2）．

1 可逆性後白質脳症症候群（reversible posterior leukoencephalopathy syndrome：RPLS）

- 血圧上昇による内皮機能不全，自己調節機構の破綻が原因．
- 突然発症が多く，頭痛は強く，両側性．嘔気や嘔吐を伴い，くも膜下出血の典型例のような症状を呈する．

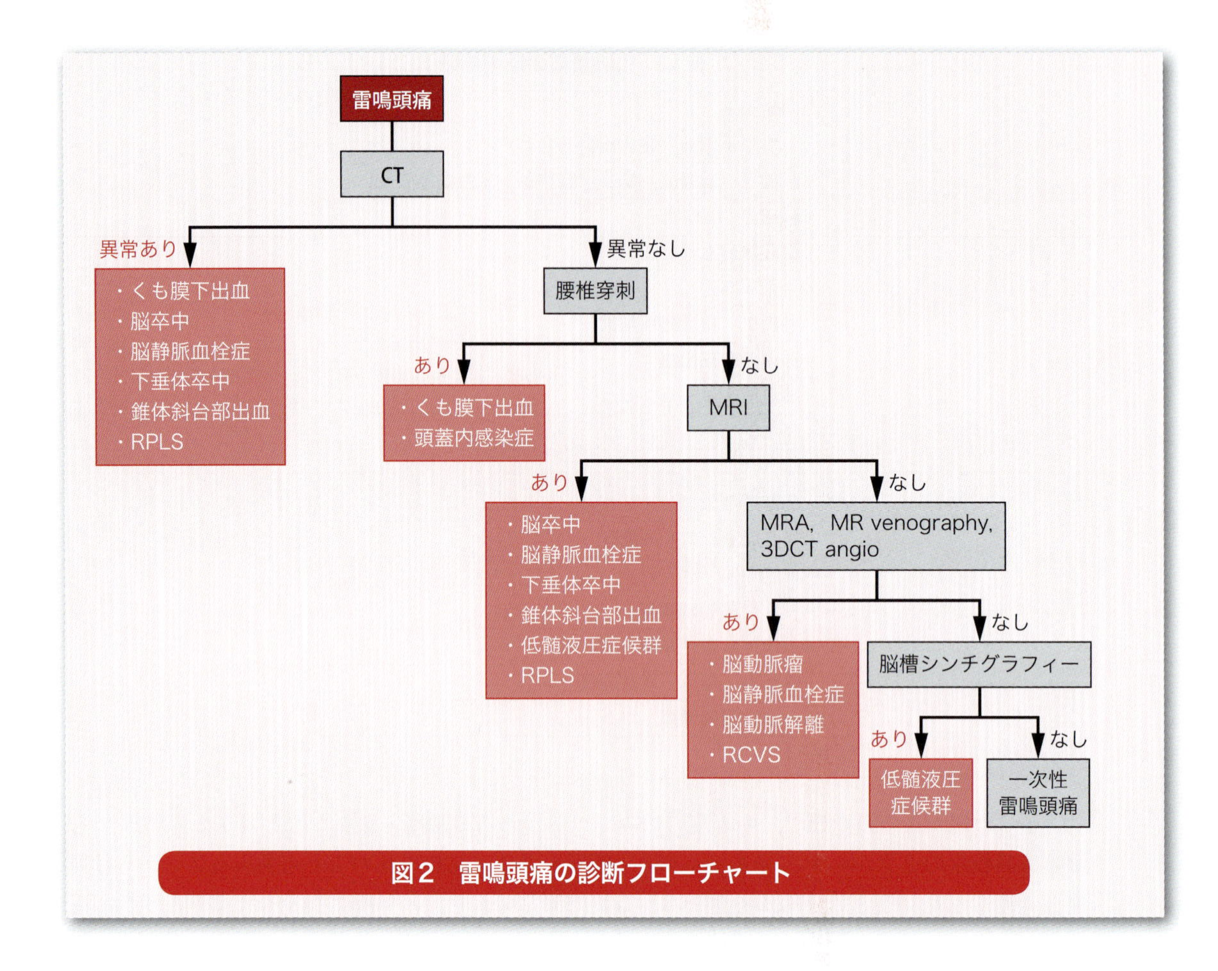

図2　雷鳴頭痛の診断フローチャート

・背景は，61％で高血圧，19％で細胞毒性薬剤，7％で敗血症，6％で子癇・子癇前症．
・約8割で痙攣，28～92％で脳症，26～53％で頭痛，20～39％で視覚症状を伴う．
・MRIにて後頭～頭頂葉（94％）の血管原性浮腫を認める．

2 可逆性脳血管攣縮症候群（reversible cerebral vasoconstriction syndrome：RCVS）

・一過性の脳血管攣縮．
・重度で急な頭痛±神経学的徴候（**20％に神経学的異常を伴う**）．
・頭痛は両側性で，10秒以内にピークとなり，5分～36時間持続する．
・94％の症例で平均4.5（2～18）回の突発性頭痛を7.4（1～26）日の間くり返す．
・SAHの証拠がなく，髄液検査はほぼ正常．
・血管造影やMRAにて多発性分節状脳動脈血管攣縮を認め，12時間以内の改善を認める．
・誘発因子は①妊娠・産褥関連，②血管収縮薬（点鼻抗充血薬，SSRI，トリプタン製剤，覚醒剤）．

3 第3脳室コロイド嚢胞

・嚢胞が弁のように脳室に詰まることで頭蓋内圧が亢進し突発的な頭痛を起こす．
・半数で嘔気，嘔吐を伴い，突然死に至ることもある．

・仰臥位で改善することがある．
・秒単位から日単位で改善する．

4 錐体斜台部出血（petroclival hematoma）

・多くが外傷によるが，特発例もある．
・CTでの診断は難しく，MRIが有用．

5 一次性雷鳴頭痛

・1分以内に最大に達する重度の頭痛で，1時間～10日間続く．
・髄液検査，画像検査で他の疾患を除外する必要がある．

■ 片頭痛様頭痛（migraine-like headache）

片頭痛を合併する疾患はさまざま知られている．しかし，それ以外にも片頭痛様頭痛を呈する疾患がこれまで報告されている．SLE，Behçet病，コカイン使用，もやもや病，内頸動脈－海綿静脈洞瘻（caroid-cavernous fistula：CCF），SAH，小脳出血，小脳静脈奇形，静脈洞血栓症，椎骨動脈解離，脳底動脈閉塞症，中脳背側の海綿状血管腫，ミトコンドリア病（MELAS，CPEO）などはその一部である．傍中脳水道灰白質への電極挿入により片頭痛様の頭痛が生じ[11]，また，この傍中脳水道灰白質の近傍に生じた多発性硬化症や動静脈奇形からの微小出血により片頭痛様頭痛が生じるといった報告もあり[12, 13]，片頭痛様の頭痛が脳幹周辺の病変により二次的に生じる可能性が考えられている．SAHの誤診例の最多は初診時に片頭痛または緊張型頭痛と診断されているとの報告[14]もある．またトリプタン製剤が頭痛に効いたためにSAHの診断が遅れたという報告もある[15]．**片頭痛と思える頭痛であっても，SAHを含めた二次性頭痛を常に念頭におき，SAHが少しでも疑われれば頭部CT，髄液検査の閾値を低く保つこと**が重要であると考えている．

文献・参考文献

1) 第15章　頭痛．「考える技術 臨床的思考を分析する」（Scott DCS，他/著，竹本 毅/訳），pp237-259，日経BP社，2007
2) Smetana GW & Shmerling RH：Does this patient have temporal arteritis？ JAMA, 287：92-101, 2002
3) Dorsett M & Liang SY：Diagnosis and Treatment of Central Nervous System Infections in the Emergency Department. Emerg Med Clin North Am, 34：917-942, 2016
4) Waghdhare S, et al：Accuracy of physical signs for detecting meningitis: a hospital-based diagnostic accuracy study. Clin Neurol Neurosurg, 112：752-757, 2010
5) Nakao JH, et al：Jolt accentuation of headache and other clinical signs: poor predictors of meningitis in adults. Am J Emerg Med, 32：24-28, 2014
6) Thomas KE, et al：The diagnostic accuracy of Kernig's sign, Brudzinski's sign, and nuchal rigidity in adults with suspected meningitis. Clin Infect Dis, 35：46-52, 2002
7) 「国際頭痛分類第3版beta版（ICHD-3 β）日本語版」（日本頭痛学会・国際頭痛分類委員会/訳），医学書院，2014
8) 「特集 頭痛を見極める！」（大生定義/編），レジデントノート，11：649-713，羊土社，2009
9) Smetana GW：The diagnostic value of historical features in primary headache syndromes：a comprehensive review. Arch Intern Med, 160：2729-2737, 2000
10) Chessman AW & Detar DT：Review：history and physical examination can accurately identify migraine and the need for neuroimaging in patients with headache. ACP J Club, 146：23, 2007（Detsky ME, et al：Does this patient with headache have a migraine or need neuroimaging？ JAMA, 296：1274-1283, 2006）
11) Raskin NH, et al：Headache may arise from perturbation of brain. Headache, 27：416-420, 1987

12) Gee JR, et al：The association of brainstem lesions with migraine-like headache: an imaging study of multiple sclerosis. Headache, 45：670-677, 2005
13) Malik SN & Young WB：Midbrain cavernous malformation causing migraine-like headache. Cephalalgia, 26：1016-1019, 2006
14) Kowalski RG, et al：Initial misdiagnosis and outcome after subarachnoid hemorrhage. JAMA ,291：866-869, 2004
15) Rosenberg JH & Silberstein SD：The headache of SAH responds to sumatriptan. Headache, 45：597-598, 2005
16) 第10章　頭痛.「診療エッセンシャルズ 新訂版」（松村理司/監，酒見英太/編），pp123-133，日経メディカル開発，2009
17)「めざせ！ 外来診療の達人 外来カンファレンスで学ぶ診断推論 第3版」（生坂政臣/編著），日本医事新報社，2010
18) Dodick DW：Pearls：headache. Semin Neurol, 30：74-81, 2010
19) Ducros A, et al：The clinical and radiological spectrum of reversible cerebral vasoconstriction syndrome. A prospective series of 67 patients. Brain, 130：3091-3101, 2007
20) Detsky ME, et al：Does this patient with headache have a migraine or need neuroimaging？ JAMA, 296：1274-1283, 2006
21) Scher AI, et al：Risk factors for headache chronification. Headache, 48：16-25, 2008
22) Schankin CJ, et al：Characteristics of brain tumour-associated headache. Cephalalgia, 27：904-911, 2007
23) Larner AJ：Not all morning headaches are due to brain tumours. Pract Neurol, 9：80-84, 2009
24) Sances G, et al：Risk factors in medication-overuse headache：a 1-year follow-up study (care Ⅱ protocol). Cephalalgia, 30：329-336, 2010
25) 大路 剛：無菌性髄膜炎をみたらどんな疾患を考えるか？ レジデントノート増刊, 12：166-170, 羊土社, 2010
26) 峰松一夫, 他：若年性脳卒中診療の現状に関する共同調査研究 若年者脳卒中共同調査グループ（SASSY-JAPAN）. 脳卒中：26, 331-339, 2004

プロフィール

土肥栄祐（Eisuke Dohi）
Johns Hopkins University School of Medicine
Department of Psychiatry and Behavioral Sciences
Post-Doctoral Fellow
学べば学ぶほど，わからないことが増えていきますね.

2. めまい

林　竜一郎，大生定義

Point

- 本当に「めまい」かを医療面接にて確認する
- 病歴聴取で診断を推定し，患者の背景情報を収集し，診察所見・検査にて確認する
- 眼振に注目し，頭位変換検査は解剖学的な位置関係を理解したうえで行う
- 末梢性めまいの改善には前庭機能障害の中枢性代償が重要で，安静や対症療法のみではこれを阻害しかねない
- 不適切な初期対応が，後々の心因性めまいの発症につながる可能性がある

症例

67歳女性

主訴：めまい，嘔気・嘔吐

既往歴：これまで年に数回めまいがあったが，数時間で自然に軽快．脳神経外科や耳鼻科を受診するも脳画像所見も含めて異常なしと言われていた．

現病歴：朝4時ごろトイレに行き，戻ってから自分がぐるぐる回るようなめまいが出現．徐々に嘔気が増悪し，数回嘔吐．寝返りをうつときにめまいが増悪し，数秒で軽快する．耳鳴・難聴・頭痛はない．救急車にて来院．

現症：血圧124/64 mmHg，脈拍77回/分整．一般身体所見は異常なし．神経学的には明らかな異常はないが，嘔気にて起き上がれず立位・歩行は確認できない．仰臥位から右側臥位になると床に向かう水平性眼振が確認され，30秒程度で減衰した．

検査所見：血液検査・心電図・脳CT検査にて異常を認めない．

めまいへのアプローチ

1. めまい診療の基本的な流れ（図1）

1 はじめに

めまいという訴えは，何となくふわふわする感じか（浮遊感：dizziness），歩行などでふらふらすることなのか（平衡障害：disequilibrium），目の前が暗くなり気が遠くなるのか（前失神状態：presyncope），自分ないし周囲が回転する感じなのか（回転性めまい：vertigo）に分けられ

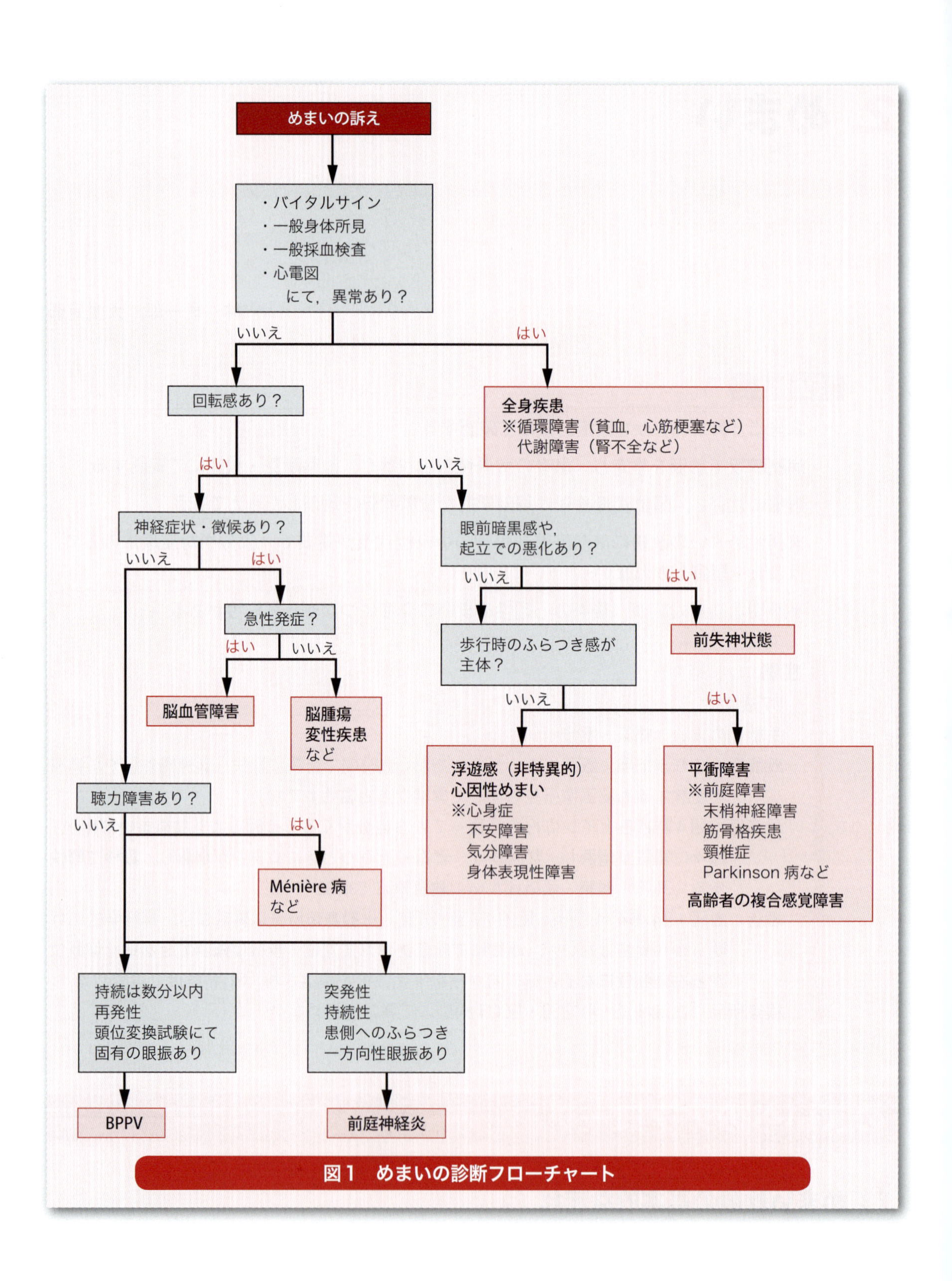

図1　めまいの診断フローチャート

る．浮遊感や平衡障害・前失神状態のなかには循環不全や代謝障害などの重篤で緊急な疾患が稀に混在する．

2 予備知識

互いに補いあう**視覚系・前庭系・深部感覚系のミスマッチ**がめまいである．その主なものは前庭系の障害で，末梢性めまい（半規管・耳石器から前庭神経までの障害）と中枢性めまい（脳幹・小脳から大脳皮質までの障害）に分けられる．めまいのみを主訴とした患者の一般病院での統計では末梢前庭系の障害が約半数を占め〔大部分は良性発作性頭位めまい症（benign paroxysmal positional vertigo：BPPV）〕，中枢性めまいの代表である脳卒中は1～3％を占めるにすぎない[1]．心因性めまいがBPPVについで多いとする意見もあり[2]，その他の末梢性めまいでは前庭神経炎やMénière病が続く．めまいの診療では，全身状態が保たれ神経症候がみられなければ，まず末梢性めまい（特にBPPV）を念頭に診療をすべきである．

3 病歴聴取

病歴聴取で診断を想定し，これを確認するために検査や診察を行う．病歴聴取では患者自身の具体的な言葉を重視する．病歴聴取項目を以下に述べるが，**誘発因子と持続時間**が特に重要である．

1）めまい自体の性状

回転性の有無を確認する．「右回り・左回り，どちらの方向に回るか」を具体的に尋ねることも，回転性の確認に役立つ．しかし患者が冷静に表現できなかったり，前庭系障害でありながら動揺性だったり，前失神状態が回転性と訴えられたりすることもあり，回転性にこだわりすぎないようにする．

2）発症様式

突然の発症かどうかは，以前元気だったものが何時何分に発症したか，発症時何をしていたかを尋ねることで確認できる．普段からめまいをくり返しているか，もともとふらつきが持続していて急に増悪したものかも尋ねる．

3）誘発因子

寝返りなど血圧低下が起こりにくい頭位変換での発症ではBPPVが，起立や急な起き上がりによる発症では前失神状態が考えられる．ただしBPPV以外でも多くの回転性めまいは頭位変換で増悪するため，誘発と増悪を混同することもある．咳やくしゃみ・いきみ（Valsalva手技）などによる中耳圧上昇と関連する場合は末梢性めまいが疑わしい．

4）持続時間

回転性めまいは持続せず，永続性の前庭障害でも中枢性の代償機構のため数週で軽快する．BPPVでは1回の発作持続時間は通常数秒～数十秒で[3]，椎骨脳底動脈系の一過性脳虚血発作（transient ischemic attack：TIA）は数分～数時間，Ménière病の持続は数時間～数日とされている．さらに数日～数週の持続は前庭神経炎や小脳・脳幹の脳梗塞が鑑別に上がり，発症後数カ月持続するとなると心因性めまいが考えられる．なお，一般に患者は発作性の症状の持続を長く述べがちであり，間欠的な数回のめまいを一括した持続時間なのか，短い持続の症状が寛解をはさんでくり返しているかを区別する[2, 4]．

5）関連症状

発症時にどのような症状があったかを確認する．神経症状（特に一側性のしびれ・感覚鈍麻，嚥下障害，複視，構音障害や脱力など）の存在は中枢性めまいを疑い，聴力障害（聴力低下・耳鳴・耳閉塞感・耳痛・耳漏など）があれば末梢性めまいを疑う．めまい発作自体に耳鳴，難聴を伴えばMénière病が考えられる．眼前暗黒感などの視覚異常や，動悸，胸部不快，胸痛・呼吸苦があれば前失神状態を疑い，循環動態の変化や不整脈・心筋虚血の有無を確認する．嘔気嘔吐・発汗などの自律神経症状はめまい自体でも生じるため，診断には役に立たないが，嘔気ではなく嘔吐が強い場合は中枢性めまいの除外が必要である[4]．

6）重症度

開眼不能なほど強い自律神経症状を伴い日常生活制限が著明な重症めまいは末梢性に多く，中枢性めまいでは眼振が明瞭でも症状が軽いことがある．

7）背景因子

特異的な所見のない場合，背景因子が事前確率を左右する．中耳炎などの耳疾患の既往は末梢性めまいを疑わせ，動脈硬化のリスクや心疾患（冠動脈疾患，不整脈，心不全）は脳血管障害か，前失神状態を疑う．また薬剤使用歴では，アミノグリコシドが両側性の聴覚・前庭障害をきたし，その他，抗うつ薬，鎮静薬（ベンゾジアゼピン系・フェノチアジン系），抗てんかん薬，高用量のアスピリンやNSAIDs，降圧薬，硝酸薬，抗アレルギー薬，抗腫瘍薬なども前庭症状の原因となりうる[5]．

●慢性のめまいについて

平衡障害は慢性に経過する歩行時を主体としたふらつきであり，「雲の上を歩いている」などの訴えで表現され，日常生活動作を悪化させる．前庭疾患以外にも，末梢神経障害や筋骨格疾患，頸椎症，Parkinson病などでみられ，これらの病歴を把握すると同時に歩行の状態をよく観察する．高齢者に生じるめまいは，視力低下や末梢神経障害，前庭機能低下などが組合わさった多因子による病態であることが多く，歩行時のふらつきを主徴とする一種の複合感覚障害といえる[6]．このため背景因子を十分に理解し，いずれの要因の関与が大きいかを明らかにする努力が必要である．浮遊感の訴えは既往歴としては非特異的だが，重篤なめまいや全身疾患の初期症状となることもあり，除外診断を行いつつ経過観察を行うべきである．

2. 診察：緊急度から考える

1 脳血管障害の除外

緊急度からまず脳幹・小脳の脳血管障害を除外する．**脳血管障害の除外にはむしろ眼振以外の所見にまず注目**する．というのもめまい以外の神経症状・徴候がない脳卒中は少ないからである[1]．病歴聴取では視覚・視野異常，複視，嚥下障害，顔面や体幹のしびれ，手指の使いづらさ，歩行障害などの有無を尋ね，診察では意識レベルの変化，眼球運動障害や瞳孔不同（Horner症候群），構音障害，麻痺や失調症（四肢動作の左右差）を調べる．Wallenberg症候群では麻痺はないが，めまいの他「普通にしゃべれる嚥下障害」と温痛覚障害をきたすため，飲み込みの病歴聴取と表在感覚の左右差が重要である．めまい＋頭痛では小脳出血が，めまい＋頸部痛では椎骨動脈解離が連想される．

脳幹と異なり小脳障害の場合は脳神経症状などが目立たず，特に小脳下部病変では構音障害や失調も出現しにくく鑑別困難である[1]．積極的にBPPVを疑えない場合や症状が強く診察困難なときは，患者の事前確率を考慮し，高齢者で動脈硬化リスクや脳血管障害の既往があれば脳血管

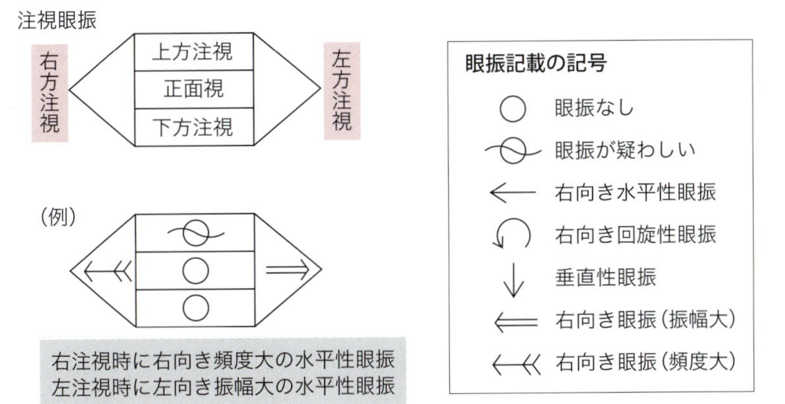

図2　眼振の記載のしかた
文献7 p.60より転載

表　眼振を中心とした中枢性めまいと末梢性めまいとの鑑別

	末梢性	中枢性
眼振の方向	一方向性（水平性±回旋性）	純粋垂直性・純粋回旋性・両方向性など多彩
固視による眼振の抑制	あり	なし
めまいの激しさ	激しい	比較的軽い
慣れの現象	あり	なし
姿勢の障害	軽度（一側性）	重度（転倒あり）
その他の異常	聴力低下の合併あり	第8脳神経以外の脳神経症状や長経路徴候あり

文献7 p.61より改変して転載

障害を疑い，若年者では前失神状態や心因性の病態をより疑う．そして重症度に応じて補液による対症療法と頻回の再評価（ときには入院による経過観察）を行う．

中枢性めまいが疑われれば脳CTないし脳MRIを施行する．MRI拡散強調画像にて脳幹梗塞の急性期病巣は容易に描出されることが多いが，延髄外側などの小さい脳幹梗塞を想定する場合は，矢状断または冠状断の脳幹thin slice撮影（T2またはFLAIR画像）も追加するとよい．なお脳幹～小脳の脳血管障害は当初は軽症であっても進行・増悪して死に至る可能性があり，可能な限り専門医に連絡をとる必要がある．

2 その他のめまいの診察と検査

まずバイタルサインのチェックを優先する．前失神状態の場合，臥位から坐位への変換による血圧・脈の変化に注意する．耳鼻科的には，指を耳もとで擦ったり数字を囁いて復唱してもらうことで，聴力低下を確認する．神経学的には，眼振があれば前庭機能障害を示唆するため，これを正確に記載する（図2）[7]．ただし，側方視で数回の水平性の眼振（様運動）が生じるものは生理的眼振である．病的な眼振は左右非対称で，より明瞭・より持続が長いことが多い．末梢性・中枢性の違いは表に示す[7]．可能であれば背もたれなし坐位・（足閉じ）直立姿勢保持・歩行を観察する．なお前庭神経炎などの一側前庭障害でも歩行の不安定性（病巣側へ傾く）が出現する．患者背景・全身状態を把握するために，一般採血（全血算，血糖，肝腎電解質など）・心電図は施行する．

3. 主な疾患：頻度の多い疾患を考える

1 BPPV

卵形嚢の耳石器から剥離した耳石が半規管感覚器（クプラ）へ付着するか（クプラ結石），半規管内に浮遊耳石が存在する（半規管結石）ことが原因とされる[3, 4, 8]．3つの半規管のうち最も下に位置する後半規管の障害が最多で，次に水平半規管の障害が多い[3, 4, 8]．BPPVの診断は，特徴的な病歴と頭位変換検査によって行う．病歴で「寝返りで誘発され」「持続時間が2分以内の」「回転性めまい」であればBPPVである可能性がきわめて高い[6]．頭位変換検査・頭位変換眼振検査（Dix-Hallpike test）には患者の冷静な協力が必要であり，検査内容と意義を事前に説明し同意を得る．頸部痛や頸椎異常がある患者では施行せず，施行中に頸部痛や感覚障害・意識障害などが出現した場合は検査を中止する．

Dix-Hallpike testの手技は図3[3, 4, 8]のように行う．なお，同手技や後述の治療法の実際についてはNew England Journal of Medicine Groupなどの動画をYouTube上でも確認できる．

眼振は有無だけでなく，潜時・減衰と持続時間・向きを，自覚的なめまいは潜時と慣れの有無・持続時間を確認する．後半規管型BPPVでは頭を障害側の下外側に向けた仰臥位（懸垂頭位）にすると，障害側に向かう回旋性眼振がある．水平半規管型BPPVでは仰臥位から頭を左右に向けると水平性（床に向かうか天井に向かう）眼振が生じる．一般臨床では明瞭な所見のみを有意とすべきだが，とにかくある方向で眼振が生じることを患者さんと一緒に探す，という姿勢が大事である．

●知っていると役立つ身体所見，Tips

BPPVにおける眼振の解釈

後半規管型BPPVであれば仰臥位・懸垂頭位になった際に，多くは1～2秒の潜時の後，障害側を下にした場合に障害側に向かう回旋性眼振（強膜の血管が見えればこれを目標に観察する．上眼瞼向き垂直成分が混在することが多い）が，回転性めまいの自覚を伴って10～20秒間持続し，減衰・消失する．懸垂頭位から坐位に戻った際は逆向きの眼振が観察される．

また水平半規管型では頭位変換検査（仰臥位で頭位を左右に回旋させ右下・左下頭位をとる）において，左右で方向が逆転する水平性眼振（方向交代性眼振）が生じる．眼振の方向が地面へ向かえば（向地性）半規管結石症による水平半規管型BPPVで，天井へ向かえば（背地性）クプラ結石症による水平半規管型BPPVである．水平半規管型BPPVの患側については，半規管結石症では患側耳が下になると向地性の眼振がより強くなり，クプラ結石症では患側耳が上となると眼振がより強いという[4, 9]．

これに対し一般に中枢性めまいでは，眼振出現までの潜時はなく，減衰（疲労現象）はないため眼振の持続は1分以上であり，自覚的なめまい感は少ない．ただし水平半規管型BPPVの眼振所見はBPPV以外の末梢性疾患や中枢性病変でも出現するとされ[3]，疲労現象が少なく（半規管結石症）持続が長い（特にクプラ結石症）ため，眼振所見の解釈が難しいかもしれない．

2 前庭神経炎

通常1回のみのめまい大発作を生じ，その後比較的軽いめまいが持続する疾患である．聴力障害はない．原因は不明だが，血管障害やウイルス感染の関与が推定されている．めまい発作時には自発および頭位変換眼振検査で主に頭位によらない健側向き一方向性の水平性（ときに水平・

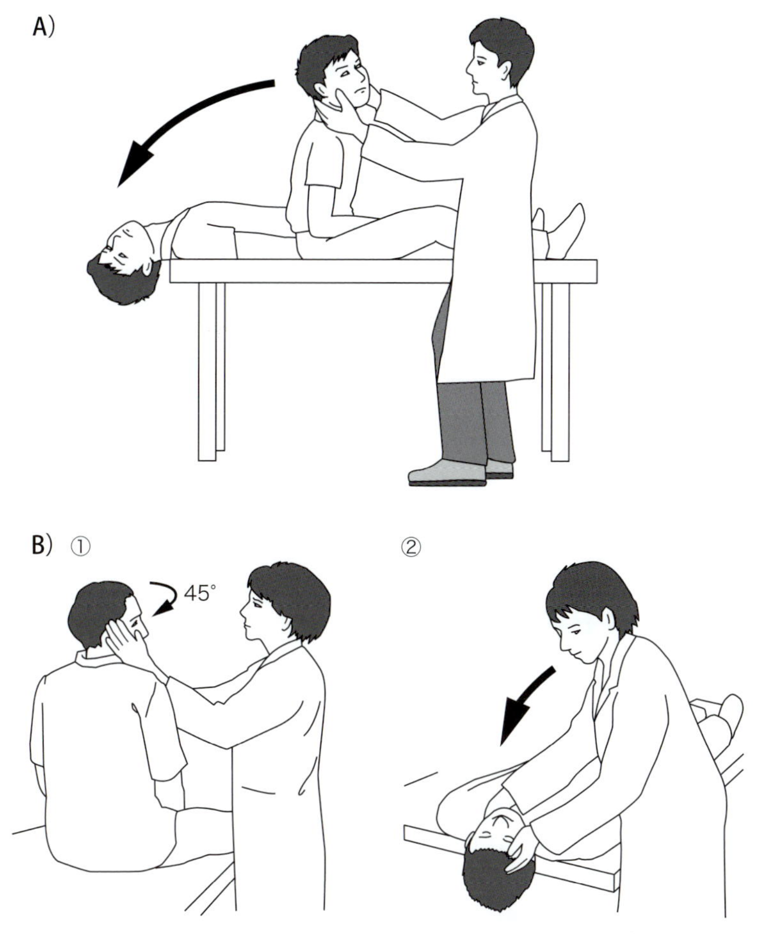

図3　頭位変換眼振検査（Dix-Hallpike test）
右耳に対して施行．Aは横から，Bは患者の頭側から見た図．固視をさせず開眼のまま（あるいはFrenzel眼鏡を装着し），坐位で頭を右ないし左に45°回旋させる（これで後半規管のつくる平面が体軸の矢状断に平行になる点がポイントA，B①）．そのまますばやく体を倒して仰臥位となり，頭部を懸垂頭位とする（頭部は水平面から下垂し，頸部はわずかに伸展，顎は上向き）（A，B②）．これを30秒～1分程度維持し，眼振とめまい感の有無を観察する．その後，体ごとすばやくもとの坐位に戻り，そのまま30秒～1分ほど眼振を観察する．その後，頭を反対側に45°回旋させ，同様の手技を行う．文献6より引用

回旋混合性）眼振が観察される．

3 Ménière病

聴力障害を伴う発作性めまいをくり返す疾患で，原因不明の内リンパ水腫が本態とされている．発作時，水平あるいは水平回旋混合性の定方向性眼振を認め，この眼振は固視を除くと増強する．眼振は発作時は患側に向かい，発作が軽減すると健側に向かうことが多いが，間欠期には自発眼振を認めないことも少なくない[10)]．

4 心因性めまい

内科・耳鼻科的精査でも器質的な原因が不明で，かつ精神的な要因の関与が大きいと考えられるめまいの一般名称である．十分な病歴聴取と詳細な前庭機能検査で器質的前庭障害を除外したうえで，ストレス（心身症）や不安・緊張（不安障害），うつ気分や意欲低下（気分障害），症状への独特な固執（身体表現性障害）の有無に注目し，精神科の協力を得ながら診断を進める[11]．発作性のものではパニック障害や恐怖性姿勢めまい（phobic postural vertigo）があり，後者では短時間の発作性めまいが起立・歩行時に生じるため日常生活が極端に制限される[2]．なお，心因性めまい患者の約3割はBPPVや前庭神経炎などで発症しており，このような例では急性期の前庭機能障害に対する中枢性代償機序が不十分なためめまい症状が持続し，不安やうつ状態と不可分に結びついて日常生活障害が生じると考えられる[12]．

治療と方針・経過

1. 急性のめまい：BPPVなど

1 治療

1）頭位治療の実際

BPPVでは頭位治療の有効性が確立している．これは三半規管の重力に対する位置関係を応用し，体位変換により耳石を半規管内から卵形嚢へ移動させるように誘導する方法である．特に後半規管型の頭位治療の有効率は60～80％と高く[13]，禁忌がなく患者の協力が得られれば，安全ですべての年齢層の患者に行われるべきとされている[14]．後半規管型BPPVに対する代表的な頭位治療はEpley法（**後述参照**）で，単回の施行で効果が期待でき，頭位の変換速度が比較的緩やかで患者負担が少ない．なお，発症早期の治療としては有効だが数週後の例には有効率に有意差がなく，治療の意義は病悩期間の短縮にあると考えられている[13]．専門医なみの病態の理解[3]よりも，海外の自己訓練用の解説ホームページのように，原理と禁忌を理解することが実際の施行に役立つと思われる．水平半規管型BPPVには，後半規管型BPPVに対する治療程のエビデンスはないが，Lempert法などが施行されている（**後述参照**）．救急外来などで時間がないときは症状の増悪に注意しつつ自宅で数分かけてゆっくり寝返りをするように指示してもよい．なお，各半規管ごとの診断・治療に関するより具体的な方法についてはReviewを参照されたい[4, 8]．

①Epley法（図4）

Dix-Hallpike testにて患側を決定後，Epley法を図4のように行う．これでふたたび懸垂頭位までのDix-Hallpike testを施行し，眼振が消失していれば成功，消失していなければ失敗であり，患者の状況をみて再試行する．

②Lempert法（"barbecue roll"）

仰臥位による頭位眼振検査で患側が判明したら，仰臥位で頭部を正中位に戻し，安静後そこからすばやく頭部を健側に90°回旋させ維持する（健側耳が下）．次に頭位はそのままで，体幹を仰臥位から伏臥位にし，さらに頭部を回旋し鼻を下にして維持する（伏臥位）．そして頭部と体幹を回旋させ障害耳を下にする．各過程は眼振がおさまるまで30～60秒維持する．最後に頭位はそのままで仰臥位となり，頭を正中に戻すと同時に体を起こして坐位に戻る（詳細は文献4，8，14参照）．

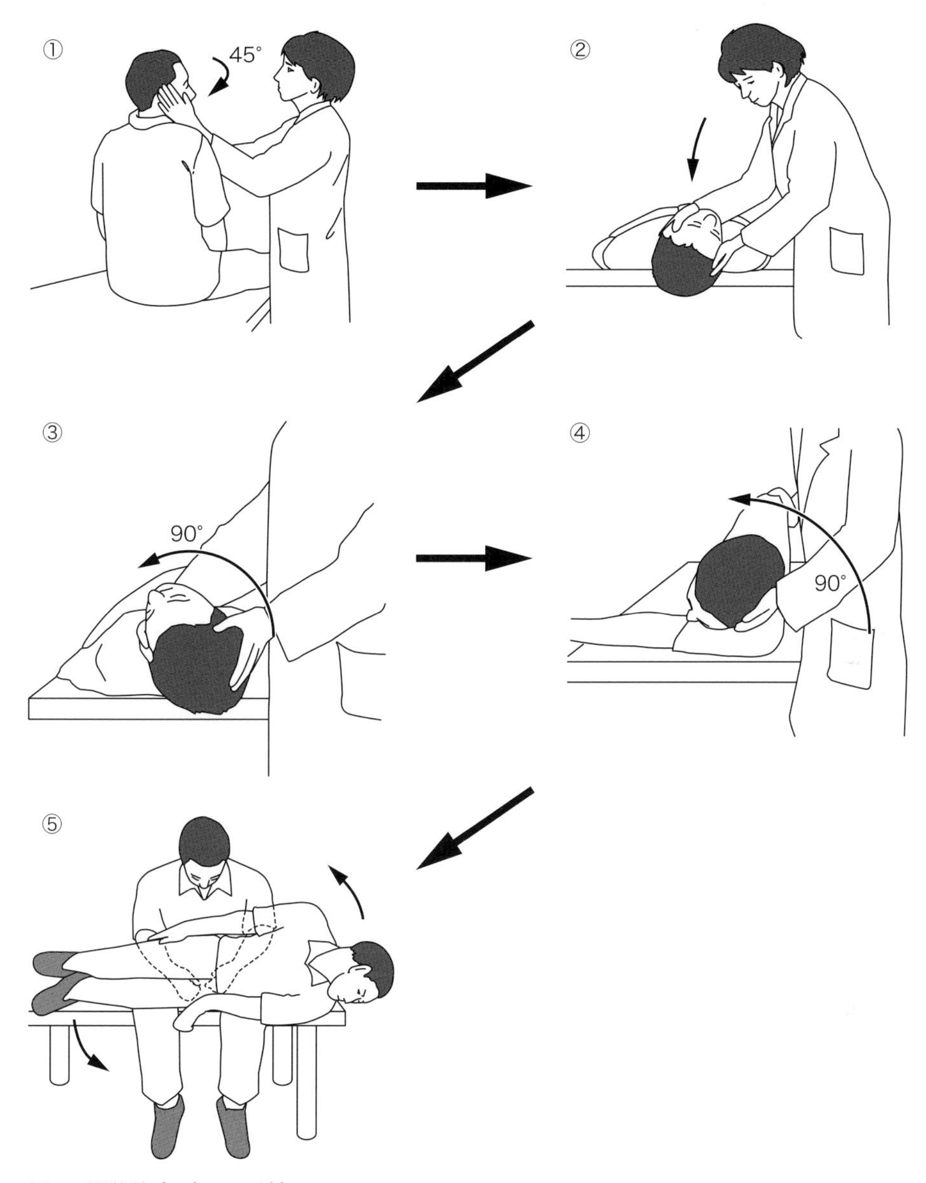

図4　頭位治療（Epley法）
右耳が患側．坐位から患側へ45°頭を回旋させ，そのまま背中を倒して仰臥位・患側への懸垂頭位となる（①→②：ここまではDix-Hallpike testと同様）．眼振消失まで頭位を維持した後，まず反対側（健側）の90°懸垂頭位まで頭部を変換する（②→③）．眼振が出ていれば消失まで，眼振がなければ2分程頭位を維持する．ついで懸垂頭位を維持したまま体幹とともに頭部をさらに反対側（健側）に90°回転する（④）．同様の時間維持してから頭部を捻転したまま坐位に戻り（④→⑤），すみやかに頭部を45°前屈させ2分程維持する．文献6より引用

2）薬物治療の実際

薬物治療のエビデンスは乏しいが，末梢性めまい全般への対症療法として抗めまい薬・血管拡張薬・制吐薬・抗不安薬が使用される[13]．急性期で嘔吐が激しい場合，制吐薬としてメトクロプラミド（プリンペラン®）1回5～10 mg筋注または点滴静注，呼吸抑制に注意してのジアゼパム（ホリゾン®）1回5～10 mg筋注または緩徐に静注が行われる．7％炭酸水素ナトリウム（メ

イロン®）1回250 mLの点滴静注はMénière病を想定して行われるが，電解質異常や血管外漏出時の組織炎症など副作用もあるため慎重に使用する．一般に薬剤治療は中枢性代償を妨げるため，症状が軽快しはじめたら早期に内服を終了する．

2 今後の方針・経過

BPPVでは病態が生命や機能予後に影響しないことを説明し，運動しなければかえって中枢性代償が起こらず治癒が遅れるため，可能な限り日常生活において運動を維持するように指導する．しかしBPPVの再発率は高く（1年以内に7～23％，長期的には約半数）[14]，この点を説明し，頻度が多い場合は専門的な前庭機能のリハビリテーションを行う施設へ紹介する．前庭神経炎もリハビリテーション訓練が重要だが，Ménière病は聴覚障害が進行する場合があり，耳鼻科医の管理が必要である．

2. 慢性のめまい：心因性めまい

1 治療

精神科的疾患が明らかであればその治療が重要であるが，前述の心因性めまいで述べたように末梢前庭障害と心理的要因は不可分なことから，内科・耳鼻科と連係した総合的な対処が必要である．抗めまい薬の投与を行うことも多いが，近年は生活指導・専門的めまいリハビリテーションへの紹介が優先される．なお，抗うつ薬は中枢性代償を阻害しないため比較的処方しやすい[12]．

一般に，急性・再発性・慢性のいずれの場合でも，めまい患者において重要な点は4つである[12]．すなわち，**①特異的な前庭障害の治療，②抗めまい薬・制吐薬治療は短期にとどめる，③リハビリテーションへの導入，④十分な病状説明とカウンセリング・安心感の育成**である．急性期の運動制限や対症的内服が長ければ，ときに悪化することもある運動療法を導入しにくく内服からも離脱できない．その結果，中枢性代償が成立せず不安などの要因が加わって，心因性めまいを発症させてしまうかもしれない．めまいの初期対応はきわめて重要であり，上記4つのアプローチは急性期から行うことが望ましい．

2 今後の方針・経過

理想的には，（神経）内科・耳鼻科・精神科（あるいは心療内科）のいずれかが主科，その他が適宜コンサルタントの役割を担い，「日常生活障害の軽減」という目標を共有してアプローチすることが望ましい．内科の範囲では，背景因子や前庭系の異常・後述する片頭痛に注意し，必要に応じて定期的な再評価を行う．

■ 症例ではこう考える

冒頭の症例は高齢だが動脈硬化リスクのない女性で発症した急性めまいで，以前に同様のめまいの既往があり（“数時間の持続”は短い頭位性めまいが誘発可能な時間帯という意味で，1回のめまいの持続時間ではなかった），神経学的異常がなく，潜時は不明だが頭位変換による眼振の誘発からBPPVと診断され，眼振の方向から半規管結石症による右水平半規管型BPPVと考えられた．本例は救急外来の段階で病態機序と予後について説明を受け，自宅にて寝返りの反復を指示され帰宅となったが，その後めまいの頻度は減少し，翌朝にはほぼ消失した．

Advanced Lecture

近年再発性めまいの原因疾患として，片頭痛関連めまい（前庭性片頭痛：vestibular migraine）が知られるようになった[15]．片頭痛患者に生じるめまい発作を特徴とし，頭痛以外に光・音過敏や視覚前兆などの片頭痛随伴症状を伴うことがあるが，頭痛がないこともある．めまい以外の脳幹症状は伴わない．めまいは数分から数時間の持続で，回転性が多い．聴力障害は少ない．めまいが頭痛より先行することは少なく，その病態は不明である．潜在的にはきわめて多くの患者が存在する可能性があり，予防を含む片頭痛治療がめまいに有効と考えられるため，めまい患者では片頭痛病歴の聴取を心掛ける．なお片頭痛は運動で悪化するので，めまいの運動療法の前に片頭痛への対処（頓挫療法ないし予防的投薬）を行っておく必要がある．

一方，複合的な要因で生じる動揺感や慢性のめまいも，より詳細に検討されるようになった．例えば地震後に揺れていなくても動揺感を自覚する地震後めまい症候群[16]は，1分程度の非回転性めまいを特徴とし，女性に多く，50歳以下の年齢層に多いとされ，スポーツ習慣のある人には生じにくいという．また，めまいが遷延する場合は心因性との関連が疑われることも多いが，慢性めまい患者において前庭機能を維持する脳の機能的結合に変化があるという報告もあり，めまいへのアプローチも多様なものとなりつつある．とはいえ本稿で既述した系統的な病歴聴取と診察・補助検査による評価は，急性・慢性いずれの患者評価にも行うべき基本事項であることを確認しておきたい．

文献・参考文献

1) 城倉 健：虚血性脳卒中：診断と治療の進歩 Ⅱ．診断 4．めまいとの鑑別．日本内科学会雑誌，98：1255-1262, 2009
2) 鈴木慎吾，他：Common Problem よくある疾患，見逃しやすい疾患 7．めまい．Modern Physician, 30：785-790, 2010
3) 日本めまい平衡医学会診断基準化委員会：良性発作性頭位めまい症診療ガイドライン（医師用）．Equilibrium Res, 68：218-242, 2009
4) Kaski D & Bronstein AM：Epley and beyond：an update on treating positional vertigo. Pract Neurol, 14：210-221, 2014
5) Agrup C, et al：The inner ear and the neurologist. J Neurol Neurosurg Psychiatry, 78：114-122, 2007
6) 野田和敬，生坂政臣：最も多いBPPVを診断・除外できるようになろう．レジデントノート，10：376-382，2008
7) 大生定義：第2章 4．めまい．「神経内科診療スキルアップ」（大生定義/著），pp58-67，シービーアール，2006
8) Kim JS & Zee DS：Benign paroxysmal positional vertigo. N Engl J Med, 370：1138-1147, 2014
9) 飯田政弘：頭位性めまいをめぐって 外側半規管型BPPVの病態と臨床像．JOHNS，22：172-176，2006
10) 1987年めまいの診断基準化委員会：めまい診断基準化のための資料．Equilibrium Res，47：245-273，1988
11) 中尾睦宏：「めまい」診療のすべて 心因性めまい―精神医学的位置づけを含めて．診断と治療，95：1219-1224, 2007
12) Bronstein AM, et al：Chronic dizziness：a practical approach. Pract Neurol, 10：129-139, 2010
13) 日本めまい平衡医学会診断基準化委員会：良性発作性頭位めまい症（BPPV）に関する質疑応答集．Equilibrium Res, 68：226-242，2009
14) Fife TD, et al：Practice parameter：therapies for benign paroxysmal positional vertigo（an evidence-based review）：report of the Quality Standards Subcommittee of the American Academy of Neurology. Neurology, 70：2067-2074, 2008

15) 室伏利久：片頭痛関連めまい．JOHNS，32：71-73，2016
16) 野村泰之，他：地震後のめまい．JOHNS，32：79-83，2016

プロフィール

林　竜一郎（Ryuichiro Hayashi）
横浜市立市民病院神経内科
医療とはScienceとClinical Medicineの統合です．教科書を読みながら多くの患者さんを診療し，経験というデータベースを充実させたら，神経内科や耳鼻科といった垣根を越えて，丸ごと自然現象である「患者さん」を探索的に観る知恵を身につけてください．そして何が患者さんに最も役に立つかを選び，実行できる医師（Effective Physician）をめざしてください．

大生定義（Sadayoshi Ohbu）
立教大学社会学部社会学科/立教学院（立教大学）診療所
忙しい環境で大変難しいことですが，「背景状況から，何が最も考えやすいか？ 何を見逃すのが危険か？」を意識するBRAINと「患者さんは何を一番心配しているか？」を思いやるMINDをもって診療にあたってくだされればと祈念します．

3. 意識障害

笹木 晋

Point

- 意識障害でもバイタルサインは大事．気道，呼吸，循環に異常があれば，すぐに安定化させる
- 意識障害でも身体所見は大事．目の診察をしよう
- 血糖測定はすぐに行う．代謝性疾患を頭蓋内病変と間違えることがある

症例

67歳男性

部屋で倒れており，呼びかけに反応が悪いため家族が救急要請．来院時バイタルサインは体温35.6℃，血圧123/65 mmHg，脈拍65回/分，呼吸数18回/分，意識レベルはGCS（Glasgow Coma Scale）でE3V2M4であり，右半身の麻痺を認めた．

はじめに

意識障害は**意識レベルの低下**と**意識内容の異常**の2つの要素に分けられる[1]．

意識レベルの低下は両大脳半球が広範囲に障害されたり，脳幹にある網様体賦活系が障害されることで起こる．意識内容の異常は，大脳皮質の機能の問題で起こり，覚醒していても会話が噛み合わなかったり，指示に従わなかったりする．

意識障害は頭蓋内疾患以外にもさまざまな疾患で起こる．意識障害の原因の語呂として**AIUEO-TIPS**（表1）があるが，実に多彩な疾患があげられている．本稿では意識障害にどうアプローチして，どう鑑別診断を絞っていくかについて述べる．

意識障害へのアプローチ

1. 意識障害のバイタルサイン

すべての症候に当てはまることであるが，意識障害の患者であっても最初のアプローチは**A（Airway 気道），B（Breathing 呼吸），C（Circulation 循環）**に問題がないか確認することで

表1 AIUEOTIPS

A	Alcohol	アルコール中毒，アルコール離脱，Wernicke脳症
I	Insulin	低血糖，ケトアシドーシス，高血糖高浸透圧症候群
U	Uremia	尿毒症
E	Electrolytes	電解質異常
	Endocrinopathy	甲状腺異常，副腎不全
	Encephalopathy	高血圧性脳症，肝性脳症，脳炎
O	Oxygen	低酸素血症，CO_2ナルコーシス，CO中毒
	Overdose	薬物中毒（麻薬，向精神薬，抗コリン薬など）
T	Trauma	外傷
	Tumor	腫瘍
	Temperature	低体温，高体温
I	Infection	感染症
P	Psychiatric	精神疾患（ヒステリー，重症うつ）
	Porphyria	ポルフィリア
S	Shock	ショック
	Stroke	脳卒中
	Seizure	痙攣

ある．そしてABCに異常があればその対処を行う．気管挿管は酸素化や換気に問題がある場合だけでなく，意識レベルが悪く誤嚥の可能性が高ければ考慮される．ショックバイタルであれば迅速にルートをとりショックの治療・検索を行う．**決してABCが不安定のままで頭部CTを撮りにCT室に行ってはならない．**

バイタルサインは呼吸や循環の異常を見つけるのに重要であるが，バイタルサインに注目することで意識障害を起こす疾患を絞ることもできる．収縮期血圧が高いと，脳卒中の可能性が高まり，逆に収縮期血圧が90 mmHg以下であると頭蓋内以外の原因である場合が多くなる[2)]．**脳幹に異常がない限り，頭蓋内病変でショックバイタルになることは稀である．**血圧が高くて徐脈（Cushing徴候）があれば脳圧亢進を疑う．嘔吐をくり返していたり，乳頭浮腫があっても脳圧亢進の所見である．血圧がきわめて高い場合は高血圧脳症や可逆性後頭葉白質脳症（posterior reversible encephalopathy syndrome：PRES）も考える．

体温が高い場合，感染症や熱中症，薬物中毒（アンフェタミン類，抗コリン薬，抗ヒスタミン薬，アスピリンなど）といった全身性疾患を考えるが，頭蓋内病変でも中脳や橋の出血で高体温がみられることがある．発熱があり，意識障害があった場合，髄膜炎を考慮するが，高齢者の場合，発熱と意識障害の原因のほとんどは誤嚥性肺炎や尿路感染症などの感染症である．低体温は環境による低体温，敗血症，副腎不全，甲状腺機能低下症，アルコール中毒で起こる[3)]．呼吸様式の異常があれば頭蓋内疾患を疑う（表2）．

2. 意識障害の病歴

意識障害の場合，病歴が本人からとれないので，救急隊や家族，目撃者から主に病歴を聴取することになる．

表2　頭蓋内疾患を疑う呼吸様式

呼吸異常	呼吸様式	病変部位
チェーンストークス	呼吸の大きさ，回数が漸増・漸減する	両側大脳半球，間脳
中枢性過換気	呼吸回数が増える	中脳，橋
群発呼吸	大きな呼吸がくり返された後，無呼吸になる	橋，延髄
失調性呼吸	呼吸のリズムや深さが不整	橋，延髄

突然発症で意識障害が起こった場合は，原因として脳卒中，痙攣発作，中毒を考え，急性発症の場合，感染や自己免疫性疾患，代謝性疾患を考える．意識障害が起こった環境の聴取も大事で，周りに薬包が落ちていたら薬物中毒，閉鎖空間であったり同じ症状の人がいれば一酸化炭素などの中毒を考える．発症時期が夏の場合，熱中症による中枢神経障害は必ず鑑別にいれておく．薬の手帳があれば現在何を飲んでいるか，薬が最近増量されていないか，新たに出された薬がないかどうかを確認する．飲酒・喫煙歴を聴取し，アルコール多飲の病歴があれば，アルコール中毒，アルコール離脱による痙攣，肝硬変による低血糖，肝性脳症，Wernicke脳症，低ナトリウム血症を考える．喫煙歴があり，気管短縮や心窩部に心尖拍動が触れるなど慢性閉塞性肺疾患を示唆する所見があればCO_2ナルコーシスを考える．既往歴も大事で精神疾患や心血管疾患がないか，過去に痙攣のエピソードがないかを確認する．過去に受診歴があれば過去の診療録の確認，かかりつけがあればかかりつけに電話で情報提供を行うことも必須である．Parkinson病，筋緊張性ジストロフィー，多発性硬化症などの神経疾患をもっていれば過眠が起こることがあり（excessive daytime sleepiness），特に有病率の高いParkinson病では家族が呼びかけに反応がないと救急搬送される症例をしばしば経験する[4]．もちろん眠っているだけなので，突然目がさめて意識が回復する．

3. 意識障害の身体所見

1 意識レベル

意識障害の程度は時間によって大きく変動することがあるので，その時点の意識レベルを診療録に残しておく必要がある．意識レベルの評価でよく使われるのが**JCS（Japan Coma Scale）**と**GCS（Glasgow Coma Scale）**で（表3），JCSはGCSと比べて覚醒度を評価できる．GCSは世界的に広く使用されており，意識障害の患者ではGCSが悪いほど予後が悪いことが示されている[5]．

覚醒度の確認には，まず患者に普通の声で呼びかけて，反応がなければ大声で呼びかける．それでも反応がなければ体をさすり刺激を与え，覚醒しなければ痛み刺激を加える．痛み刺激は胸骨をおさえたり，眼窩上縁内側を刺激したり，ペンで爪を圧迫などして行い，患者に傷をつけないようにする．

2 外観・におい

外観では四肢を左右差なく動かしているか，除脳硬直や除皮質硬直がないか，不随意運動がないかを確認する．ミオクローヌスは非痙攣性てんかん重積や腎障害，肝障害，高炭酸ガス血症でみられる[6]．

表3　JCSとGCS

JCS（Japan Coma Scale）
Ⅰ 覚醒している
0　意識清明 Ⅰ-1　見当識は保たれているが意識清明ではない（1） Ⅰ-2　見当識障害がある（2） Ⅰ-3　自分の名前・生年月日が言えない（3）
Ⅱ 刺激に応じて一時的に覚醒する
Ⅱ-1　普通の呼びかけで開眼する（10） Ⅱ-2　大声で呼びかけたり，強くゆするなどで開眼する（20） Ⅱ-3　痛み刺激を加えつつ，呼びかけを続けるとかろうじて開眼する（30）
Ⅲ 刺激しても覚醒しない
Ⅲ-1　痛みに対して払いのけるなどの動作をする（100） Ⅲ-2　痛み刺激で手足を動かしたり，顔をしかめたりする（200） Ⅲ-3　痛み刺激に対し全く反応しない（300）
GCS（Glasgow Coma Scale）
E-開眼反応
4：開眼している 3：呼びかけで開眼 2：痛み刺激で開眼 1：開眼せず
V-最良言語反応
5：見当識良好 4：混乱した会話（見当識障害） 3：混乱した言葉 2：声はでるが言葉は言えない 1：発声せず
M-最良運動反応
6：命令に従う 5：痛み刺激の場所を手足で払いのける 4：痛み刺激から手足を逃避する 3：痛み刺激で手足を異常屈曲する 2：痛み刺激で手足を異常伸展する 1：運動反応なし

皮膚を観察し，頭部外傷がないか，薬物の注射痕がないかどうかを調べる．皮膚を触ってみてじっとりとしている場合，低血糖や甲状腺中毒症，薬物中毒を考える．紫斑があれば髄膜炎菌や溶連菌，ブドウ球菌，リケッチアの感染症，DIC，血栓性血小板減少性紫斑病や血管炎を考慮する．また，眼瞼結膜や四肢の出血斑があれば感染性心内膜炎を疑うきっかけとなる．**口腔内を観察し舌を咬んだ痕が片側性にあれば，てんかんに特徴的な所見である**[7]．

においも参考になることがあり，フルーツのような甘いにおいはケトアシドーシス，かび臭いにおいは肝性脳症，ニンニク臭はヒ素・有機リン中毒，アーモンド臭は青酸化合物中毒，腐った卵は硫化水素中毒で起こる．

3 目

眼球運動系の神経路の大部分は覚醒系神経路に隣接しているため，意識障害の身体所見で目の診察は重要である．

開眼していれば眼瞼下垂の有無をチェックする．眼瞼下垂があれば同側の動眼神経麻痺やHorner症候群を考える．閉眼していて，眼をあけるときに力が入って抵抗したり，常に目線を合わせないようにしていたら精神疾患による昏迷の可能性がある．

瞳孔は瞳孔径と対光反射を確認する．対光反射が正常であれば網膜→視神経→中脳のEdinger-Westphal核→動眼神経の経路が正常であることを示す．また，光を当ててまばたきをすれば視神経→脳幹（橋）→顔面神経が保たれていることがわかる[8]．両側の瞳孔散大があり対光反射がなければ広範囲の中脳障害，脳ヘルニア，薬物中毒（三環系抗うつ薬，抗コリン薬，アンフェタミン，カルバマゼピン）脳死を考える．著明な縮瞳があれば脳幹出血・梗塞，脳ヘルニア，麻薬中毒，有機リン中毒を考える．

眼球の位置も重要な情報で，眼球共同偏視は頭蓋内の障害部位を考えるヒントになる．眼球共同偏視は通常，テント上病変であれば，障害側に向くが，稀に脳出血や広範囲な脳梗塞で健側を向くことがある[9]．一方，脳幹病変やてんかんのような刺激性病変であれば，眼球は健側を向く．

角膜反射は綿棒やティッシュペーパーを用いて角膜を触り，迅速に閉眼するかをみる．求心路の三叉神経と反射中枢の橋，遠心路の顔面神経を評価するが，角膜反射は高齢者や糖尿病患者にはみられないことがあるので注意する[10, 11]．

roving eye movementは緩徐な左右への眼球の動きで，両側性大脳半球病変や中毒・代謝性疾患にみられる．眼筋麻痺はWernicke脳症や脳圧亢進で起こる[12]．

頭部を水平方向に回転させ，回転と逆方向に両目が移動する反射を「人形の目現象」といい，求心路である前庭神経と遠心路である動眼神経，外転神経を評価できる．ただし，覚醒しているときはこの徴候が出現しないことがあり，また頸椎損傷が疑われる状況では行ってはいけない．

意識障害とよく間違えられる**閉じ込め症候群**は橋腹側部が広範囲に障害されることで起こり，意識は保たれているが四肢麻痺と構語障害が起こり意思表示ができなくなる．しかし，眼球運動や瞬目が随意運動として保たれているので，眼の動きを手掛かりとして意識障害ではないことを確認できる．重症のGuillain-Barré症候群，ボツリヌス中毒，筋弛緩薬（ALS）でも類似の症状が起こる[13]．

4 頸部・四肢

項部硬直は頸髄損傷を疑うエピソードがあれば行ってはならないが，髄膜炎で感度70％と比較的有用な所見である[14]．甲状腺を触診し，甲状腺腫大があれば甲状腺機能異常も考慮する．

四肢は筋緊張，筋トーヌスや深部腱反射，Babinski反射を確認する．筋強剛は悪性症候群，悪性高熱でみられるが，肝性脳症でもみられることがある[15]．片麻痺があると片側の筋トーヌスの低下がみられる．また片麻痺の初期には麻痺側の腱反射は減弱する．片麻痺は低血糖や肝性脳症でみられることがあり，脳梗塞と間違われる．

4. 検査

病歴や身体所見からの局在診断から優先順位をつけ検査を行っていく．

採血では血算，凝固，生化学（肝機能，腎機能，電解質，アンモニア，ビタミンB_1，乳酸，甲状腺などをチェック），血液ガスやCOヘモグロビン（COHb）を確認する．感染症を疑えば血液培養や尿培養を行う．髄膜炎を疑えば腰椎穿刺を行う．薬物中毒を疑えば尿の薬物中毒検出テスト（トライエージDOA®）を行うが，アンフェタミン・メタンフェタミン（AMP）は感冒薬でモルヒネ系麻薬（OPI）は鎮咳薬中のコデインやジヒドロコデインで偽陽性になる[16]ことは知って

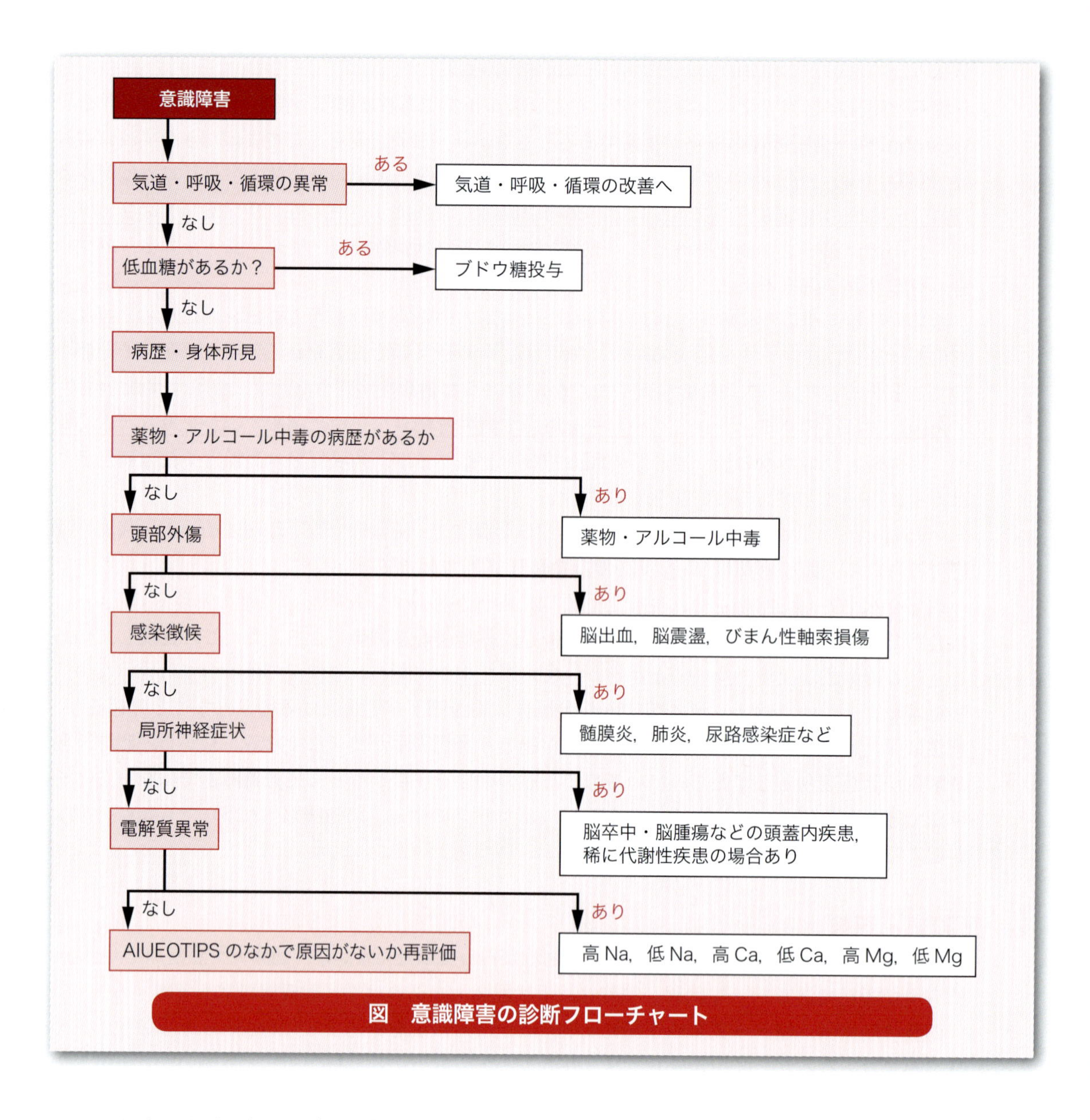

図　意識障害の診断フローチャート

おくべきだろう．心電図は薬物中毒やCO中毒，くも膜下出血[17]で異常がみられることがあり施行する．

頭部外傷があったり，頭蓋内病変が疑われたり，原因が明らかでなければ頭部CTや，頭部MRIを施行する．ただし，頭部MRIも頭部CTと同様に頭蓋内疾患であったとしても画像に反映されないことがある．

最後に脳波であるが，てんかん発作は主に大脳皮質の過剰な放電で意識障害の原因となるが，運動野に及ばない場合てんかん発作と気づかれないことがある．そのようなてんかん発作が重積した状態を非痙攣性重積発作と呼び，意識障害の8～30％が実は非痙攣性重積発作[18]だったという報告がある．意識障害が続く場合，非痙攣性重積発作を疑い持続脳波を行うことも考慮する．

意識障害の診断フローチャート（図）を示す．

5. 意識障害の原因と治療

意識障害の原因となる主な疾患と初期治療について述べる.

1 低血糖

血糖が60 mg/dL近くになると発汗や動悸，振戦などの自律神経症状がみられ，それよりも血糖が下がると興奮や昏睡，痙攣などの中枢神経症状があらわれる．しかし，過去に低血糖を何度もくり返していたり，β遮断薬を内服していると自律神経症状を認めずに中枢神経症状を起こすことがある．**スルホニル尿素薬や持効型インスリンによる低血糖は遷延するので必ず入院にて経過観察を行う.**

> ●処方例
> 50％ブドウ糖20 mL×2 静注.
> 低血糖が改善するまで何度も行う.

2 一酸化炭素中毒

工場や火災現場，練炭の不完全燃焼，排気ガスなどで一酸化炭素に曝露される．一酸化炭素は酸素の約250倍の親和性でヘモグロビンと結合しCOHbとなり，酸素化ヘモグロビンが減少することで酸素運搬能が障害される．軽症では症状は悪心や頭痛，倦怠感のみであるが，重症になると昏睡や心筋虚血を生じる．また，一酸化炭素曝露の数週間後に無動や錐体外路症状が出現することがある.

> ●処方例
> リザーバー付きフェイスマスク100％投与.
> 意識障害や神経症状，COHbが25％以上，心筋虚血があれば高圧酸素も考慮.

3 ベンゾジアゼピン中毒

自殺企図による大量服薬や，高齢者が処方された睡眠薬で過鎮静になっている場合が多い.

> ●処方例
> フルマゼニル注（アネキセート®注）0.2～0.3 mg　静注.

オピオイド依存性患者にフルマゼニルを投与するとオピオイド離脱症状が起きたり，三環系抗うつ薬のてんかん誘発特性を活性化させることがあるので三環系抗うつ薬を内服しているときは使用しない．フルマゼニルの半減期は短いため，ベンゾジアゼピン中毒の治療ではなく，鑑別のために使うことがほとんどである.

4 Wernicke脳症

Wernicke脳症はビタミンB_1欠乏によって起こり，アルコール多飲者だけでなく，癌患者や，過去に腹部手術歴がある患者，つわりがひどい妊婦などで発症する．Wernicke脳症の症状として意識障害が82％，眼球運動障害（眼振や眼筋麻痺）が29％，体幹失調が23％に起こる[19]．治療はビタミンB_1の補充である.

●処方例

フルスルチアミン（アリナミン®F）500 mgを30分以上かけて静注　1日3回　3日間，そのあとフルスルチアミン（アリナミン®F）200 mg静注を1日3回.

5 高カルシウム血症

急性経過か慢性経過で違いがあるが，カルシウムが14 mg/dL以上で傾眠や意識混濁がみられるようになる．高カルシウム血症の原因として原発性副甲状腺機能亢進症，悪性腫瘍が大半を占めるが，原発性副甲状腺機能亢進症で意識障害が起こるまで高カルシウム血症になるのは稀である．最近は骨粗鬆症の治療で活性型ビタミンD製剤やカルシウム製剤を処方されることが多く，薬剤性の高カルシウム血症が増えている.

●治療例

生理食塩水200～300 mL/時から投与し尿量を100～150 mL/時 得られるように調整する.

・エルカトニン（エルシトニン®）40単位を1日2回　静注.

・ゾレドロン酸（ゾメタ®）4 mg/100 mLを15分以上かけて静注（効果発現に24～72時間かかる．急速に静注すると急性尿細管壊死の恐れがある．保険適用は悪性腫瘍の高カルシウム血症のみ）.

6 細菌性髄膜炎

治療が遅れると神経予後や死亡率が悪化するために血液培養施行後に一刻も早く抗菌薬を投与する[20]．腰椎穿刺は抗菌薬投与後でも構わない．血液培養は5～7割で陽性になる.

●治療例（経験的治療 腎機能正常例）

デキサメタゾン（デカドロン®）0.15 mg/kgを6時間おきに静注（抗菌薬の投与前あるいは同時投与）＋バンコマイシン（バンコマイシン）15～20 mg/kgを8～12時間おきに静注＋セフトリアキソン（ロセフィン®）2 gを12時間おきに静注〔50歳以上や免疫不全患者はリステリアを考慮し，アンピシリン（ビクシリン®）2 gを4時間おきに静注を追加，ヘルペス脳炎の可能性があればアシクロビル（ゾビラックス®）10 mg/kgを8時間おきを追加〕.

6. 症例ではこう考える

気道，呼吸，循環の異常は認めず，血糖は83 mg/dLと低血糖は認めなかった．家族に話を聞くと，現在，特に医療機関を受診しておらず既往歴もないが，5年前に退職してから飲酒量が増え1日に日本酒を毎日4合以上飲むようになっていた．4日前から臥床がちになり飲酒もできなくなったとのことであった．身体所見で息はかび臭く，眼振，アステレキシスを認めた．頭部CTでは出血を認めず，採血ではNH_3 232 μg/dLと高値であり肝性脳症による意識障害，右半身麻痺と考えられた．入院後アンモニア低下に伴い，意識障害，右半身麻痺は消失した.

Advanced Lecture

非常に稀であるがすぐに治療しないと死亡率が高いため，頭の片隅においておきたい疾患をとりあげる．

1 甲状腺クリーゼ

甲状腺中毒症が重症化した状態で，多臓器不全を起こす．死亡率は5〜9割と高い．甲状腺腫大，38℃以上の発熱，心房細動，嘔吐や下痢などの消化器症状があれば鑑別にあげる[21]．

2 粘液水腫性昏睡

甲状腺機能低下症が基礎にあり，感染症などの誘因によって中枢神経系の機能障害を起こす．冬に起こることが多く，死亡率は3〜6割と高い[22]．35.5℃以下の低体温や眉の外側1/3の脱毛，腱反射の遅延，下腿浮腫など甲状腺機能低下症の症状があれば疑う．

3 血栓性血小板減少性紫斑病

①溶血性貧血，②血小板減少，③腎障害，④発熱，⑤精神神経症状が5徴候である．血漿交換を行わないと死亡率は9割と高い[23]．精神症状があり，血小板減少や溶血性貧血の所見があれば鑑別にあげる．

文献・参考文献

1) 「Plum and Posner's Diagnosis of Stupor and Coma, 4th Edition」（Jerome BP, et al），Oxford University Press, 2007
2) Ikeda M, et al：Using vital signs to diagnose impaired consciousness：cross sectional observational study. BMJ, 325：800, 2002
3) Moore SA & Wijdicks EF：The acutely comatose patient：clinical approach and diagnosis. Semin Neurol, 33：110-120, 2013
4) Salawu F & Olokoba A：Excessive daytime sleepiness and unintended sleep episodes associated with Parkinson's disease. Oman Med J, 30：3-10, 2015
5) Grmec S & Gasparovic V：Comparison of APACHE II, MEES and Glasgow Coma Scale in patients with nontraumatic coma for prediction of mortality. Acute Physiology and Chronic Health Evaluation. Mainz Emergency Evaluation System. Crit Care, 5：19-23, 2001
6) Edlow JA, et al：Diagnosis of reversible causes of coma. Lancet, 384：2064-2076, 2014
↑非常にまとまったレビュー．
7) Benbadis SR, et al：Value of tongue biting in the diagnosis of seizures. Arch Intern Med, 155：2346-2349, 1995
8) 平岡栄治，宮本宣友：意識障害患者の神経学的所見のとり方：ICUでも神経学的所見をとろう（パート1）．INTENSIVIST，2：212-219，2010
9) Johkura K, et al：Wrong-way deviation：contralateral conjugate eye deviation in acute supratentorial stroke. J Neurol Sci, 308：165-167, 2011
10) Rai GS & Elias-Jones A：The corneal reflex in elderly patients. J Am Geriatr Soc, 27：317-318, 1979
11) Nielsen NV & Lund FS：Diabetic polyneuropathy. Corneal sensitivity, vibratory perception and Achilles tendon reflex in diabetics. Acta Neurol Scand, 59：15-22, 1979
12) Han JH & Wilber ST：Altered mental status in older patients in the emergency department. Clin Geriatr Med, 29：101-136, 2013
13) Stevens RD & Bhardwaj A：Approach to the comatose patient. Crit Care Med, 34：31-41, 2006
14) Attia J, et al：The rational clinical examination. Does this adult patient have acute meningitis? JAMA, 282：175-181, 1999

15) Weissenborn K, et al：Altered striatal dopamine D2 receptor density and dopamine transport in a patient with hepatic encephalopathy. Metab Brain Dis, 15：173-178, 2000
16) 江川悟史：意識障害への診断アプローチ：徹底的な鑑別診断と二次性脳損傷の予防．INTENSIVIST, 4：741-753, 2016
17) Chatterjee S：ECG Changes in Subarachnoid Haemorrhage：A Synopsis. Neth Heart J, 19：31-34, 2011
18) Zehtabchi S, et al：Nonconvulsive seizures in patients presenting with altered mental status：an evidence-based review. Epilepsy Behav, 22：139-143, 2011
19) Sechi G & Serra A：Wernicke's encephalopathy：new clinical settings and recent advances in diagnosis and management. Lancet Neurol, 6：442-455, 2007
20) van de Beek D, et al：ESCMID guideline：diagnosis and treatment of acute bacterial meningitis. Clin Microbiol Infect, 22 Suppl 3：S37-S62, 2016
21) Akamizu T, et al：Diagnostic criteria, clinical features, and incidence of thyroid storm based on nationwide surveys. Thyroid, 22：661-679, 2012
22) Wall CR：Myxedema coma：diagnosis and treatment. Am Fam Physician, 62：2485-2490, 2000
23) Imanirad I, et al：A case series of atypical presentations of thrombotic thrombocytopenic purpura. J Clin Apher, 27：221-226, 2012

プロフィール

笹木　晋（Susumu Sasaki）
藤田保健衛生大学病院救急総合内科
もともと内科志望ではなかったのですが，初期研修医のときに内科の面白さを知り，総合内科にすすみました．内科の面白さを知ったきっかけの1つがレジデントノートでした．レジデントノートを読む皆さんのなかから総合内科にすすむ人がいればと願っています．

4. 咽頭痛・嗄声

岸田直樹

Point

- 「喉が痛い」という患者の訴えを丁寧に紐解くことが重要となる．咽頭痛でも嚥下時痛か？ 頸部痛か？ を明確に区別する
- 不定愁訴として来うる咽頭違和感症にも適切に対応する

症例

喫煙歴のない52歳女性．数カ月前から喉のいがらっぽい感じあり．近医を数件受診するも感冒といわれ総合感冒薬を処方されるが改善せず．症状持続するため，近医総合病院を複数回受診し，胃カメラ・喉頭ファイバー，CT検査を施行するも異常所見なし．胃食道逆流症（gastroesophageal reflux disease：GERD）の疑いとしてPPIを処方されるも改善認めず，心配で夜も寝られないため当院受診．

はじめに

咽頭痛は日常診療ではきわめてよく遭遇する主訴である．アメリカでは年間2,100万人が咽頭痛を主訴に内科外来・救急外来を受診しており，約1,200万人が急性咽頭炎の診断となっているとされる[1)]．咽頭痛という主訴にまぎれた重篤な疾患群があり，常に警戒態勢を敷いておくべき主訴の1つではあるが，内科外来ではほとんどの場合はそのような重篤な疾患ではない．“killer sore throat（致死的経過となりうる咽頭痛をきたす疾患）”は見逃してはいけないが内科外来では決して多くはないのが現実であろう．

このように，通常の内科外来では，咽頭痛を訴える患者の多くは緊急性がない良性疾患で，症状も強くないことが多い．しかし，単なる咽頭炎（感冒）とするだけではなく，その原因を適切に診断し治療（対症療法でも）することは不安を抱えた患者にドクターショッピングをさせないためにもとても重要なスキルであるが，意外に教わることがない．

では「咽頭痛」の鑑別は？ となるが，咽頭痛という訴えだけで鑑別疾患を列挙するときりがない（表）．本稿では，特に救急外来に来るような見た目から重症な疾患の基本事項をあげることについては多くは割かないことにする．本稿の目的は「のどが痛い（感じがする）」という程度の主訴で一般内科外来に来る可能性のある①よく出会う疾患，②見た目は軽症だが，実は重篤な見逃してはいけない疾患，③特に悩みの種である不定愁訴的な訴えで来うる疾患，に関して記述する．咽頭痛・嗄声をきたす内科外来に来うる疾患を，緊急疾患の除外に留まらず幅広く対応できるよ

表　咽頭痛のよくある原因

分類	原因
感染症	ウイルス性咽頭炎（ライノウイルス，アデノウイルス，パラインフルエンザ，コクサッキーウイルス，コロナウイルス，エコウイルスなど）
	インフルエンザ
	伝染性単核球症（EBV，CMV，HIV，二期梅毒）
	溶連菌性細菌性咽頭炎（A群，C群，G群）
	非溶連菌性細菌性咽頭炎（淋菌，クラミジアニューモフィリア，マイコプラズマニューモフィリア，フソバクテリウムなど）
	扁桃周囲膿瘍
	Tonsillitis
	鵞口瘡（口腔カンジダ症）
	深頸部感染症（咽後／傍咽頭間隙の感染）
	喉頭蓋炎／声門上部炎
	真菌性喉頭炎
	ヘルパンギーナ
	伝染性単核球症様症候
	Lemierre症候群
	Vincent angina
炎症性疾患	咽喉頭逆流症（LPR）
	後鼻漏を伴うアレルギー性鼻炎
	慢性的な口呼吸
	異物
	筋緊張性発声障害（muscle tension dysphonia）
	声帯肉芽腫
	粘膜炎
	肉芽腫性疾患（RA，痛風）
	天疱瘡
悪性腫瘍	扁平上皮癌
	悪性リンパ腫
	肉腫
	腺癌
その他	咽頭違和感症
	うつ病

EBV（Epstein-Barr virus），CMV（cytomegalovirus），LPR（laryngopharyngeal reflux），RA（rheumatoid arthritis）

うになれることを目標に考えていきたい．図1に診断のフローチャートを示す．

1. 患者の訴え：「喉が痛い」という主訴を読み解く―それは喉（咽喉頭）ではないかも！

患者は「咽頭痛があって…」とは言って来ない．咽頭痛とは患者の言葉をすでに医療用語に変換したものであることを忘れてはいけない．実際は「喉が痛い」，もしくは「喉（首）のあたりの違和感」と言って受診することが多いであろう．「喉が痛い」と言う場合は，まずはそれが**嚥下時痛なのか，それとも嚥下時痛ではないのかを病歴聴取で確認することが重要**である．「唾を飲み込んで痛い」という嚥下時痛の病歴がとれれば，それは“咽頭”痛として咽喉頭の病変を考えればよく，内科外来で最もよくあるものはウイルス性の咽頭炎であり，A群溶連菌などの細菌性咽頭炎や扁桃周囲膿瘍，喉頭蓋炎などとの鑑別となる．重篤感や特徴的な病歴があればkiller sore throatとして後述するものを考えることになる．

しかし，喉が痛いという主訴にもかかわらず，嚥下時痛の病歴がとれない場合は要注意であろう．これに，身体所見でわずかにある程度の咽頭発赤？を陽性所見として咽頭炎（感冒）と診断しているようでは誤診へまっしぐらである．

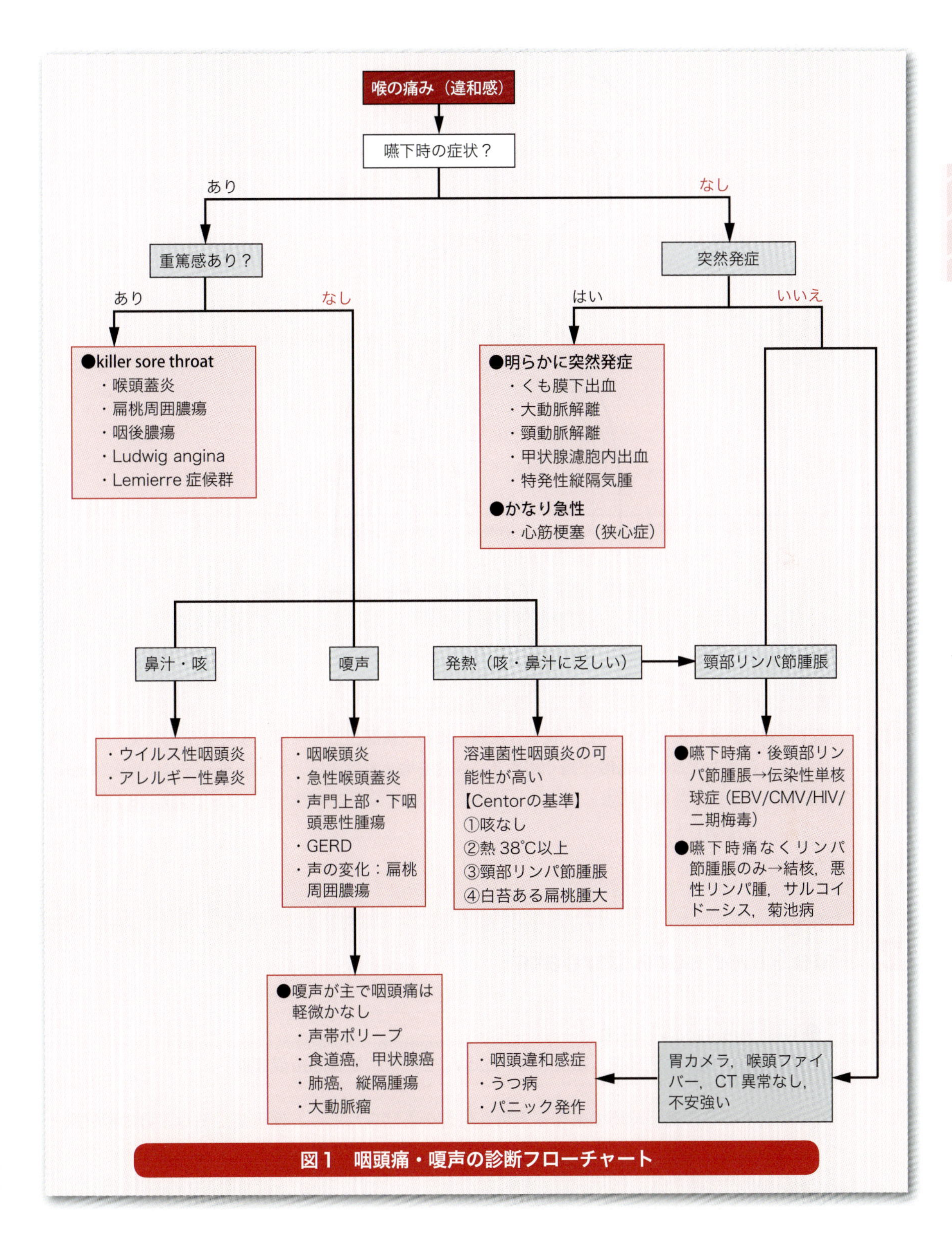

図1　咽頭痛・嗄声の診断フローチャート

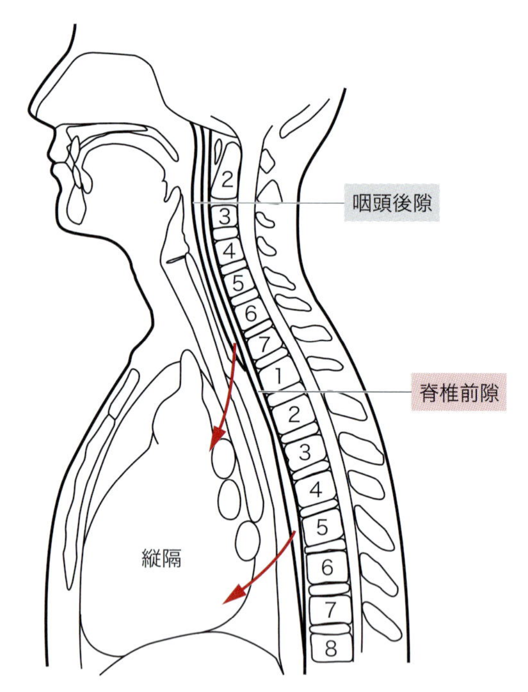

図2　咽頭後隙と脊椎前隙と脊柱，縦隔との関係
→は縦隔炎に至る流れ

●ヒントを引き出す病歴聴取，医療面接のコツ

嚥下時痛の病歴がとれなくても，咳をして痛いという病歴がとれれば，多くは気管支炎，もしくは肺炎，喘息などといった咳が強く出やすい疾患を考えればよい．しかしそうでない場合は咽喉頭病変ではない重篤な他疾患に加えて，対応すべきいくつかの疾患カテゴリー（後述，3. 最悪のシナリオ，参照）がある．

2. Five killer sore throats

●killer sore throatの5疾患

喉頭蓋炎，扁桃周囲膿瘍，咽後膿瘍，Ludwig angina，Lemierre症候群

なにはともあれ，嚥下時痛で来うる重篤な疾患をあげられることは重要である．特に咽喉頭とその周囲の病変でkiller sore throatとして上記5疾患をあげられるようにする．commonなものとしては扁桃周囲膿瘍で，開口障害の病歴がとれるかがkeyとなる．上記疾患は気道閉塞のリスクだけでなく，その後，咽頭後隙（retropharyngeal space）や脊椎前隙に進行した際は，縦隔方向へのスペースがあるため，一気に縦隔炎へ進行する危険性がある（図2）．咽頭痛のわりに咽頭所見がない場合は積極的に急性喉頭蓋炎を疑う必要がある．唾液を嚥下できず垂れ流しにしていたり（drooling），患者がsniffing position（花の匂いを嗅ぐように鼻を突き出した体位：気道が

最も広くなる体位）をとっている場合は気道閉塞まで一刻一秒を争う病態である．

Ludwig anginaは，舌下隙，顎下隙，オトガイ隙を含む口底蜂窩織炎のことで気道閉塞の危険がある．Lemierre症候群は，傍咽頭間隙の化膿性炎症から内頸静脈の敗血症性の血栓症となり，転移性の膿腫を伴う重篤な感染症である．しかし，上記疾患といえど内科外来に来る場合は，上記所見がそろっていないことが多いと心得ている方がよいであろう．

3. 最悪のシナリオ Don't be killed by sore throat mimicker！

●咽頭以外の重篤な疾患
大動脈解離（頸動脈解離），心筋梗塞（狭心症），くも膜下出血

喉の症状で来うる咽頭以外の重篤な疾患として上記疾患があげられる．大動脈解離や心筋梗塞では，見た目で重篤なものは胸部症状も伴うことが多く**内科外来には来ない**．しかし，軽微なものは咽頭の症状のみでも来うるバリエーションが大きいものと心得ておくのが無難である．

●ヒントを引き出す病歴聴取，医療面接のコツ

解離・くも膜下出血ともに突然発症（sudden onset）の病歴がとれるかが鍵になる．突然発症の病歴がとれた場合は基本事項として①血管疾患（vascular）②穿孔（perforation）③石（stone）と考える癖をつけたい．特に頸部での突然発症の病歴がとれた場合には，解離・くも膜下出血に加え甲状腺濾胞内出血（頸部腫瘤・甲状腺圧痛）や特発性縦隔気腫（握雪感）も考える．ピットフォールとして頭痛の訴えで来ないくも膜下出血を知っておくことをお勧めする．「首から上で突然何かが起こったら一度はくも膜下出血を考える」という姿勢が，内科外来にも来うる非典型的なくも膜下出血を診断する唯一のコツであろう．また，狭心痛に関しては，顎の痛みや歯が浮く感じと表現することも多く，間違えやすいので注意したい．

4. 「咽頭痛＋α」での鑑別

咽頭痛をきたす疾患はたくさんあるが，「咽頭痛＋α」のαしだいで鑑別疾患は大きく変わる．重要な関連症状としては，嚥下時痛・発熱・嗄声（声の変化）・頸部腫瘤などがある．

1 咽頭痛（嚥下時痛）＋発熱

嚥下時痛＋発熱となれば，ウイルス性咽頭炎や咽後膿瘍や喉頭蓋炎など咽喉頭の感染を考えればよい．真菌感染でも非侵襲的な場合は熱が出ないことが多いが，免疫不全患者では熱の有無では判断しない方が得策である．

●ヒントを引き出す病歴聴取，医療面接のコツ

亜急性甲状腺炎は嚥下時痛となることも多く（嚥下に伴い甲状腺も動くためと思われる），「こんなにのどが痛い風邪ははじめてです」と患者さんが言うこともある．甲状腺機能亢進症（hyperthyroidism）の症状・身体所見だけでなく，「疼痛部位が移動する」病歴があったり，「耳の下が痛い」という特徴的な経過がとれることが多いので注意したい．

2 咽頭痛＋嗄声

咽頭痛に加えて嗄声があれば，喉頭の炎症もしくは感染により声帯が浮腫もしくは不整となっている疾患の可能性が高まる．声門上部もしくは下咽頭悪性腫瘍の声帯への浸潤に伴い，嗄声を伴う咽頭痛となっている可能性がある．より浸潤が強まれば喘鳴や呼吸苦まできたすことになり早急な専門科コンサルトが必要である．

声の変化という言い方をすれば，例えば扁桃周囲膿瘍も，はっきりしない発音となる“hot potato” voiceが特徴的な声の変化として有名である．これは炎症に伴う扁桃周囲の筋肉の結合と軟口蓋の浮腫によるものである．扁桃腺炎で扁桃腺が腫大するだけでも同じような声の変化になりうる．急性喉頭蓋炎も聞きとれないようなくぐもり声（muffled voice）となる．

3 咽頭痛＋鼻汁＋咳

鼻症状として鼻汁や鼻閉を伴えば季節性のアレルギーやウイルス性の咽頭炎をより強く疑う．咳は後鼻漏として出ても出なくてもよい．口蓋や目のかゆみ，くしゃみを伴えばアレルギーを強く疑う．慢性の後鼻漏は咽頭の炎症も引き起こしうる．咽頭痛に特に咳を伴う場合は感染症でも溶連菌の可能性は低い（図1，Centorの基準参照）が[2)]，鼻汁がある場合も同様にウイルス感染による多症状の現れであり，溶連菌感染の可能性は低いと考えてよい．

4 咽頭痛＋頸部リンパ節腫脹

嚥下時痛＋後頸部リンパ節腫脹（＋肝機能異常）があれば伝染性単核球症を疑い，EBV/CMVの抗体を提出する．EBV/CMVのIgMが陰性の場合でもEBVは初期に検査をするとVCA-IgMが陰性と出ることもあり，再検査を考慮してもよい．しかし，同時にHIV/二期梅毒の可能性も考慮する．

外来で意外に出合うのが菊池病（亜急性壊死性リンパ節炎）である．若い（20代くらい）患者で隆々とした自発痛・圧痛を伴う局所頸部リンパ節腫脹で嚥下時痛がない場合は菊地病の可能性が高い．菊地病は日本を中心としてアジアに多く，無治療でも4週間以内でほとんどが自然軽快するが，持続する場合は悪性リンパ腫や結核，サルコイドーシスなどとの鑑別になる．生検のタイミングは4週間しても改善しないリンパ節腫脹（特に後頸部リンパ節）となる．

5. 嗄声

嗄声は病態によりいろいろな種類があり，ガラガラした声，かすれ声，弱々しい声などさまざまな表現がなされる．一般に①粗造性嗄声（汚いガラガラ声，**声帯遊離縁の腫瘍**などで粘膜振動が障害される），②気息性嗄声（声門の閉鎖が不十分で息がもれてしまうささやき声，**反回神経麻**

痺に多い），③努力性嗄声（喉に過剰に力が入って，無理に発声しているような声で，**声帯の瘢痕化**などが原因），④無力性嗄声（弱々しい声）の4タイプに分類されることが多い．これらの嗄声は，頭蓋内，頸静脈孔，そして迷走神経から声帯までの，いずれかの部位の障害によって嗄声は生じうる．

特に高齢者の嗄声では，喉頭癌や下咽頭癌だけでなく，甲状腺癌（反回神経が甲状腺の裏面を走行），食道癌（腫瘍の壁外浸潤や上縦隔リンパ節転移の反回神経浸潤），肺癌（肺門部肺癌では，大動脈弓と左肺動脈本幹に囲まれる部位で反回神経を圧迫・浸潤），縦隔腫瘍，大動脈瘤（左反回神経は大動脈弓で反回）によるものもあり，注意したい．また非悪性腫瘍としては声帯ポリープなどが鑑別にあがるが，GERDによる胃液の喉頭への直接曝露による粘膜障害の結果，喉頭肉芽腫を生じ嗄声となりうる．

6. 悩ましいカテゴリー：“喉の違和感”程度の主訴に強くなる

1 心因性 vs 器質的疾患

1）心因性の可能性

咽頭の症状を訴えてくる患者は内科外来では多い．しかも「喉の違和感」程度の場合は，喉という客観的な訴えのようで，かなり主観的な訴えであることが多い．実際，具体的にどのような不快感かを説明してもらうことは困難なことが多く，このような患者へのアプローチ法は実はきわめて悩ましい．喉の違和感（異物感）は，究極的には不定愁訴の1つの表現型であることも多く，実は別な部位の不具合が同時にあるか，先行することが多いので，それを見逃さないようにしたい．

2）適切な対応が必要となる病歴聴取

病歴では，喉の違和感が急性に発症したか，それとも慢性にあったのか，はたまた慢性にあったものが急に増悪したのかを確認する必要がある．たとえ違和感程度でも急性の場合は狭心症や心筋梗塞も視野に入れる必要があるし，特に突然発症であった場合には，上記鑑別は考えることが重要である．仮に心因性の咽頭違和感症と診断するにしても2次性のものとして，前に垂れる鼻症状がはっきりしなくても，飲み込みたい痰や後鼻漏の病歴がとれればアレルギー性鼻炎も考える．また咽喉頭・上部食道の悪性腫瘍やGERD〔咽喉頭逆流症（laryngopharyngeal reflux：LPR）〕の除外は必要である．胃カメラでGERDがはっきりしなくても，NERD（非びらん性胃食道逆流症）としてひとまずPPIでの治療効果を診るのがよい．

●ヒントを引き出す病歴聴取・医療面接のコツ

正直，咽頭違和感を訴える患者の対応には苦慮することが多い．実際こちらがどんなに説明しても納得してくれないという状況に陥ることがある．ではどうするか？ であるが，実践的なコツは「解釈モデルを聞く」ことであると日々感じる．患者が咽頭違和感の原因や関係する事柄に関してどのように考えているかを聞くことで，何を心配しているかをより具体的に引き出すことができる．「自分の考えでよいですので，今回の症状の原因としてこんなことが関係していないかなぁとか，こんな病気が心配だなぁとか，何か考えることがあったら教えてもらってもいいですか？」と自分は聞くことが多い．

2 咽頭違和感症への具体的な対応法

咽頭違和感症は一般外来ではとても多い．特に更年期が近い女性患者で他にも訴えが多い場合で不安神経症があれば，咽頭違和感症のことが多くドクターショッピングにならせないようにしてあげたい．うつ症状があればうつの治療としてSSRI（selective serotonin reuptake inhibitors）は効果があるが，不安発作程度であればベンゾジアゼピン系抗不安薬で対応する．しかし，そのような治療でも効果がなく，不安も強く受診する患者は意外に多い．このような場合は，半夏厚朴湯トライアルをお勧めする．その際は，漢方薬を処方する際の全般的なコツであるが「とってもよい薬があります」と言って処方すると効果的である．

しかし，このカテゴリーを扱う場合には必ず器質的疾患の除外が必要である．最もよくあるのはGERD（LPR）だが，咽喉頭の悪性腫瘍には注意したい．

■ 症例ではこう考える

提示した症例は，総合内科外来でよく出会う咽喉頭近辺の訴えで，ほぼフルセットの検査でも異常を認めないが，症状がとれず，心配が強くて受診する咽頭違和感症の患者さんである．原因不明として帰してしまうと患者さんはさらに不安が強くなって他院を受診するだけである．このような患者さんは，器質的な疾患がないということ自体をなかなか受け入れられないことも多いので，「悪い病気が絶対ないとは言いませんが，ここまで検査しても異常がないので，検査をするのはちょっとやめて，気になって染み付いてしまったその不安な症状を一緒にしっかり治療しましょう」と説明し，半夏厚朴湯に加えて，不安が強ければベンゾジアゼピン系の薬を少量から併用し，close follow-upを説明してあげることが大切である．

このように患者の立場に立ち診療を行っていくことが必要であると日々感じる．

文献・参考文献

1） Schappert SM & Burt CW：Ambulatory care visits to physician offices, hospital outpatient departments, and emergency departments：United States, 2001-02. Vital Health Stat 13, 159：1-66, 2006
2） Bisno AL：Acute pharyngitis. N Engl J Med, 344：205-211, 2001

プロフィール

岸田直樹（Naoki Kishida）
一般社団法人Sapporo Medical Academy 代表理事
総合診療医・感染症医/感染症コンサルタント
東京工業大学理学部中退，旭川医科大学医学部卒業．手稲渓仁会病院初期研修，総合内科・医学教育フェロー，静岡がんセンター感染症科フェロー修了．手稲渓仁会病院総合内科・感染症科　感染症科チーフ兼感染対策室長を経て現職．専門は総合診療，感染症．「自分が“おもしろい！ なるほど！”と思った臨床の面白さを，ぜひ臨場感あふれる形で伝えたい」ただそれだけです．「良き医学生・研修医教育が最も効率的な医療安全」と思っています．医療におけるエンパワメントを推進する法人を設立しコンサルタント，多職種教育を中心に活動しています．

1. 胸　痛

澤村匡史

Point

- 胸痛の診断ではまずkiller disease，とりわけ虚血性心疾患の可能性について考える
- 虚血性心疾患による狭心症では，検査の前に病歴から事前確率を推定することが重要である

症例1

76歳男性．朝起きたときから胸痛が出現したので来院．詳しい病歴の前に，心電図を示す（図1）．心筋トロポニンT定性試験は陰性であった．

症例2

25歳女性．1年に数回ほどチクチクした感じの胸痛を自覚することがあった．自然に治るので気にしていなかったが，健康診断で心雑音を指摘されたのを機に外来を受診した．胸部X線写真を示す（図2）．

胸痛へのアプローチ

胸痛をきたす可能性のある疾患は解剖で整理しておくと憶えやすい．疾患別の頻度は状況（救急なのか一般外来なのかなど）によって変わる[1～3]（表1）．

1. まずkiller diseaseの可能性を探る

1 心血管系に由来するか否か

胸痛をきたす疾患のなかには，処置を急ぐ必要がある場合や見落とすと生命の危機に陥る疾患，いわゆるkiller diseaseが含まれている．胸痛の診断では，まずこれらの可能性を探ることが重要である．また，バイタルサインに異常がある場合は，確定診断に至る前に緊急処置が可能な救急外来での診察が必要となるのは当然である．**冷汗も重篤な疾患の可能性を示唆**しており，来院時に胸痛があって冷汗を伴う場合も救急外来で診察すべきである．ここでは一般外来を前提に，胸痛の診断フローチャート（図3）にしたがって鑑別の要点を述べる．緊急を要しない場合でも，胸

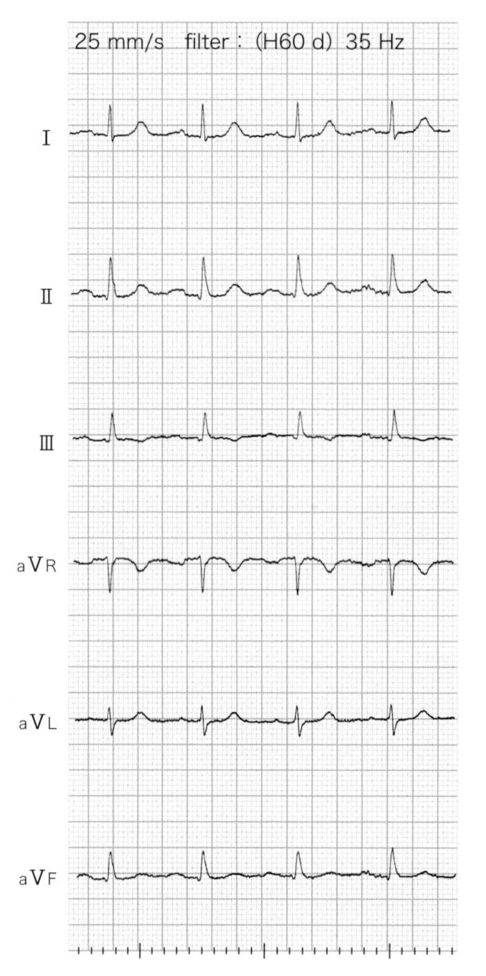

図1　症例1来院時心電図
ST変化ははっきりしない

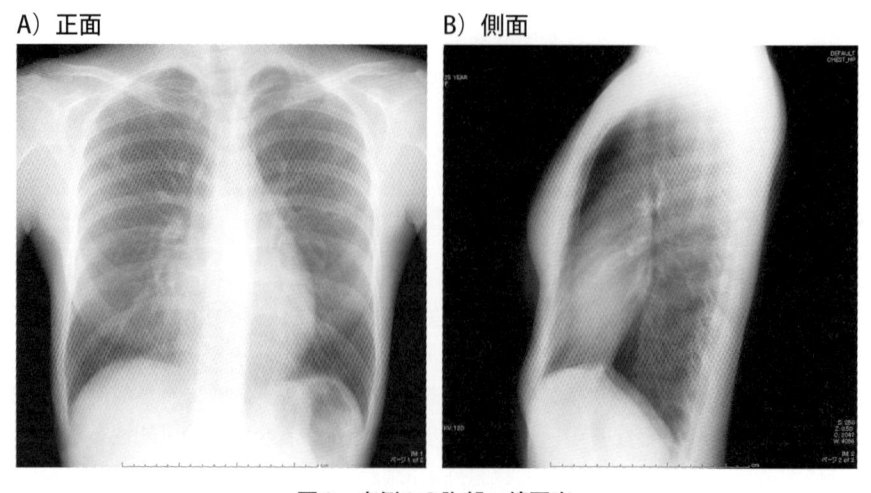

図2　症例2の胸部X線写真

表1　胸痛をきたす疾患のカテゴリ別頻度

		Verdon, 2008[1]	Klinkman, 1994[2]	Karison, 1991[3]
場所		プライマリ・ケア	プライマリ・ケア	救急外来
対象		胸痛が主訴	胸痛が主訴	心筋梗塞疑い患者
人数		672	399	7,157
心血管系	全般	16.0％	—	—
	心筋梗塞	—	1.5％	59.0％
	狭心症	—	10.3％	—
消化器系	全般	8.0％	—	—
	逆流性食道炎	—	13.4％	—
呼吸器系		10.0％	—	—
筋骨格系		49.0％	33.1％	10.4％
精神的		11.0％	—	6.4％
不詳		3.0％	—	8.4％

痛の診断ではまず虚血性心疾患の鑑別が重要である．

1）虚血性心疾患に特徴的な症状（図3①）

急性冠症候群の胸痛の特徴を表2に示す．虚血性心疾患に限らず，胸痛の医療面接では以下の点について漏らさず聴取する．

① 発症のしかた

どのようにはじまったか．図にして確認するのもよい．虚血性心疾患の胸痛発作は1～数分かけて「急に」はじまることが多い．

② 胸痛の性質

患者の表現をそのまま記載する方がよい．虚血性心臓発作では「締め付けられる」「圧迫される」などの表現が多い．「鋭い」「チクチク」という表現は虚血性心臓発作には少ないとされる．ただし，胸痛の性質は後述する痛みの放散などにくらべて，あまり強く虚血性心臓発作を示唆するものではないともいわれている[4]．

③ 場所と範囲

場所を聞くときには患者に示してもらい，そのときの動作にも注目する．手のひらで覆うように示す場合や拳をつくって前胸部に置く場合は，指1～2本で範囲を指し示す場合よりも虚血性心臓発作らしい．

④ 放散痛，関連症状

左肩または右肩，または両肩への放散がある場合は，ない場合にくらべて虚血性心臓発作の可能性を高める．虚血性心臓発作では嘔気も多い関連症状である．冷汗の有無も重要．

⑤ 症状の強さ

虚血性心臓発作では「死の恐怖」を感じることもある．ただし，症状の強弱が必ずしも重症度と相関するわけではない．また，症状の強さの時間的変化を聞くことも大事．気胸や急性大動脈解離では発症時に最も症状が強いことが多い．虚血性心臓発作では症状が強くなったり，弱くなったりすることがある．救急外来で受診時に胸痛が持続している場合は，「最も痛いときを10として現在はいくつに相当するか」と10段階で表現させ，これを心電図とともに記載しておく．これは，症状の変化とともに心電図がどのように変化するかを振り返るときに役立つ．当初，非典型

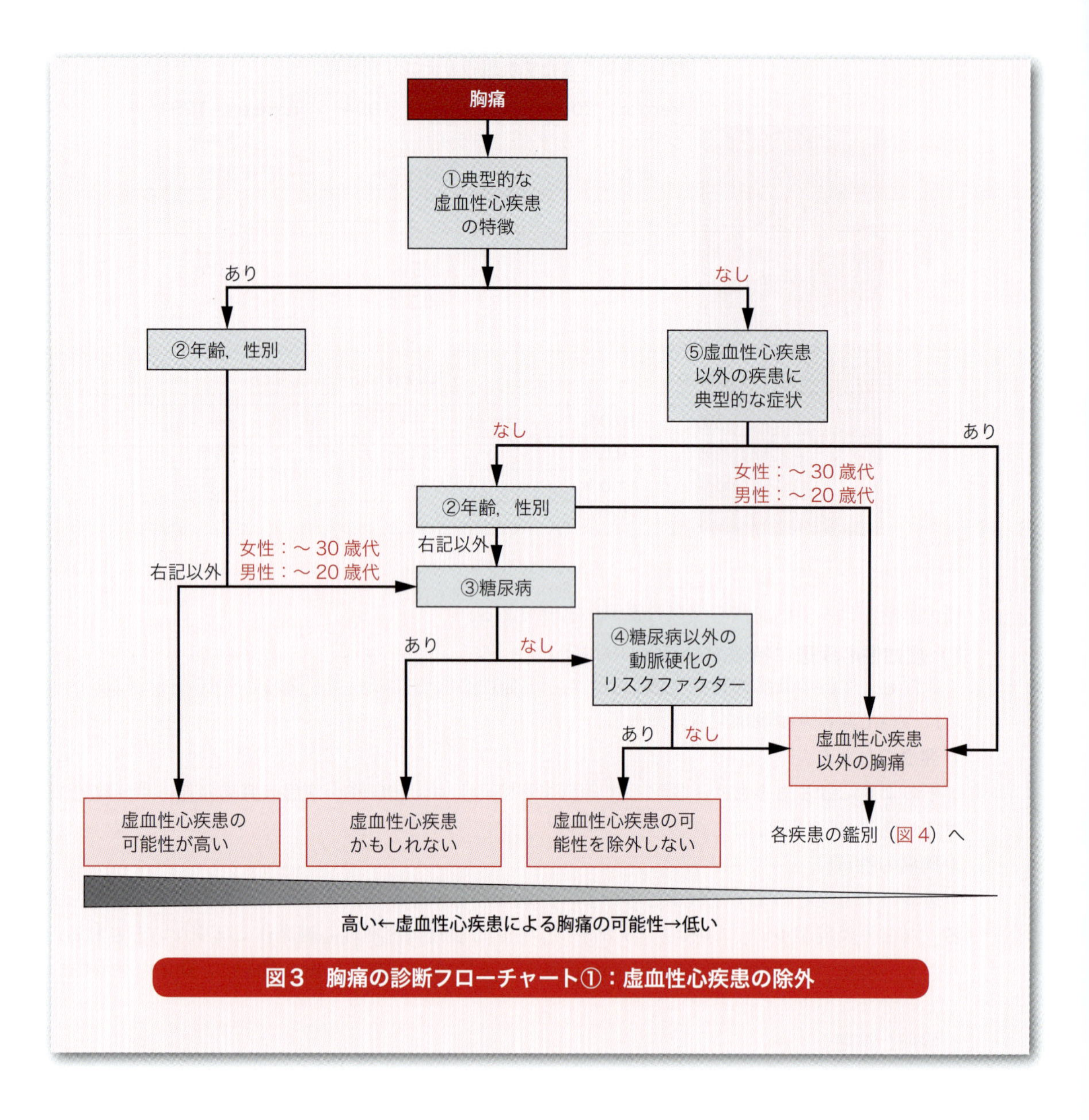

図3　胸痛の診断フローチャート①：虚血性心疾患の除外

的な心電図変化でも，症状とともにSTやT波が動く場合は虚血性心臓発作の可能性がある．心電図をとるときには症状があるときのみではなく，消失してからも心電図をとって比較することが重要である．

⑥ 増悪させる要素と寛解させる要素

例えば労作（体動とは区別する）で増悪するか否か．虚血性心臓発作では労作や感情的ストレスで増悪することが多い．症状が再現できる体動や姿勢がある場合は，筋骨格系に由来する場合が多い．ただし，臥位で胸痛が増悪するからといって虚血性心臓発作を否定することはできない．臥位になると静脈還流が増えて，心臓の収縮力が増すために結果的に心筋仕事量を増大させ，虚血性心臓発作を悪化させることがある．

⑦ 痛みの持続時間

これも発症のしかた同様，図にかいて確かめるとよい．「どのくらい続きましたか」という問いに対して「10分間くらい」と答えたとしても，持続的に10分間続いたという場合もあれば，ご

表2　急性冠症候群の胸痛の特徴

A）急性冠症候群の可能性を高める特徴

病歴上の特徴	陽性尤度比（95%CI）
右腕もしくは右肩への放散	4.7（1.9～12）
両肩両腕への放散	4.1（2.5～6.5）
労作で増強	2.4（1.5～3.8）
左腕への放散	2.3（1.7～3.1）
発汗，冷や汗	2.0（1.9～2.2）
悪心，嘔吐	1.9（1.7～2.3）
以前の狭心症より悪い，心筋梗塞のときと同じ	1.8（1.6～2.0）
「圧迫感」「締め付けられる」	1.3（1.2～1.5）

B）急性冠症候群の可能性を低める特徴

病歴上の特徴	陽性尤度比（95%CI）
呼吸で増悪する	0.2（0.1～0.3）
体位，体動で増悪したり寛解する	0.3（0.2～0.5）
鋭い（sharp）痛み	0.3（0.2～0.4）
触診で再現できる（圧痛）	0.3（0.2～0.4）
乳房の下	0.8（0.7～0.9）
労作で増悪しない	0.8（0.6～0.9）

文献4より

く数秒の短い痛みが出たり治まったりをくり返しながら，10分間続いているという場合もある．持続時間が数秒以内と極端に短い場合は，虚血性心臓発作の可能性は低い．ただし，期外収縮などの不整脈の自覚である可能性はある．逆に数時間以上に及ぶ場合は，虚血性心臓発作であれば心筋梗塞に陥っている可能性が高い．あるいは，逆に非心臓性の胸痛の場合も数時間以上の長時間にわたることがあるし，数日にわたって続くこともある．典型的な虚血性心臓発作の持続時間は数分から20分以内のことが多く，虚血性心臓発作が20分以上持続する場合は不安定狭心症に陥っている可能性がある．また，次第に症状の持続時間が長くなる場合も不安定化していると考える．朝起床前後や，洗面時などに多く症状が出る場合，冠攣縮性狭心症の可能性を考える．

⑧ 最初の症状かどうか

最初に症状を自覚したのはいつか．今回の症状がはじめてか．これまで虚血性心臓発作の診断が確定している場合，そのときの症状と同様かどうかを尋ねる．同様な症状であれば虚血性心臓発作の可能性が高くなる．労作性狭心症の場合，1カ月以内の初発の狭心症は不安定狭心症と考える．

⑨ 頻度

どのくらいの頻度で胸痛を自覚するか．症状の頻度が増えていないかどうかは重症度を見極めるうえで重要である．特に虚血性心臓発作で発作の頻度が増えている場合は，不安定狭心症として扱う．「これまでは数カ月に1回程度の発作が，現在は1週間に1回程度は自覚する」などのように，具体的に頻度を聞き出す．虚血性心臓発作ではない場合でも，症状の出現する頻度が多い場合は患者にとって深刻な問題であることが多い．

2）年齢と性別（図3②）

典型的狭心症症状がある場合には，必ずしも動脈硬化のリスクファクターを有するか否かは重要ではないともいわれる[5]．しかし，冠動脈の塞栓症など稀な例では若年者の急性冠症候群もありうるとはいえ，虚血性心疾患は動脈硬化に由来することがほとんどであり，男女とも10代ではきわめて少ないし，男性であれば40代以上，女性であれば50代以上もしくは閉経後で可能性が高くなる．動脈硬化のリスクファクターがある方が，ない場合よりも虚血性心疾患を有する可能性は高くなる（表3）．虚血性心疾患の可能性を考えるとき年齢と性別は重要である[6]．

3）糖尿病（図3③）

糖尿病は，他のリスクファクターよりも虚血性心疾患が存在する可能性を大きく高める[7]．また，**糖尿病がある場合，虚血性心疾患の症状が非典型的**で，いわゆる不定愁訴の形で表現される

表3　冠動脈疾患の検査前確率（%）の予測

年齢	非狭心症性胸痛		非定型的狭心症		定型的狭心症	
	男性	女性	男性	女性	男性	女性
30～39	3～35	1～19	8～59	2～39	30～88	10～78
40～49	9～47	2～22	21～70	5～43	51～92	20～79
50～59	23～59	4～25	45～79	10～47	80～95	38～82
60～69	49～69	9～29	71～86	20～51	93～97	56～84

文献6より引用

ことがあり，このような場合も虚血性心疾患の可能性を考えなければならない．

4）糖尿病以外のリスクファクター（図3④）

高血圧，脂質異常症，喫煙などの動脈硬化のリスクファクターがある場合には，これらがない場合にくらべて虚血性心疾患の可能性が高くなる[6]．病歴聴取でこれらが「ない」と答えた場合でも，これまで健診などを受けたことも病院の受診もなくて「ない」場合と，毎年健診を受けていて異常を指摘されていない場合とでは区別して考える．前者では改めて調べる必要がある．

5）虚血性心疾患以外の疾患に典型的な症状（図3⑤）

後述するような虚血性心疾患以外の疾患に特徴的な症状がある場合，それに応じて鑑別を進める．

●ヒントを引き出す病歴聴取，医療面接のコツ

胸痛が「急にはじまりましたか？」という聞き方で「急にです」と答えた場合でも，どのくらい急なのかがわからない．「昨日までなんともなかったのに，今日になったら胸が痛い」という意味でも，患者が「急に」と表現する場合もある．「何をしているときに痛みはじめましたか」と聞くのは，発症のしかたがどのくらい急であったかを推定するのに役立つ．食事中，洗濯物を干しているとき，テレビで○○の番組を見ているとき，といったように発症したときの行動が特定できるのは，ある程度急に発症していることを示唆する．一方で何をしているときか特定できないような場合は，発症のしかたが漠然としているのかもしれない．また，「○○をしているときに起こりやすい」など増悪因子を同定するのにも役立つ．

患者の時間感覚は必ずしも正確ではないことも多い．患者の「数分」が実際には1分以内であることは珍しくない．具体的に「何時ごろから痛みましたか」「病院に着いたときには治まっていましたか」などと，時間がわかるような質問をするか，むしろ大雑把に「何分の長さ」か「何時間の長さ」かを聞くこともある．

また，糖尿病については本人が「ない」といっても一度は調べておく方がよいし，脂質異常症は指摘されていても患者の病識が薄い場合もあり，「健診で異常はありませんでしたか」という質問に加えて「コレステロールは高くありませんでしたか」と聞くと「そういえば…」ということもある．

2. 虚血性心疾患以外の疾患に特徴的な胸痛

ここでもまずはkiller diseaseから考える（図4）．

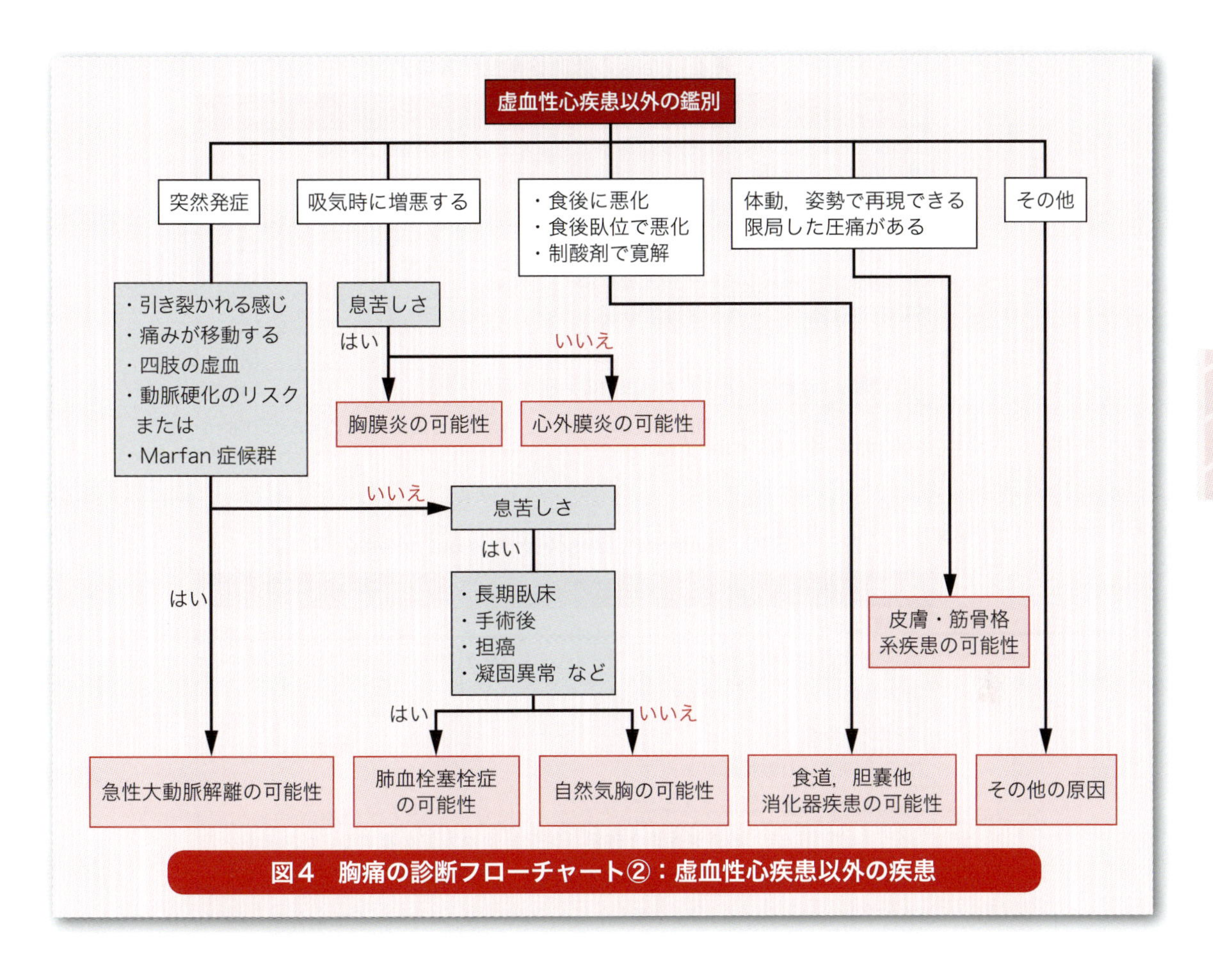

図4　胸痛の診断フローチャート②：虚血性心疾患以外の疾患

1 急性大動脈解離

急性大動脈解離はその症状の強さから，多くは救急外来を受診するが，稀に一般外来を受診することもある．典型的には発症のしかたが非常に急激に起こる胸背部痛で，「引き裂かれるような」と表現されるのが特徴的である．さらに痛みが大動脈の走行に従って，胸背部から上腹部，腰部と移動することもある．多くは発症時の痛みが最も強い痛みであるが，その後も胸背部痛が完全に消失することなく残存することが多い．無名動脈や総頸動脈に解離が及べば，脳梗塞を発症し，麻痺が出現することもあるし，四肢の動脈を閉塞するような解離では該当肢の虚血が生じる．大動脈解離では徐脈をきたすこともあり，失神することもある．心タンポナーデを起こせば，ショック状態となる．心タンポナーデ，大動脈の破裂などにより突然死の原因にもなる．大動脈解離は胸痛が最初の症状とは限らず，さまざまな主訴で来院することがあるので注意が必要である．

心血管系のkiller diseaseの多くは動脈硬化による疾患であるが，大動脈解離は比較的若年で動脈硬化のリスクファクターを伴わなくとも，Marfan症候群があれば合併しうる．

2 急性肺血栓塞栓症

急性肺血栓塞栓症の約半数から8割超で胸痛をきたし，同様に呼吸困難も8割以上に伴う．肺血栓塞栓症の胸痛は突然起こることが多い．肺血栓塞栓症のリスクになるのは，手術後など長期臥床状態に加え，長時間の同じ姿勢（長時間のフライト，車での移動，車内生活者，災害時の避

表4　Wellsの肺血栓塞栓症スコア

臨床所見	ポイント
深部静脈血栓症の症状と徴候がある（少なくとも下肢浮腫と深部静脈の触診での圧痛）	3.0
肺血栓塞栓症以外の診断がらしくない	3.0
心拍数が100回/分を超えている	1.5
歩けないか4週間以内に手術を受けた	1.5
深部静脈血栓症/肺血栓塞栓症の既往	1.5
血痰	1.0
悪性腫瘍（治療中，過去6カ月以内の治療か緩和ケア）	1.0

ポイントの合計が2未満；可能性が低い，2～6；中等度の可能性，6を超えると可能性が高い．文献8を参考に作成

表5　PERC（pulmonary embolism rule out criteria）スコア

臨床所見
50歳以上か
心拍数100回/分以上か
酸素飽和度がroom airで95％未満か
血痰があるか
エストロゲンの服用歴があるか
静脈血栓塞栓症の既往があるか
最近（4週間以内）の外科手術か外傷（気管挿管か入院を要する）があるか
片側性の下肢浮腫（ふくらはぎの左右非対称）があるか

臨床的にlow risk（15％未満と見積もられる）の場合で，これらがすべて“No”であれば静脈血栓塞栓症の可能性は2％未満である．文献9を参考に作成

難所での生活）もリスクである．凝固亢進状態（悪性腫瘍，経口避妊薬の服用）もリスクとなり，これらリスクファクターを有していないかを検索することも重要である．Wellsの肺血栓塞栓症の診断スコアやPERC（pulmonary embolism rule out criteria）スコアが参考になる（表4，表5）．これらに加えてD-ダイマーが低値であればさらに否定的である．

3. 胸膜由来の胸痛をきたす疾患

1 気胸

気胸は突然の胸痛と呼吸困難をきたす．緊張性気胸では血圧の低下をきたし，緊急処置が必要になるが，自然気胸のなかには自力で徒歩来院して一般外来を受診するケースもある．この場合の主訴は胸痛というよりも呼吸困難であることが多く，特に歩行，労作で増悪する．

2 胸膜炎，膿胸

典型的には吸気時に増悪する片側性の胸痛で，肩に放散する．胸水がある程度増えると呼吸困難を伴う．発熱を伴うことも多い．肺炎でも胸痛をきたすことがあり，特に大葉性肺炎でみられる．

4. 心膜由来の胸痛

心外膜由来の胸痛も持続的に痛み，吸気時に増悪することがある．胸膜由来の痛みが片側性であることが多いのに対し，正中胸部の痛みであることが多い．両肩に放散することもある．臥位よりも座位でやや前屈すると痛みが軽減することもあり，この姿勢は心膜摩擦音を聴きやすくもする．

■ 心外膜炎

ウイルス性，癌性，尿毒症性など心外膜炎の原因も多岐にわたる．心嚢液の増加が急であると心タンポナーデをきたすこともある．心嚢液の増加が比較的緩徐である場合，心嚢は大きく広がることができる．この場合は心タンポナーデとはならずに，大きな心嚢が無気肺をつくることで呼吸困難を伴うこともある．

5. 消化器由来の胸痛

1 胃食道逆流

典型的には胸焼けが主訴であり，食事や臥位で増悪する．虚血性心臓発作にくらべて長いことが多い．嚥下困難をきたすこともある．逆流した胃液の微粒子を吸引するために，慢性咳嗽の原因となることもあり，ときには喘息と関連する．慢性咳嗽や胸痛の約50％で逆流性食道炎を合併するので，内視鏡所見は診断に有用である．実は，胃食道逆流（gastroesophageal reflux disease：GERD）の胸痛は肩へ放散することがあるといわれ，逆に狭心症が臥位で増悪することもあるので，虚血性心臓病による胸痛との鑑別が難しいことがある[10]．制酸剤を内服させてみて症状が寛解するかどうかを確認することで診断の一助とすることがある．これで寛解すれば胃や食道由来の胸痛である可能性が高くなるということだが，そのことのみをもって虚血性の胸痛を除外することはできない．

2 胆石，胆嚢炎

胆石発作や胆嚢炎で胸痛をきたすことがある．右悸肋部の圧痛，Murphy徴候がないかを確かめる．

6. 皮膚，筋骨格系由来の胸痛をきたす疾患

触診で圧痛を認めたり，上肢の動きや頭部の後屈，側屈など特定の動作で胸痛が再現できることがある．

1 帯状疱疹

帯状疱疹は，特徴的な皮疹が出る前に痛みを自覚することもあるが，デルマトームに沿った皮疹が見つかれば診断できる．触られるだけで痛がることもあり，筋肉痛様，歯痛様などさまざまに表現される．

2 肋軟骨炎

再現性のある多発する圧痛を肋軟骨や胸肋関節に認める．ほとんど自然寛解するが，長引く場合は線維筋痛症との鑑別が必要になる．

7. その他の胸痛

■ ストレートバック症候群

Rawlingsらが1961年に報告した[11]．胸椎の生理的湾曲が消失しており，胸郭の前後径が短くなっている患者で動悸，胸痛を訴えることがある．Leonらは[12]胸部X線で前後径/横径比が正常では男性47％，女性45.7％であったのに対し，SBS（straight back syndrome）では男性29.8～41.6％，女性31.8～39.6％であったと報告している．**僧帽弁逸脱症**を伴い心雑音を指摘されることも多い．特に治療は要さないことが多い．

治療と今後の方針・経過

1. 急性冠症候群，安定狭心症

急性冠症候群であることが心電図などで確定できる場合はもちろん入院，循環器内科へコンサルトする．虚血性心疾患の可能性を除外できない場合～虚血性心疾患の可能性が高い場合では，さらに**症状から安定しているか不安定な状態かを見極める**．新たに発症した虚血性心臓発作，頻度が増加しつつある場合，安静時にも起こる場合，症状の持続時間が長くなってきた（20分以上）場合，労作性狭心症では症状が起こる労作の閾値が低くなってきた場合（以前は階段を3階まで登れたが，最近は2階へもいけないなど）が不安定な状態である．不安定な状態であれば，「虚血性心疾患の可能性が否定できない」程度でも入院しての精査を考える．逆に上記に該当せず安定していれば「可能性が高い」場合でも，アスピリンやニトログリセリン，β遮断薬などの内服薬を処方して外来で精査することも可能である．ただし，この場合でも上記の不安定な状況を具体的に提示して，「このような場合にはすぐ受診するように」伝えなければならない．**ただ単に「悪くなるようだったら受診してください」という表現では不十分である．**

●外来で加療の場合の処方例

- アスピリン：バイアスピリン® 錠 100 mg　1回1錠　1日1回 朝
- カルベジロール：アーチスト® 錠 10 mg　1回1～2錠　1日1回 朝
- ニトログリセリン：ミオコール® スプレー 0.3 mg 1回1噴霧（舌下）胸痛時屯用

気管支喘息などβ遮断薬が使用しにくい場合と冠攣縮性狭心症が疑われる場合は，カルベジロールの代替薬として，

- ジルチアゼム：ヘルベッサー® Rカプセル 100 mg　1回1カプセル　1日2回 朝夕

2. 急性大動脈解離

疑われればCTで診断．上行大動脈の解離であれば心エコーで診断できることもある．確定しだい緊急入院．循環器内科コンサルトのうえ降圧治療．β遮断薬の内服と降圧薬の持続点滴．スタンフォードA型は緊急手術を念頭に心臓血管外科コンサルト．

3. 肺血栓塞栓症

肺血栓塞栓症の疑いがあれば確定されていなくても，禁忌がない限りヘパリンの静脈内投与を開始する．そのうえで確定診断への検査を開始．特に背景や症状から可能性が高く心エコー（CTよりも簡便でベッドサイドでできる）で右心室の拡大があれば，肺血栓塞栓症を第一に考える．最近のCTは解像度が高く，肺血栓塞栓症診断の第一選択．疑った段階で専門医へコンサルト．

4. 胃食道逆流

肥満があれば減量，アルコール・チョコレート・トマトを使った料理・ペパーミントを避ける，食後すぐに横にならないなどの生活指導．診断的治療で制酸剤を処方してみることもある．

●処方例
- ファモチジン：ガスターD® 錠 20 mg　1回1錠　就寝前 または
- オメプラゾール：オメプラール® 錠 20 mg　1回1錠　1日1回 朝

■ 症例ではこう考える

症例1の病歴を詳しく述べると，76歳男性，高血圧で内服あり．脂質異常症なし，糖尿病なし，喫煙なし．胸痛で救急外来受診．起床時より急に胸痛自覚．正中胸部の持続する「重苦しい感じ」，「圧迫感」と表現され，冷汗（＋），胸痛と同時に両肩への放散，「こるような感じ」がありこの症状は今回がはじめて．来院時には胸痛はほぼ消失している．持続時間は約30分程度．

この病歴は虚血性心疾患による狭心症の可能性が高い．しかも，初発でほぼ安静時（起床時）に自覚しており，不安定な状態である．症例のように心電図や検査結果が正常だったからといって（来院時心筋逸脱酵素の上昇はなかった）安易に帰宅させてはならない．実際，この患者は緊急入院の後，再度胸痛があり（このときはⅡ，Ⅲ，aVF誘導でST上昇あり），緊急冠動脈造影と右冠動脈の形成術を施行された．

●高感度トロポニンなどの心筋マーカーについて

症例1で使われた高感度トロポニンTやIなどの検査は確かに感度が高い検査ではあるが，これのみに頼っていると（特に陰性～低値のときそれのみで心臓発作を否定すると），主要心血管イベントの発生率が高くなる．これら心筋マーカーの感度は，実は特に発症早期ではあまり高くない．**症例1**では定性試験であるが，虚血性心臓発作（不安定狭心症）であるにもかかわらず陰性であった．アメリカ心臓協会の「心肺蘇生と救急心血管治療のためのガイドライン2015[13]」ではこれらマーカーの経時的変化（3～6時間後）で上昇がないことだけではなく，これに加えて構造化されたリスク評価（TIMI リスクスコア[14] など）での極低リスク～低リスクであることと併せて予測するように推奨している．逆に急性冠症候群以外にも心筋マーカーが異常値を示す病態も多い[15]（特異度が低い）．つまり，ここでも臨床症状と検査を組合わせた判断が重要である．

症例2は典型的なSBSの例．年齢，性別，症状から虚血性心疾患の可能性は低く，他のどの疾患にも典型的とはいえない症状である．患者がやせ形であること，聴診で収縮期に短い高調の雑音を聴取すること（僧帽弁逸脱，逆流を示唆）からSBSが疑われた．胸部X線（前後径/横径比25％）と心エコーの結果（僧帽弁逸脱と軽度の逆流を証明）からも，さらにその可能性が高くなった．

Advanced Lecture

筆者は，病歴聴取などから胸痛の原因が虚血性心疾患によるものであるという医師の診断確信度（physician's index of suspicion）[16] がある程度高く見積もられる場合，例えば70～80％以上見込めると思ったときにはトレッドミル運動負荷試験は行わない．トレッドミル運動負荷試験の感度と特異度をおのおのおおむね70％程度とすると陰性尤度比は0.43で，事前確率が80％以上あればトレッドミル運動負荷試験で陰性であったとしても，虚血性心疾患である確率は60％をくだらないからである．虚血性心疾患で起こる可能性のあるイベントのインパクトを考えると，この確率では否定したくない．したがって，陰性であっても虚血性心疾患として扱うことには変わりない．一方，**負荷心筋シンチグラフィー**は虚血の範囲や程度を見ることができるので，治療方針を決定するのに役立つ．負荷心筋シンチグラフィーの結果が多枝病変を示唆する場合，薬物療法のみの場合よりも機械的インターベンション（経皮的冠動脈形成術，大動脈-冠動脈バイパス手術）を施行した方が予後がよい可能性があるからである．このように**検査計画を組立てるときには，その結果を受けて診断や診療行為をどう変えるのかをあらかじめ考えておくことが大事**である．

診断がつかない場合も，より悪い場合を想定して対処することが大事．不定愁訴のように思えても，絶対に邪険にしない．筆者は外来でフォローしている間に肺門部の腫瘍が明らかになった例を経験した．帰宅させるときも「今は所見がなくても，後ではっきりしてくることもあります．症状が持続したり，悪化するようならもう一度受診してください」と伝える．胸痛にはkiller diseaseが隠れていることを肝に銘じておきたい．

文献・参考文献

1) Verdon F, et al：Chest pain in daily practice: occurrence, causes and management. Swiss Med Wkly, 138：340-347, 2008

2) Klinkman MS, et al：Episodes of care for chest pain: a preliminary report from MIRNET. Michigan Research Network. J Fam Pract, 38：345-352, 1994

3) Karlson BW, et al：Patients admitted to the emergency room with symptoms indicative of acute myocardial infarction. J Intern Med, 230：251-258, 1991

4) Swap CJ & Nagurney JT：Value and limitations of chest pain history in the evaluation of patients with suspected acute coronary syndromes. JAMA, 294：2623-2629, 2005. Erratum in JAMA, 295：2250, 2006

↑急性冠症候群の症状の尤度比に関するメタアナリシス．

5) Simel DL：第35章 アップデート：心筋梗塞．「JAMA版 論理的診察の技術」（Simel DL & Rennie D/編，竹本 毅/訳），pp473-477，日経BP社，2010

↑JAMAのThe Rational Clinical Examinationの和訳版．各疾患の症状，所見，検査についてのエビデンスがまとまっている．臨床医必携と思う．

6) Prabhu SD：第33章 胸痛．「聞く技術―答えは患者の中にある（下）」（Tierney LM & Henderson MC/編，山内豊明/監訳），pp281-290，日経BP社，2006

7) Sarwar N, et al：Diabetes mellitus, fasting blood glucose concentration, and risk of vascular disease: a collaborative meta-analysis of 102 prospective studies. Lancet, 375：2215-2222, 2010. Erratum in Lancet, 376：958, 2010

8) Wells PS, et al：Derivation of a simple clinical model to categorize patients probability of pulmonary embolism：increasing the models utility with the SimpliRED D-dimer. Thromb Haemost, 83：416-420, 2000

9) Kline JA, et al：Prospective multicenter evaluation of the pulmonary embolism rule-out criteria. J Thromb Haemost, 6：772-780, 2008

10) Stern DCS，他：胸痛の原因をどのように調べてゆくか？「考える技術 臨床的思考を分析する」（Stern DCS，他/著，竹本 毅/訳），pp81-102，日経BP社，2007

11) RAWLINGS MS：Straight back syndrome: a new heart disease. Dis Chest, 39：435-443, 1961

12) DELEON AC Jr, et al：THE STRAIGHT BACK SYNDROME: CLINICAL CARDIOVASCULAR MANIFESTATIONS. Circulation, 32：193-203, 1965

13) O'Connor RE, et al：Part 9: Acute Coronary Syndromes: 2015 American Heart Association Guidelines Update for Cardiopulmonary Resuscitation and Emergency Cardiovascular Care. Circulation, 132：S483-S500, 2015

14) Antman EM, et al：The TIMI risk score for unstable angina/non-ST elevation MI: A method for prognostication and therapeutic decision making. JAMA, 284：835-842, 2000

15) Newby LK, et al：ACCF 2012 expert consensus document on practical clinical considerations in the interpretation of troponin elevations: a report of the American College of Cardiology Foundation task force on Clinical Expert Consensus Documents. J Am Coll Cardiol, 60：2427-2463, 2012

16) 森實敏夫：第2章 診断をつける．「わかりやすい医学統計学」（森實敏夫/編），pp9-17，メディカルトリビューン，2004

↑医学統計学の本であるが，ベイズの定理，事前確率さらには治療域値や検査閾値などの決断分析についても触れている．

プロフィール

澤村匡史（Tadashi Sawamura）

済生会熊本病院集中治療室　医長

初期研修医の方々へ：みつごの魂百までといいます．はじめの数年間の研修で身につける知識・技術・思考過程は，その後の皆様の考え・ふるまいに大きく影響します．正しい“クセ”が身につくように心がけるとよいと思います．

現在の興味：時間がなくてなかなか勉強できませんが，決定分析や，費用効果分析に興味があります．

2. 動　悸

不整脈を訴える患者さんを診たときに考えること

上田茂之

Point

- 動悸の原因は，本当に心源性？
- 治療の必要性がある不整脈？
- 緊急性のあるもの〔心室頻拍症（VT）と心室細動（VF）〕は即治療！
- 最後に，QOLの改善もめざした治療を！

症例

35歳の男性

既往：特になし．

現病歴：最近仕事が忙しく，また生まれたばかりの子どもの夜泣きにも悩まされている．今までに気がついたら動悸（リズム整でやや早い）を10分程度感じたことはあるが，自然に消失していた．最近同様の発作の頻度が増加してきたため，心配で来院．

身体所見：身長170 cm　体重75 kg　血圧110/50 mmHg　脈拍80回/分，心音正常，呼吸音は正常，胸部X線写真に異常なし．心エコー検査では，軽度僧房弁逆流症を認めるが，左室収縮能は正常．来院時の心電図は，正常洞調律．今は，症状は落ち着いているとのこと．

研修医がこの大変不安そうな患者さんを前に，次にどうしたものかと悩んでいる．

動悸へのアプローチ

1. まず除外すべき疾患

■ 動悸！ それは，心源性？ 非心源性？

動悸だから，当然心源性（頻脈性不整脈）と思われるかもしれないが，意外に非心源性の動悸もある．ある報告では携帯型心電計を用いたスタディーで，患者さんが動悸を感じたとき，実は洞調律もしくは洞性頻脈であったのは，スタディーによるばらつきはあるが，10～66％と意外に多かった[1～3]．そのため，動悸を訴える患者さんを診たときは，甲状腺機能のチェックや，貧血などの全身状態を調べて，非心源性（頻脈性不整脈以外）の要素もチェックする必要があると考えられる．

表1　有症状時に記録された不整脈の種類

<table>
<tr><th colspan="2">文献1（n＝100）</th><th colspan="2">文献2（n＝61）</th><th colspan="2">文献3（n＝660）</th></tr>
<tr><td>心房細動</td><td>10.0％</td><td rowspan="2">上室頻拍</td><td rowspan="2">26.2％</td><td>心房細動/心房粗動</td><td>7.0％</td></tr>
<tr><td>上室頻拍</td><td>3.0％</td><td>上室頻拍</td><td>6.5％</td></tr>
<tr><td>多形性心室頻拍</td><td>1.0％</td><td>心室性不整脈</td><td>4.9％</td><td rowspan="2">心房期外収縮</td><td rowspan="2">14.0％</td></tr>
<tr><td>心房期外収縮の連発</td><td>3.0％</td><td rowspan="2">房室ブロック</td><td rowspan="2">4.9％</td></tr>
<tr><td>心室期外収縮の連発</td><td>9.0％</td><td>心室期外収縮</td><td>12.0％</td></tr>
<tr><td>期外収縮（心房 or 心室）</td><td>27.0％</td><td rowspan="2">洞調律</td><td rowspan="2">11.5％</td><td rowspan="2">徐脈性不整脈</td><td rowspan="2">6.6％</td></tr>
<tr><td>徐脈性不整脈</td><td>6.0％</td></tr>
<tr><td>洞性頻脈</td><td>10.0％</td><td>記録なし</td><td>52.5％</td><td>洞性頻脈</td><td>30.0％</td></tr>
<tr><td>使用記録なし</td><td>31.0％</td><td>ペースメーカー不調</td><td>8.2％</td><td>洞調律</td><td>36.0％</td></tr>
</table>

有症状時に記録された波形パターンと各観察研究での頻度を示した．またそのパターンが洞調律または洞性頻脈であったものを赤色で強調した（文献4 p. 102より引用）

次に多いのは，多少の前後はあるが，いわゆる心源性（頻脈性不整脈）である．代表的なものでは，期外収縮，心房細動，上室性頻拍があげられる．しかし，意外に徐脈性不整脈を6％前後も認める報告があるように，**動悸時の自己検脈がその鑑別に有効**であることがわかる（表1）．

2. 頻脈性不整脈の診断・治療のポイント

1 頻脈性不整脈の治療目的

頻脈性不整脈は自覚症状や心臓ポンプ機能障害，不整脈死を起こすことがある．すなわち，モニターで散見する程度の期外収縮のみを治療ターゲットとはせず，頻脈性不整脈の治療の結果，**QOL，運動耐容能，生命予後の改善**を目標とする．

2 頻脈性不整脈をみたときの注意すべきポイント

心源性の動悸（意外に鑑別が簡単な頻脈性不整脈）を鑑別するために心電図での検討を行う．

●知っていると役に立つ身体所見，Tips

頻脈性疾患でのポイントは，以下の3つである

①バイタルは安定か？

②幅の狭いQRSか？ 幅の広いQRSか？

③R－R間隔は規則的？ 不規則？（図1）

＊幅の広い or 狭いとは，QRS幅が120ミリ秒以上かそれ未満かで判別．

3 頻脈性不整脈の鑑別方法

1）治療を急ぐ心室性頻拍症（VT，Vf）

幅の広いQRSの頻脈性不整脈でおそらく見逃すことはないとは思うが，非常に焦る頻脈性不整脈の1つに心室頻拍症（ventricular tachycardia：VT），心室細動（ventricular fibrillation：Vf）があげられる．できることは1つで，焦らずに**電気的除細動〔VTは同期下，Vfは非同期下単相性360 J（二相性120～200 J）〕**を行うことである〔バイタルが安定しているVTならば，アミオダ

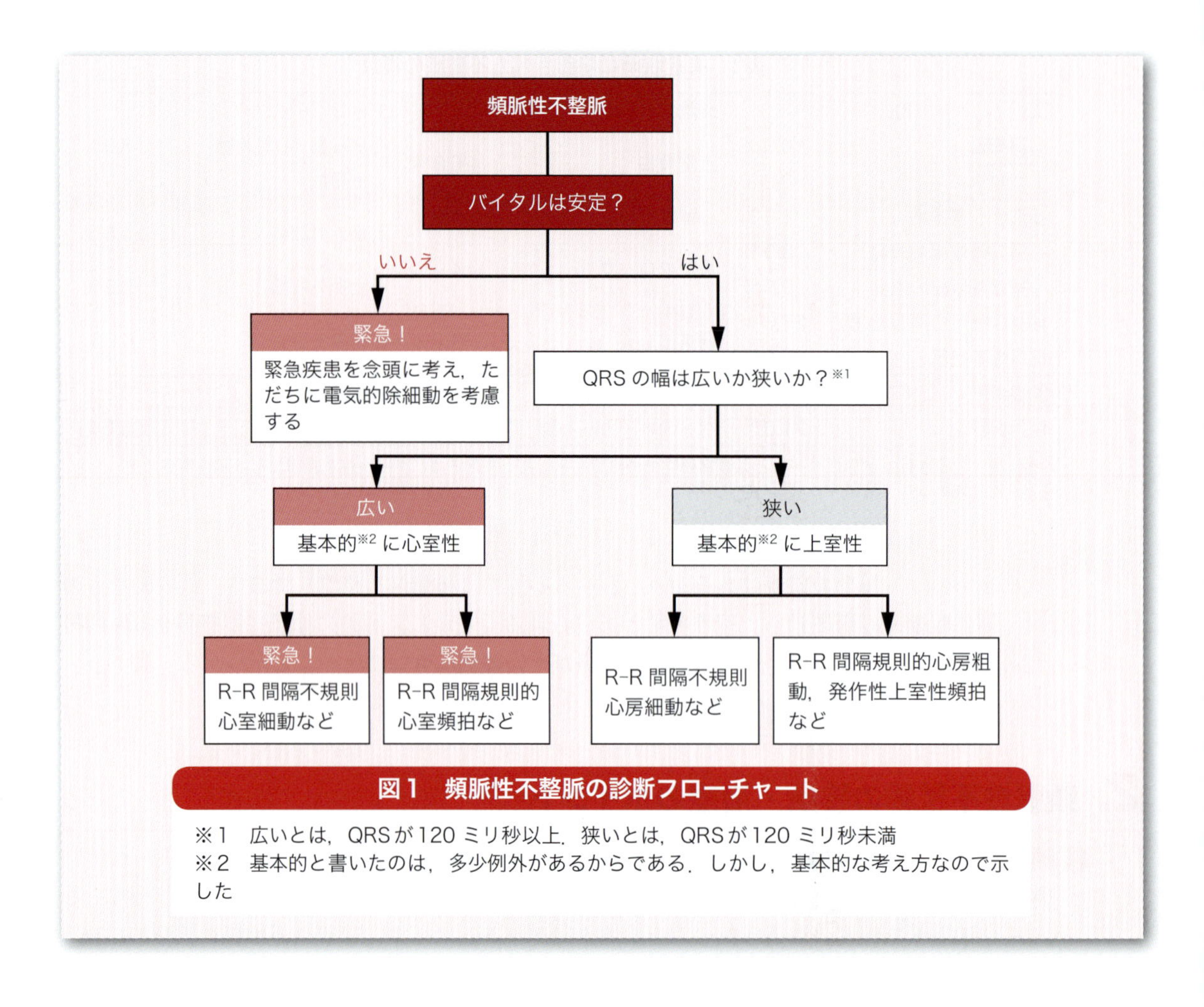

図1　頻脈性不整脈の診断フローチャート

※1　広いとは，QRSが120ミリ秒以上．狭いとは，QRSが120ミリ秒未満
※2　基本的と書いたのは，多少例外があるからである．しかし，基本的な考え方なので示した

ロン（**アンカロン® 注150**）を使用することも可能〕．治らなければ，ACLSにのっとって心肺蘇生術をすみやかに開始する．

忘れちゃいけない原因検索！ 洞調律に復帰後の心電図で，虚血性心疾患が隠れていないか，**Brugada症候群**の可能性がないか，QT延長は？ 低カリウム血症などの可能性をチェックするのと同時に，採血を行い電解質で実際にカリウムなどを中心に異常がないか確認する．病歴で内服薬や家族歴などを十分聴取する必要がある（稀だが，なんとガスター® でもQT延長することがある）．その他，広いQRS幅の頻脈性不整脈の鑑別として，上室性頻拍＋変行伝導と上室性頻拍＋WPW（Wolf-Parkinson-White）症候群の可能性はあるが，**バイタルが不安定**（ショックバイタルなど）なら**電気的除細動**が必要になる．もし，状態が比較的安定しているなら，上室性頻拍の原因が心房細動であった場合，脳梗塞などのリスクもあるので，発症して48時間以上経っているならば電気的除細動よりは**抗不整脈薬**〔ベラパミル（ワソラン® など）〕でレートコントロールしたうえで，抗血栓療法〔ワルファリン（ワーファリン®）〕を開始する必要がある．48時間以内であれば（一応比較的可能性は低いが，血栓症のリスクはあるため，脳梗塞などの可能性を必ず説明したうえで）電気的除細動（同期下除細動・単相性100～200 J/二相性100～120 J）を考慮する．図2に幅の広い（wide）QRSの頻脈の鑑別診断のフローチャートを載せた（**くれぐれもバイタルの不安定な患者を放っておいて，心電図を前に“どっちかな～？”と悩まないこと！ バイタルが不安定なら，すぐに電気的除細動が必要と考えなければならない**）．

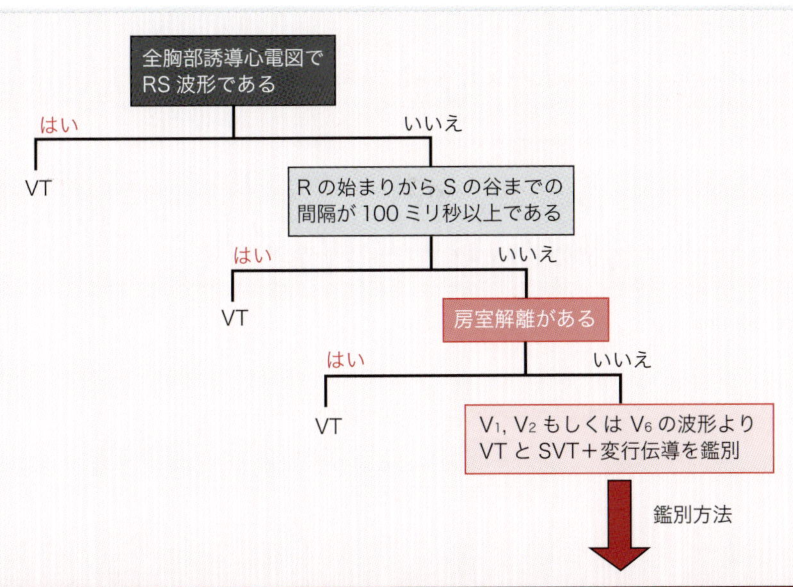

V_1 V_2もしくはV_6の波形より鑑別

右脚ブロックパターン	感度	特異度	左脚ブロックパターン	感度	特異度
・V_1で単相性R波→VT	60	84	・V_1およびV_2でR波の幅＞30ミリ秒，R波からS波の谷までの間隔＞60ミリ秒 かつノッチのあるS波→VT	100	89
QRかRS→VT	30	98			
3相性波→SVT	82	91			
・V_6でR/S＜1→VT	41	94	・V_6誘導で		
QSかOR→VT	29	100	QRおよびQS→VT	17	100
単相性R波→VT	1	100	単相性R波→SVT	100	17
3相性→SVT	64	95			

図2　Wide QRS波形の頻脈での診断フローチャート

554人の頻脈性不整脈の患者を対象に，上記のアルゴリズムを用いた上室もしくは心室性不整脈の診断を行ったときの感度，特異度は感度98.7％　特異度96.5％.
VT：ventricular fibrillation（心室頻拍症），SVT：supraventricular tachycardia（上室性頻拍）．文献5を参考に作成

また，多形性心室頻脈（torsades de pointes）でも幅の広いQRSで，R波が波打つような特殊な波形を示す頻脈性不整脈に対しては，マグネシウム1～2 gを5％ブドウ糖液10 mLに溶かして，5～20分かけてゆっくり静注（髄内投与も可）する．場合によっては，一次ペーシングなどが必要になることもあるので，やはり疑ったらまず循環器内科専門医に相談する（図3）．

●Advanced Lecture

①ベラパミル感受性心室頻拍症

一部若年男性に多い，**ベラパミル感受性心室頻拍症**というものがあり，「QRSの波形が**左軸偏位右脚ブロック**（約90％）→左脚後枝領域由来のVT」のものと，「**右軸偏位右脚ブロック**（約10％）→左脚前枝領域由来のVTタイプ」および「**幅の狭いQRSタイプ**（1％未満）」の3種類がある．心室頻拍の停止には，ベラパミルが確かに有効だが，バイタルが不安定ならやはり，電気的除細

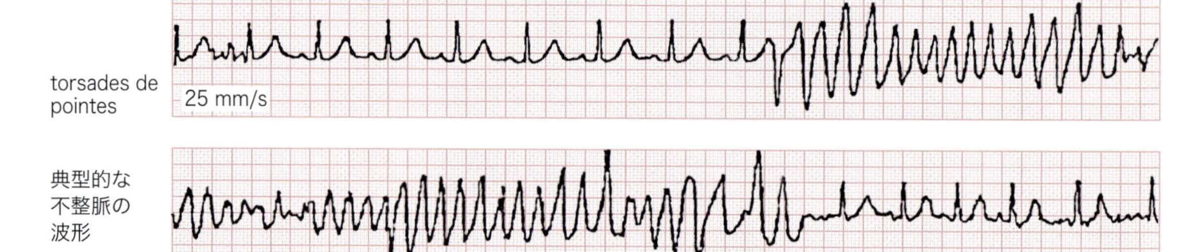

図3　torsades de pointes
文献6より

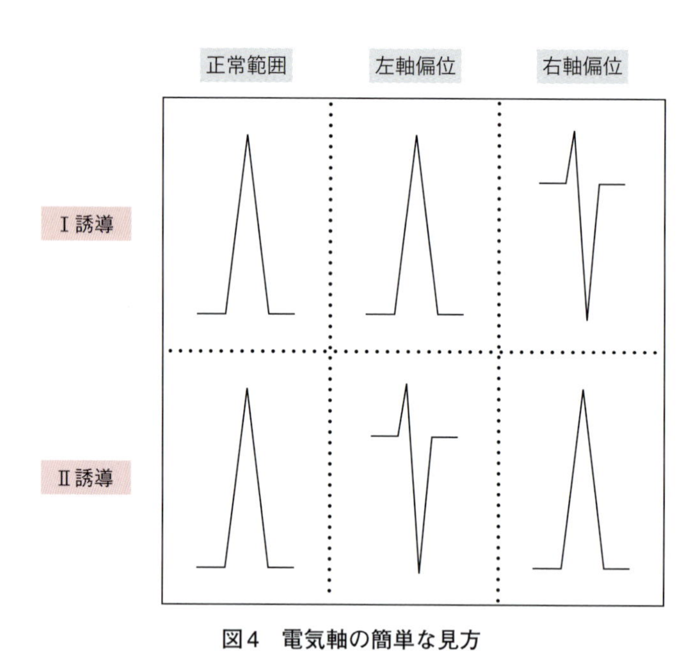

図4　電気軸の簡単な見方

動（DCショック）が必要となる．
その他に上室性不整脈＋変行伝導，上室性不整脈＋WPW症候群やtorsades de pointesもあるが，後述する．

②電気軸の簡単な見方

右軸偏位，左軸偏位とでてきたので，電気軸の簡単な見方を紹介する．日常診療においてはおおよその軸偏位がわかれば十分なことが多い．図4を参考にすると大体，正常軸，左軸偏位，右軸偏位がわかる．
Ⅰ，Ⅱ，Ⅲ誘導でR波とS波が同じくらいの高さのときは，軸を決めるのが困難であるので，不正軸と呼ぶ．

2）診断に迷う上室性頻拍症

上室性不整脈の場合は，R-R間隔が一定なら，**心房頻拍症**，**心房粗動**，**発作性上室性頻拍**（図5）を考え，不規則な場合は**心房細動**と考える．**心房頻拍症と洞調律の心電図での違いは**，

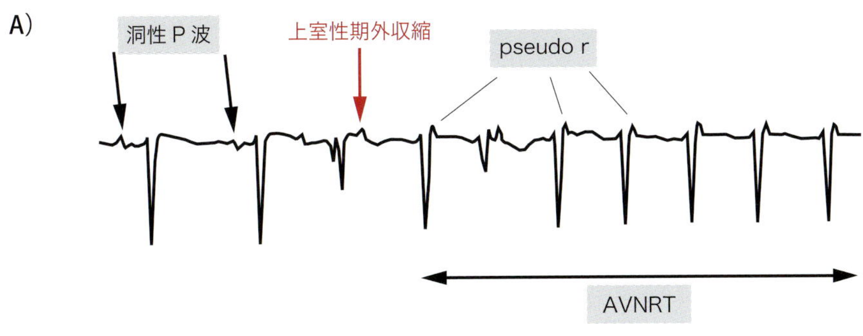

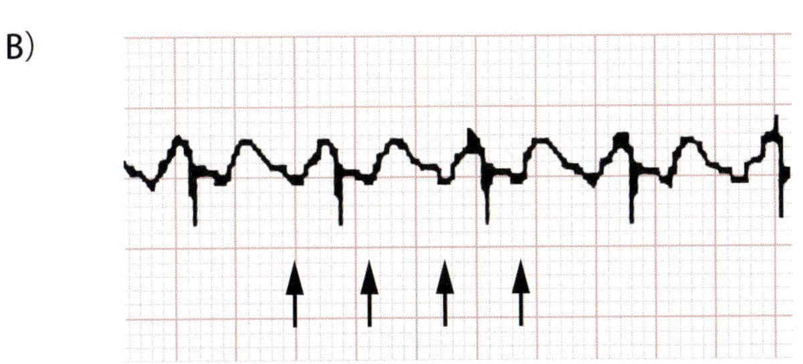

図5　発作性上室性頻拍の心電図
A）PSVT（AVNRT）の発作時の心電図，B）鋸の歯のようなF波を伴う心房粗動．文献7より

P→QRSの順序は一緒なのだが，頻脈のときのP波の形が違う〔波形の違いが微妙なこともあるので，洞調律（非頻脈時）のP波形とよく見くらべることが必要〕．心房粗動はF波（波打ったような波形，図5B）で気がつき，発作性上室性頻拍（paroxysmal supraventricular tachycardia：PSVT）では，QRS波のなかにP波が入り込んでしまいP波が見えない，または，QRS波の後半部分にP波が隠れている波形でわかる（図5A）〔**房室リエントリー頻脈（AV node re-entrant tachycardia：AVNRT）**か**房室結節リエントリー頻脈（AV re-entrant tachycardia：AVRT）**かの鑑別は後述〕．

3）発作性心房頻拍への対応

発作性心房頻拍と診断し，バイタルが不安定なら，電気的除細動を，血圧が安定なら，①迷走神経刺激手技→房室結節伝導抑制薬（ワソラン®など）を使用する．それでも持続するときは，可能なときは鎮静薬を投与した後に②アデノシン（以下ATP）を使用→（無効な場合）Naチャネル遮断薬を考慮する．ATPを使用するときは，**（必ず！）喘息がないことを確認し**，ATP 6 mg（止まらなければ12 mg）を一気に静注（ATPは半減期が大変短い薬なため，一気に静脈注射し，生理食塩水20 mLなどですぐに後押しする必要がある）すると，あっという間に止まることがある．

●発作性心房頻拍停止時の心電図の注意点

停止時の心電図をしっかりとっておくと，AVRTかAVNRTなのか鑑別がつくため，記録するように心掛ける．Pが見えているのに発作が停止していれば，AVNRT．

停止しなければ，Naチャネル遮断薬，例えばシベンゾリン〔シベノール®1A（成人では1.4 mg/kg，高齢では0.7 mg/kg）〕＋5％ブドウ糖液20 mLを5分以上かけてゆっくり，心電図モ

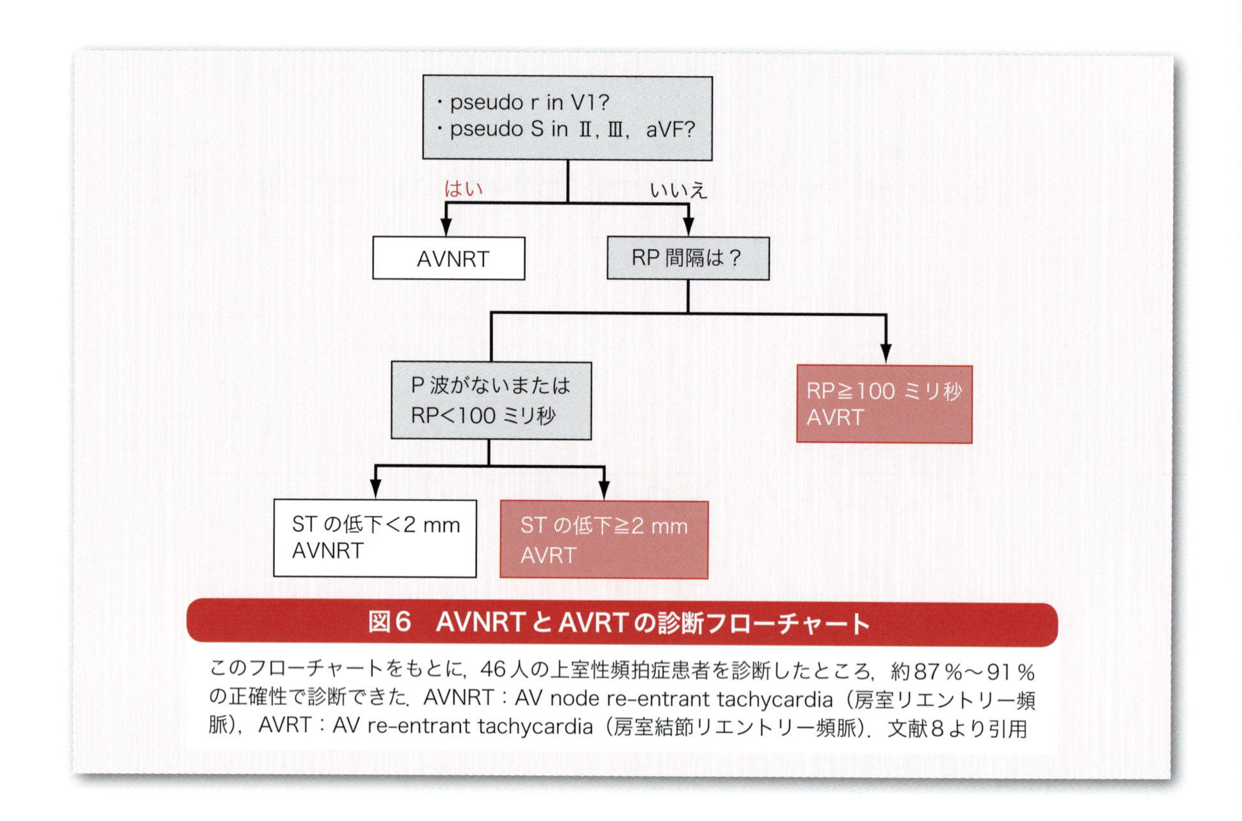

図6　AVNRTとAVRTの診断フローチャート

このフローチャートをもとに，46人の上室性頻拍症患者を診断したところ，約87％～91％の正確性で診断できた．AVNRT：AV node re-entrant tachycardia（房室リエントリー頻脈），AVRT：AV re-entrant tachycardia（房室結節リエントリー頻脈）．文献8より引用

ニターを見ながら静脈注射する．それでも停止しなければ，除細動（必ず同期下で単相性50 J～）を考慮する（**低エネルギーでの非同期下電気的除細動は，VFを誘発するため注意が必要！** また，胸部X線写真で，心胸郭比60％以上ある場合や，心電図で虚血性心疾患を疑わせる所見があれば，薬剤を試みるよりも除細動を行った方が，多くの抗不整脈薬には**陰性変力作用**があるため無難なことが多い）．

●ワンポイントアドバイス

薬は，腎機能の悪い患者さんの場合，減量が必要である．シベノール®などの多くの抗不整脈薬は人工透析では除去できず，透析後に循環血液量が減少し，かえって血中濃度が上昇することがあるため，注意が必要．

せっかく薬での治療が成功しても，残念ながら発作性心房頻拍症の根治とはならないため，くり返すようなら，カテーテルアブレーションの適応になる．そのためにもAVNRTか，AVRTかの鑑別ができれば必要となる．AVNRTか，AVRTかの簡単な診断フローチャートを載せておく（図6）が，あくまで目安である．確定診断は心臓電気生理学的検査をしないと，わからないこともしばしばある．

4）その他の上室性不整脈への対応

発作性心房頻拍については上記で述べたが，その他の上室性不整脈の場合であれば，心房細動，心房粗動，上室性頻拍症などがある．いずれにしても，焦る必要はあまりない．胸部X線写真で心胸郭比の異常などなく，心電図でⅡ度以上の房室ブロックがなければ，ワソラン®内服または，ゆっくり点滴注射（生理食塩水50 mLにワソラン®1Aを溶かして，30分以上かけてゆっくり点滴）することで，脈拍を落ち着ける．心胸郭比で60％以上ある場合，または頻脈以外の心電図変化を認めた場合は，心機能が低下している危険性があるので，ジギタリス製剤を使用した方がよいこともある．そのときは，あとからでもよいので，心エコーで心臓の機能を実際に評価しておいた方がよい．

●ワンポイントアドバイス

ジギタリス製剤を使用するときは，中毒にしては絶対にいけないので，腎機能のチェックと，低カリウム血症には注意する！ 心機能の低下している患者さんは，利尿薬を内服していることが多いため，特に注意が必要．また，最近では運動耐容能や労作時の頻拍を抑える効果がジギタリス製剤にはないことと，発作性心房細動に対しては，むしろ慢性化する作用があることから，ジギタリス製剤の使用頻度は以前より減少している．しかし，β遮断薬などを**心機能の低下している患者さん**に安全に導入する際には，**ゆっくりと内服量を増量する必要があるので（速すぎると，陰性変力作用で心不全の増悪をきたす）**，結果的に時間がかかると思う．とりあえずの方法としてジギタリス製剤の使用はよい適応だと考える．いずれ状態が落ち着いたらβ遮断薬やカルシウム拮抗薬などに切り替えていく必要がある．
また，ちなみに心房細動＋顕性WPW症候群（Δ波が見えるタイプ）の患者さんに，**ジギタリスを投与すると副伝導路の不応期を短縮する**作用があるため，恐ろしいことになるので，絶対投与してはいけない．そのときの治療は，電気的除細動かピルジカイニド（サンリズム®）を使用する．

Advanced Lecture

1. 心房細動について

ある報告では，2000年に慢性心房細動の患者は日本に約72万人存在しているとされ，2020年にはなんと100万人を超えるとされている．慢性心房細動だけでもこの数字なので，発作性心房細動まで含めるとかなりの数の患者が存在することになる．また，**J-RHYTHMという臨床試験結果からは，（発作性，慢性）心房細動の患者の約10％が糖尿病をもち，約40％が高血圧の基礎疾患をもつことがわかる**（表2）．

このことからも，心房細動患者の多くはすでに頻脈性不整脈を専門にした循環器内科ではなく，紹介元のかかりつけ医と十分な人間関係を築いている．そして心房細動を発症したとき，重篤な病態でない限りは，患者はこれまで診てもらった先生にそのまま心房細動も診てもらいたいと願っている．

ある研究では，患者の生命予後に対しては，心房細動そのものよりもその裏にある**基礎疾患（心不全，糖尿病，脳梗塞の既往など）が最も強い影響を及ぼしている**ことがわかってきている．最も強い因子をまず制御しておくことは，医療の基本的な考え方である．

そこで，心房細動の患者に出会ったら，極端にいえば，**まず心房細動をみないようにするくらいの姿勢を心掛けよう．まずは全身管理をしっかりと行う**．心房細動ばかりをみていると，結果的に足元をすくわれるので，まずは発想の逆転が必要であるということを，心臓血管研究所の山下武志先生も著書のなかで述べておられる[9]．

表2　J-RHYTHM試験に登録された患者の背景

	発作性心房細動	持続性心房細動
症例数	823	163
平均年齢	64.7 ± 11.3	64.0 ± 10.4
男性	69.3 %	74.9 %
冠動脈疾患	7.4 %	6.1 %
心臓弁膜症	5.6 %	9.8 %
心筋症	1.6 %	3.1 %
心不全の既往	3.6 %	10.4 %
TIA の既往 / 血栓塞栓症	6.3 %	8.6 %
高血圧	**42.8 %**	**44.2 %**
糖尿病	**11.7 %**	**12.3 %**
左室駆出率	66.4 ± 9.9 %	63.6 ± 12.2 %
左房経（mm）	38.4 ± 7.0 mm	42.7 ± 7.7 mm

TIA：一過性脳虚血発作　　J-RHYTHM 試験（2007 年）より
文献9　p. 10より引用

また，ある報告では，心房細動を洞調律に正常化する行為が必ずしも脳梗塞の予防につながらないことが明確に示されている．こうしたことからも脳梗塞の予防は，頻脈性不整脈の治療の有無にかかわらず，独立して必要な治療といえる．また，十分な脳梗塞の予防と治療を行っていても，全身管理が悪ければ（血圧などが十分コントロールできていなければ），その予防効果は期待したほどではないことがわかる（図7）．

ここではじめて症状をとり除くために，心房細動自体の治療について考える．その目的は，症状をとるための治療であり，決して生命予後をよくするためや，脳梗塞を予防するためになどという大それた目的ではない．あくまでも患者のQOLの向上，満足度向上にあると考えている．心房細動以外の患者背景が，最も患者の生命予後に影響するため，脳梗塞の予防も含めた全身管理が最も重要であることがわかっている．治療には，主にⅠ群の抗不整脈薬を用いる．種類は，なんでもよいが，少なくとも使用する薬の副作用や代謝経路は熟知しておく必要がある（図8）．

●心房細動の患者のポイント

- common diseaseである心房細動発症の原因は，common diseaseにある．
- 高血圧の患者が心房細動を合併すると，生命予後は比較的不良である．
- 心不全合併した心房細動患者は，発症後数カ月間は死亡率が高いため，注意が必要である．しかし，その後の死亡率は洞調律患者と大きな違いがない．
- 血圧コントロールが不十分なら，いくら脳梗塞の予防（ワーファリン® 内服）を行っても，脳梗塞は思ったほど減少しない．
- 洞調律維持と心拍数調節との間で，心不全発症率は変わらない．
- 心不全患者の生命予後は，洞調律維持と心拍数調節という治療方針の間に違いがない．

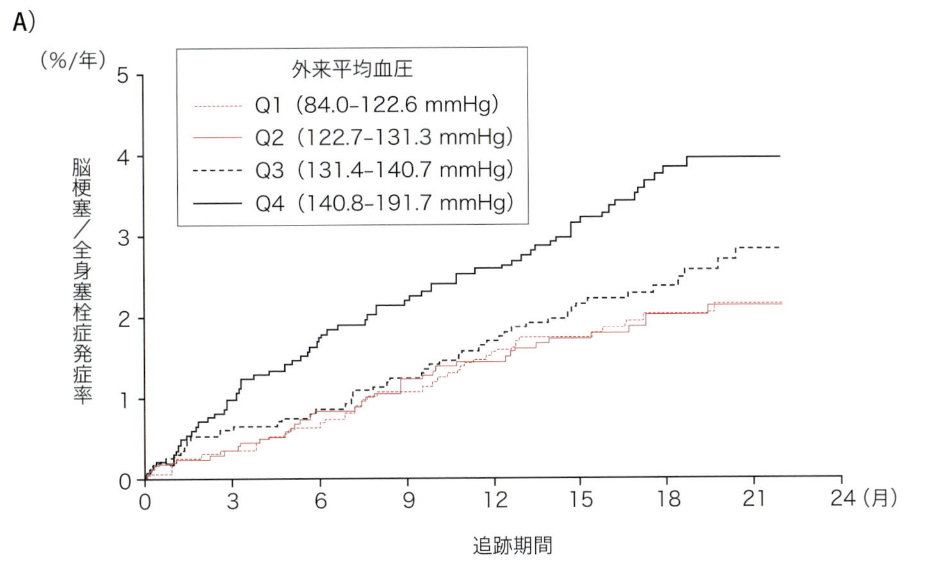

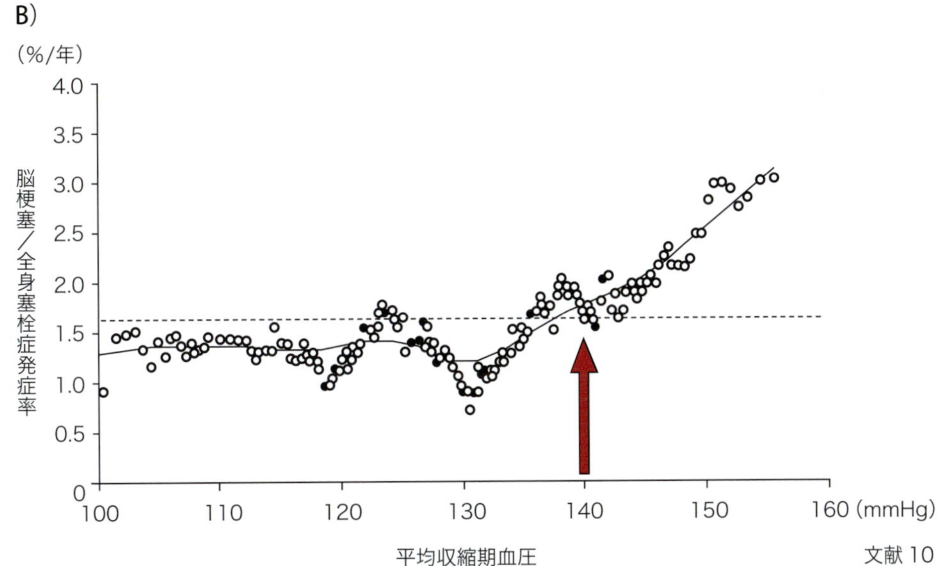

図7　高血圧と脳梗塞／全身塞栓症発症率の関係

A）では，外来平均血圧が上がれば上がるほど（Q1→4），脳梗塞の発症率が約2倍高いことがわかる．平均血圧とは，体の組織の細い血管の血圧であり，近似的には平均血圧＝（収縮期血圧＋2×拡張期血圧）/3で示される値である．B）では平均収縮期血圧が140 mmHgを境に脳梗塞発症のリスクが増加していることがわかる．文献9　p.36より引用

2. 抜歯時の注意点について…

ワーファリン®内服中の患者さんが，**抜歯のためワーファリン®の中止を歯科医の先生から，求められることがあると思うが**，心房細動治療（薬物）ガイドライン（日本循環器学会）でも，ワーファリン®継続下での抜歯が勧められているため，安易な中止には注意する[11]．約1％の頻度で重篤な血栓塞栓症を発症するし，抗血栓薬継続下での抜歯の安全性はランダム化比較試験や観察研究として報告されている．

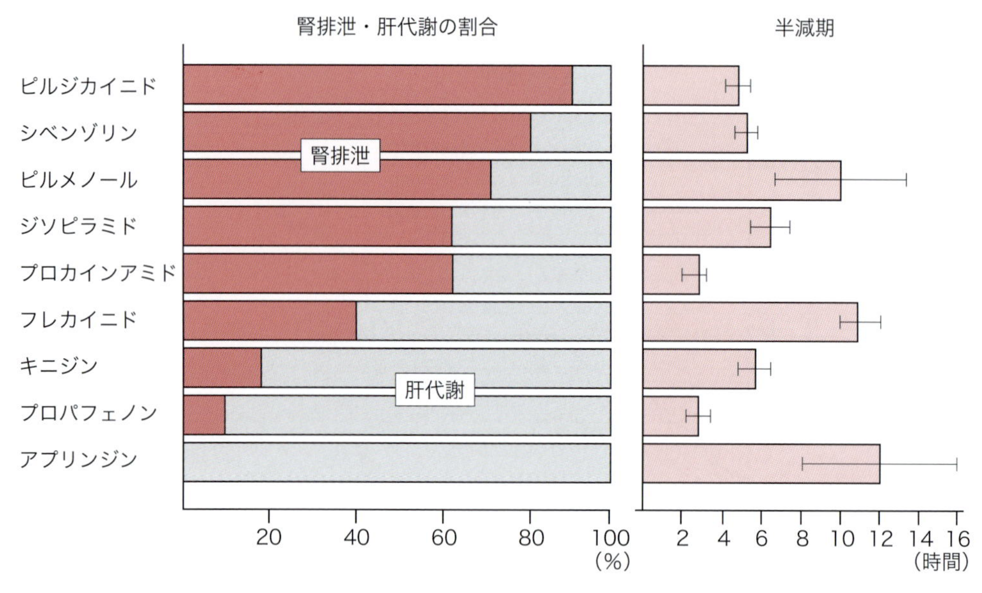

図8 抗不整脈薬の代謝経路と代謝時間（半減期）
文献9 p.100より引用

おわりに

若い医師へのメッセージである（内省も含めて）．冒頭で述べた患者さんのように，動悸の症状を訴える患者さんは，今後診療していくうえで意外に多いことに気づくだろう．しかし，何度24時間ホルター心電図をつけても，明らかな頻脈性不整脈が見つからないにもかかわらず動悸を感じている患者さんが確かにおられることにも気づくと思う（冒頭の患者さんも洞調律で動悸を感じておられた）．しかし，動悸という症状は結構不快な症状で，大変不安を感じる症状だと考える（やはり，心臓の症状には神経質になるだろう）．そんなときは，洞調律だから大丈夫なはずだ！という気持ちはいったんおいて，内科の醍醐味と考えよう．その患者さんの訴えに耳を傾けて，動悸の原因が何なのか一緒に原因を検索していくようなスタイルで，診療に臨むとよい（場合によっては，軽い抗不安薬が有効なこともある）．また，真剣に向き合うと，意外な原因が見えてくることもある．

文献・参考文献

1) Brown AP, et al：Detection of arrhythmias：use of a patient-activated ambulatory electrocardiogram device with a solid-state memory loop. Br Heart J, 58：251-253, 1987
2) Antman EM, et al：Transtelephonic electrocardiographic transmission for management of cardiac arrhythmias. Am J Cardiol, 58：1021-1024, 1986
3) Wu CC, et al：Utility of patient-activated cardiac event recorders in the detection of cardiac arrhythmias. J Interv Card Electrophysiol, 8：117-120, 2003
4) 「不整脈で困ったら」（山下武志/著），p.102，メディカルサイエンス社，2009
5) Brugada P, et al：A new approach to the differential diagnosis of a regular tachycardia with a wide QRS complex. Circulation, 83：1649-1659, 1991
6) Nia AM, et al：Torsades de pointes tachycardia induced by common cold compound medication containing chlorpheniramine. Eur J Clin Pharmacol, 66：1173-1175, 2010
7) Gordon MS：Electrocardiographic and electrophysiologic feuures of typeI atrial flutter. UpToDate® online ver. 18.3, 2011

8) Jaeggi ET, et al：Electrocardiographic differentiation of typical atrioventricular node reentrant tachycardia from atrioventricular reciprocating tachycardia mediated by concealed accessory pathway in children. Am J Cardiol, 91：1084-1089, 2003
9) 「心房細動に出会ったら」（山下武志/著），p10，p36，p100，メディカルサイエンス社，2008
10) Lip GY, et al：Effect of hypertension on anticoagulated patients with atrial fibrillation. Eur Heart J, 28：752-759, 2007
11) 循環器病の診断と治療に関するガイドライン（2012年度合同研究班報告）心房細動治療（薬物）ガイドライン（2013年改訂版）：http://www.j-circ.or.jp/guideline/pdf/JCS2013_inoue_h.pdf（2017年2月閲覧）

プロフィール

上田茂之（Shigeyuki Ueda）
医療法人社団花水木会鈴張クリニック　理事長

初期研修時は，動悸などを訴える患者さんを診察したときに，自信がなく不安に思うこともあるかもしれません．しかし，緊急対応しなくてはならない疾患は一部です．心電図の解釈がしっかりしていれば，とりあえずの方針を間違ってしまうことはないと思います．まずは，心電図の勉強とACLSの知識をしっかりと身につけておくとよいと思います（実は症例1の患者は，私自身のことでした）．

3. 呼吸困難

喜舎場朝雄

Point

- 喘鳴を伴う呼吸困難の鑑別では胸痛，体重の変化などに注意する
- 臨床経過の特徴から病態に迫る
- 日常生活にどのように影響しているかを評価する

喘鳴を伴う呼吸困難へのアプローチ

症例1

65歳女性

主訴：喘鳴を伴う呼吸困難

既往歴：高血圧（45歳から）のためカルシウム拮抗薬内服中．僧帽弁狭窄（50歳から）のため利尿薬と抗凝固薬内服中．最新の心機能検査では駆出率55％．その他に既往疾患なし

職業：専業主婦

生活歴：喫煙歴，1日10本を20～30歳まで喫煙．飲酒歴，全く飲まない．薬のアレルギーはなし

家族歴：特記すべきものなし

現病歴：約1週間程前から鼻汁・咽頭痛があり，3日前からは労作時呼吸困難が出現した．2日前からは呼吸困難のため夜間も坐位で過ごすことが多くなってきた．咳嗽を伴いながら明け方の覚醒が多い．呼吸困難が徐々にひどくなってきたため定期外来受診．身体所見では頸静脈の怒張が呼気時に主としてみられ，胸部聴診所見では両側に呼気時の喘鳴（wheeze）を聴取しcrackleはなかった．心音は心尖部に最強点を有する汎収縮期雑音を認めた．前脛骨部にわずかに浮腫を認めた．

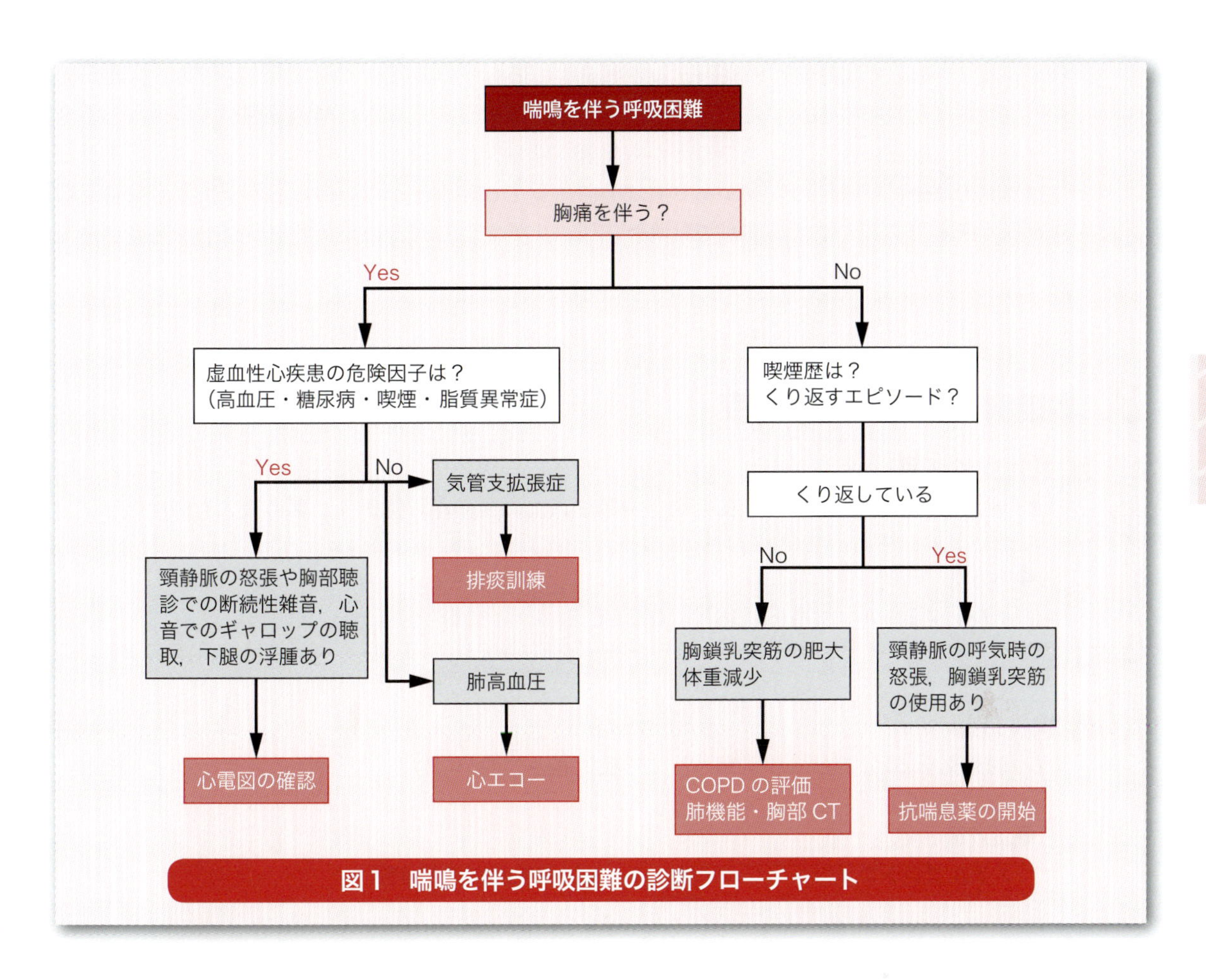

図1　喘鳴を伴う呼吸困難の診断フローチャート

1. まず除外すべき疾患

■ 心筋梗塞

この患者の場合，重喫煙者ではなく，糖尿病や脂質異常症などの冠動脈疾患の危険因子はない．また，前胸部痛もないことから病歴聴取の段階で否定はできると思われる．

●ヒントを引き出す病歴聴取，医療面接のコツ

心筋梗塞の胸痛は圧迫感や絞扼感という質のタイプが多く，痛みの範囲は握りこぶしでおさまる範囲で胸痛の持続時間は30分以上のことが多い[1]．

2. 考えるべき頻度の高い疾患

■ 気管支喘息

この患者の場合，先行するウイルス感染症による上気道症状がある．その後の起坐呼吸から鑑別疾患を絞っていく（図1）．

この患者はこれまで喘鳴をきたしたことはないとのことだが喘息は何歳でも発症しうるといわ

れている[2)]．そして喘息発作の原因となる感染症で最も多いのはウイルス感染症である．喘息発作の急性期は起坐呼吸を呈することが多い．夜間に咳嗽が多くみられ**早朝覚醒**が多いのは心不全よりも気管支喘息に多い．以上のことから気管支喘息発作が最も考えられる．また，身体所見では**頸静脈の怒張**に呼吸性の変動があり胸部聴診所見でcrackleがないのは心不全よりも気管支喘息を疑う所見である．気管支喘息では胸腔内圧の上昇がより大きいため呼気時に静脈還流が停滞するのがその根拠である．

3. 本症例での具体的な治療

1 気管支拡張薬

β_2刺激薬を吸入で20分ごとに使用．中等度以上の発作なら抗コリン薬の吸入も併用[3)]．

●処方例
サルブタモール（ベネトリン®）　0.5 mL

2 抗炎症治療

β_2刺激薬を20分ごとに3回吸入して呼吸状態の改善がなければ経静脈的なステロイド使用．

●処方例
メチルプレドニゾロン（ソル・メルコート）　40 mg　1日4回

3 マグネシウム製剤

ピークフローが自己ベスト値の25％未満または吹けないような重症例においてはマグネシウム製剤を1回のみ1.2 g経静脈的に投与してもよい[4)]．

●処方例
硫酸マグネシウム（マグネゾール®）　1.2 g　1回のみ

4 酸素療法

酸素飽和度が90％未満の呼吸不全を呈している症例においては酸素を**目標値を設定**して投与する．気管支喘息においても酸素の過剰投与はCO_2ナルコーシスのリスクとなる[5)]．

人工呼吸管理の適応としては表に示すような項目があげられる[6)]．

4. 入院適応

標準的な抗喘息治療を施行して4時間観察し，労作時呼吸困難の残存やピークフローが自己ベストの70％未満である場合には入院適応となる[7)]．

表　気管挿管導入の基準

① 呼吸停止または，心肺停止
② 低酸素血症（FIO_2＞50％の条件下でPaO_2＜50 mmHg）
③ 意識の変容を伴う，高度の高炭酸ガス血症（$PaCO_2$＞50 mmHg）
④ 明らかな呼吸筋疲労（呼吸数＞40回/分または，＜6回/分）
⑤ 血行動態不安定例（心不全，低血圧合併例）
⑥ 薬物治療，NPPVに対する治療不応例

NPPV：non-invasive positive pressure ventilation（非侵襲的陽圧換気療法）

5. まとめ

喘鳴を伴う呼吸困難では詳細な病歴聴取と身体所見から重要な疾患を絞り込むことが可能となる．

慢性の労作時呼吸困難へのアプローチ

症例2

70歳男性

主訴：労作時呼吸困難

既往歴：これまで特に疾患の指摘なし

職業：元会社員

生活歴：喫煙歴，1日20本を20～60歳まで喫煙．飲酒歴，機会飲酒．薬のアレルギーはなし

家族歴：特記すべきものなし

現病歴：約1年程前から労作時呼吸困難があった．起床後から午前中に比較的喀痰が多い．呼吸困難が徐々にひどくなり平地でも休まずに500 m以上歩けなくなってきたため外来受診．

身体所見：頸静脈の怒張が呼気時に主としてみられ，胸部聴診所見では呼吸音が両側で低下し吸気早期に粗い（coarseな）crackleを聴取した．心雑音なし．心拍最強点を剣状突起下に認めた．四肢に浮腫は認めなく，ばち状指もなかった．

1. まず除外すべき疾患

1 気管支拡張症（図1）

気管支拡張症では，喘鳴と胸痛を伴い喀痰が毎日あり，また，中等度以上の肺機能障害があると呼吸困難もみられる．一般に非喫煙者に多く，小児期の百日咳・麻疹などのウイルス感染に伴う重症肺炎，成人後の肺結核，**慢性副鼻腔炎の既往**などに伴って二次性に発症する場合が多い[8]．

●知っていると役に立つ身体所見，Tips

気管支拡張症では一般に呼吸音は減弱せず，ばち状指も比較的多いことなどから鑑別可能である．

2 慢性心不全

労作時呼吸困難もさることながら発作性夜間呼吸困難や起坐呼吸がみられることが多い（図2A）．

2. 考えるべき頻度の高い疾患

1 COPD

60歳以上の重喫煙者で**3カ月以上の慢性の経過**の労作時呼吸困難があり喀痰を伴う症例では疑う[9]．中等度以上の肺機能障害のある場合には胸鎖乳突筋，中斜角筋などの呼吸補助筋の肥大を認めることがある[10]．また，急性期には呼気時に優位に頸静脈の怒張がみられる．呼吸音は減弱し吸気早期のcrackleをしばしば聴取する．病歴聴取・身体所見などから本症例はCOPD（chronic obstructive pulmonary disease：慢性閉塞性肺疾患）に合致する．COPDでは慢性の高炭酸ガス血症を伴えば下腿浮腫が生じ，肺性心になると足首の浮腫や顔面浮腫がみられることが多い．ばち状指は滅多に認めない．

2 特発性間質性肺炎

50歳以上の男性に多く，**乾性咳嗽**と**進行性の労作時呼吸困難**が主な症状である．身体所見で胸郭でのfine cracklesの聴取とばち状指が特徴である．進行すると頸部の中斜角筋が肥大する．膠原病を示唆する**皮疹・筋肉痛・関節痛**の出現に注意する．

図2に慢性の労作時呼吸困難の診断フローチャートを示す．呼吸困難では咳嗽の有無や体重減少，身体所見で**全身を評価**することが肝要．

3. 本症例での具体的な治療

抗コリン薬と運動，栄養管理が中心となる．

■ 高齢者の心不全の診断について

ここでは主として高齢者の軽度のうっ血性心不全の治療について述べる．高齢者のうっ血性心不全は呼吸器疾患にもよく合併し，日常診療のなかで重要な鑑別疾患と考える．高齢者の特徴は**脱水**になりやすいこと，電解質異常を容易にきたすことなどがあげられる．日頃の食事の摂取状況，**尿の回数**などを把握し，体調のよいときの**体重**がわかれば大いに参考になる．身体所見では頸静脈の高さ，**腋窩の潤い**や**前脛骨**および**足背の浮腫**などが指標となる．また，エコーで下大静脈の呼吸性変動なども参考になる．血圧の管理と塩分制限は肝要である．

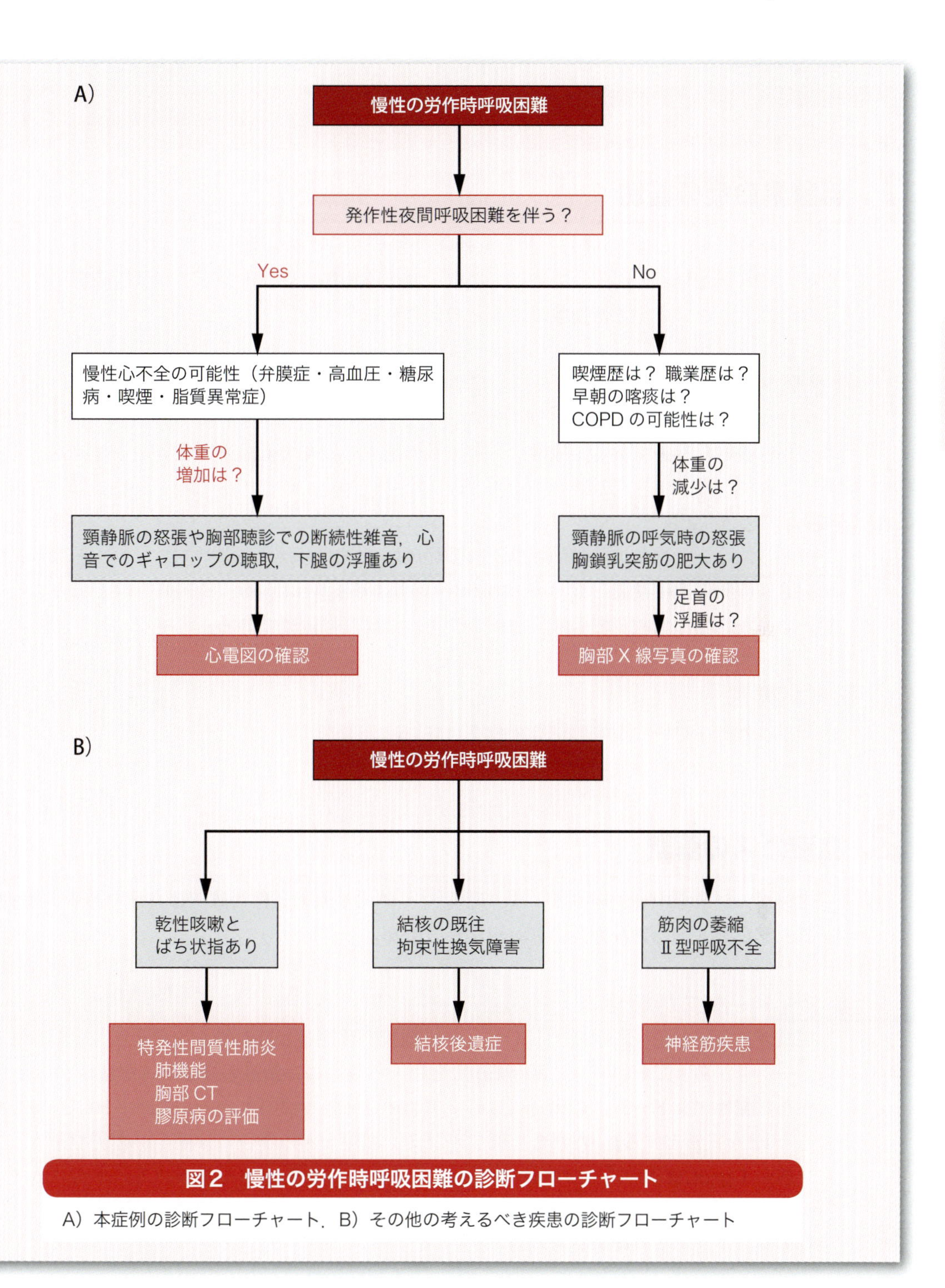

図2　慢性の労作時呼吸困難の診断フローチャート

A）本症例の診断フローチャート．B）その他の考えるべき疾患の診断フローチャート

Advanced Lecture

1. 低酸素血症の鑑別

生理学的に4つの機序がある．肺胞気動脈血酸素分圧較差が開大する（20代で10 mmHg以上，60代で25 mmHg以上）[11] 場合は①**換気・血流不均等**，②**シャント**，③**拡散障害**によると考えられ，開大しないのが④**低換気**によると考えられる[12]．

1 換気・血流不均等

気管支喘息やCOPDなどの閉塞性肺疾患，肺塞栓などの血管病変，間質性肺炎（特に運動時）などが代表的な疾患である．通常，一定の量の酸素の投与で低酸素血症は是正される．

2 右－左シャント

解剖学的なシャントは肺動静脈瘻，肝肺症候群で認められ，生理学的なシャントは無気肺，肺炎，急性呼吸促迫症候群（acute respiratory distress syndrome：ARDS）などでみられる．換気・血流不均等に比較して低酸素血症の改善はしばしば困難である．

3 拡散障害

間質性肺炎，貧血，糖尿病などがあげられる．

2. 血液ガスの解釈

アシドーシスを中心に述べる．まず呼吸数，酸素濃度の条件の確認は必須である．最初に**pH**を読み**アシデミア**，**アルカレミア**か正常かを確認．

■ アシドーシスの場合

炭酸ガス分圧と重炭酸濃度（HCO_3^-）から原因が**代謝性**か**呼吸性**かを考える．一般に呼吸性アシドーシスがあってHCO_3^-が**30 mEq/L**を超える場合には**慢性の炭酸ガス貯留**が示唆される．

また代謝性アシドーシスの場合には必ずアニオンギャップ〔Na^+－（Cl^-＋HCO_3^-）〕を測定する（12を正常とする）．ただし，低アルブミン血症がある場合には補正が必要である．アルブミン値が**1 g/dL低下**するとアニオンギャップ（AG）は**2.5 mEq/L低下**する．さらにΔギャップ〔(AG－12）－（24－HCO_3^-)〕を測定すると（正常は0）隠れた複数の病態も読みとれる[13]．すなわち，下記のように考えられる．

- Δギャップ＞6　：代謝性アルカローシスまたは呼吸性アシドーシスの合併
- Δギャップ＜－6：高クロール性の代謝性アシドーシスまたは慢性の呼吸性アルカローシスの合併

■ まとめ

日常でよく遭遇する呼吸困難を示す主な疾患の鑑別のポイントについて述べた．病歴聴取による経時的な変化と丁寧な身体所見でかなりの鑑別は可能である．

低酸素血症の機序と血液ガスを生理学的に解釈すると治療管理が容易となる．

文献・参考文献

1) 松村理司：19章．「診察エッセンシャルズ」（松村理司/編著），pp184-194，日経メディカル開発，2004
2) Yunginger JW, et al：A community-based study of the epidemiology of asthma. Incidence rates, 1964-1983. Am Rev Respir Dis, 146：888-894, 1992
3) Rodrigo G, et al：A meta-analysis of the effects of ipratropium bromide in adults with acute asthma. Am J Med, 107：363-370, 1999
4) Rowe BH, et al：Magnesium sulfate for treating exacerbations of acute asthma in the emergency department. Cochrane Database Syst Rev, 172：96, 2000
5) Rodrigo GJ, et al：Effects of short-term 28 % and 100 % oxygen on $PaCO_2$ and peak expiratory flow rate in acute asthma：a randomized trial. Chest, 124：1312-1317, 2003
6) FitzGerald JM & Grunfeld A：The management of acute life threatening asthma.「Evidence-based asthma management」, pp233-244, BC Decker, 2000
7) Grunfeld AF & FitzGerald JM：Discharge considerations in acute asthma. Can Respir J, 3：322-324, 1996
8) Smith VM, et al：When to Think of Bronchiectasis and the Investigations to Perform. Clin Pulm Med, 17：7-13, 2010
9) Eisner MD, et al：Lifetime environmental tobacco smoke exposure and the risk of chronic obstructive pulmonary disease. Environ Health, 4：7-15, 2005
10) 喜舎場朝雄：病態を意識した呼吸器疾患の身体診察．レジデントノート，12：43-51，2010
11) Mellemgaard K：The alveolar-arterial oxygen difference：its size and components in normal man. Acta Physiol Scand, 67：10-20, 1966
12) Rodríguez-Roisin R & Roca J：Mechanisms of hypoxemia. Intensive Care Med, 31：1017-1019, 2005
13) Narins RG & Emmett M：Simple and mixed acid-base disorders：a practical approach. Medicine (Baltimore), 59：161-187, 2005

プロフィール

喜舎場朝雄（Tomoo Kishaba）
沖縄県立中部病院呼吸器内科

膠原病に伴う肺病変・びまん性肺疾患に最も関心があります，初期研修医の皆様には病歴聴取のなかで経過というものを常に意識し，身体所見で全身をきちんと評価するという基本姿勢を忘れないでほしいと思います．

4. 咳・痰・血痰・喀血

堀之内秀仁

Point

- 慢性咳嗽の原因は88％～100％で解明可能で，その結果原因に対する特異的な治療が84％～98％で実施可能であると報告されている[1)]
- 咳嗽の鑑別には，発症からの経過時間が有用である
- 血痰，喀血の場合には，大量喀血へのすみやかな対応が重要である
- 咳，痰，血痰，喀血，いずれの症状でも結核を含めた感染対策が重要である

症例

69歳女性

主訴：血痰

現病歴：日ごろから喀痰を伴う咳が多かった．数日前に37.5℃の熱，咳，痰の増強があり，市販の風邪薬で対応していた．熱は改善したが，咳，痰は通常より多い状態が続き，今朝最初に出した痰が全体に暗赤色であった．

既往歴：18歳　肺結核，50歳　気管支拡張症といわれる

生活歴：喫煙歴なし，機会飲酒

※咳，痰の症状を訴えていたため，受付にてマスクの着用を指示した．

〈追加の問診事項〉

血痰の既往：**気管支拡張症**と診断されたのも血痰が出たためで，その後も疲れると血痰がときおり出る．

その後の血痰の出方：早朝に暗赤色のものが出たあと，1時間程度の間隔で咳とともに**鮮紅色**の痰がすじのように混じる．

体重減少：体重は最大50 kgあったのがここ5年程度で減少し現在は40 kg.

微熱，盗汗：なし

〈身体所見〉

身長：150 cm，体重：40 kg

バイタルサイン：**SpO_2 98％**（室内気），体温36.8℃，脈拍84回/分，整，血圧110/68 mmHg，呼吸回数 20回/分.

呼吸音：両肺野にcrackleを聴取する，喘鳴は伴わない．

そのほか明らかな異常なし

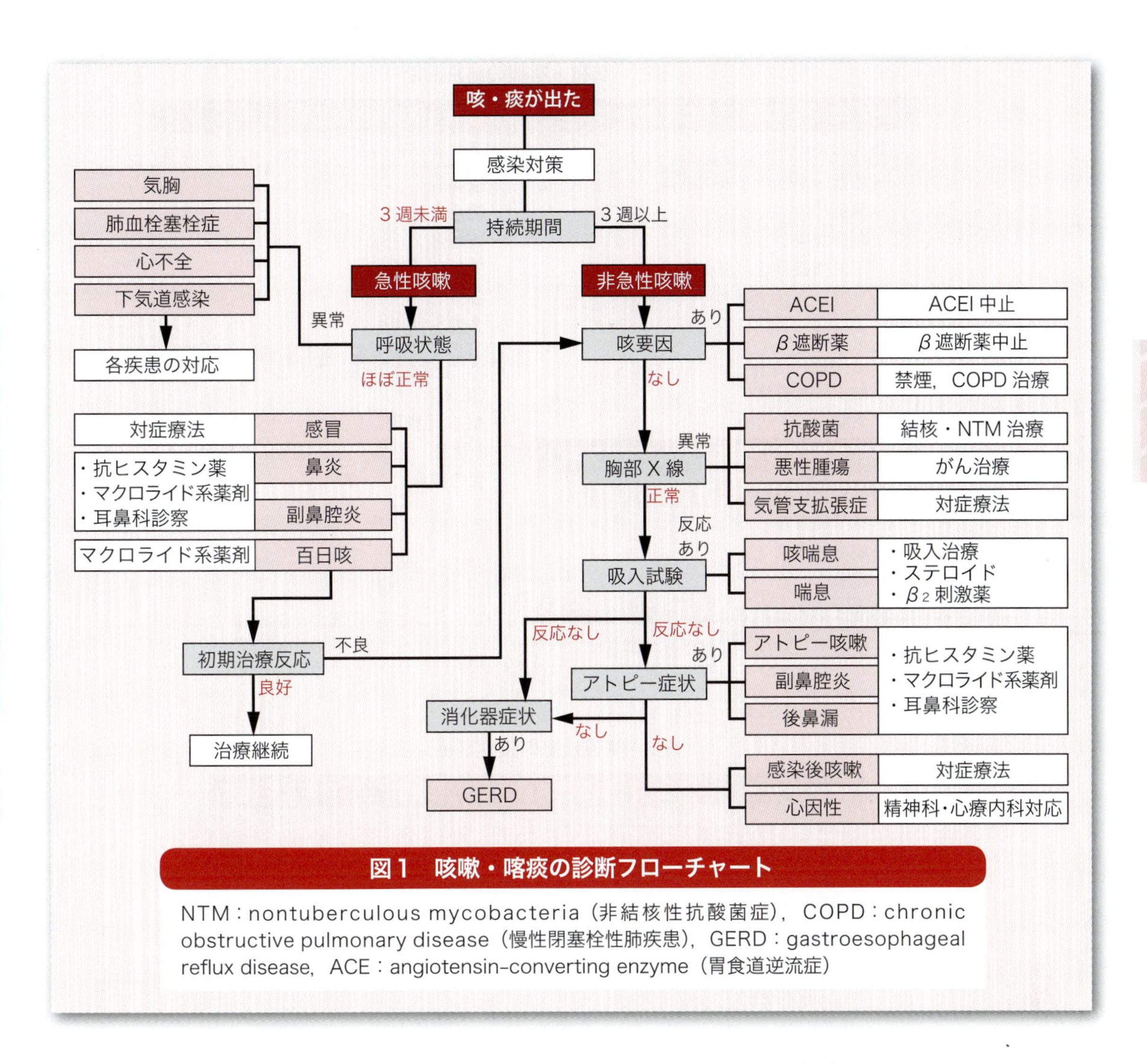

図1　咳嗽・喀痰の診断フローチャート

NTM：nontuberculous mycobacteria（非結核性抗酸菌症），COPD：chronic obstructive pulmonary disease（慢性閉塞性肺疾患），GERD：gastroesophageal reflux disease，ACE：angiotensin-converting enzyme（胃食道逆流症）

咳嗽・喀痰に対するアプローチ

図1に咳嗽・喀痰に対する診断のフローチャートを示す．

1. 咳嗽・喀痰の持続期間による分類

来院するまでの持続期間で咳嗽・喀痰を分類する．持続期間が**3週間**未満のものを急性咳嗽，**3週間から8週間**のものを亜急性咳嗽，**8週間以上**持続するものを慢性咳嗽と定義する[2]．（表1，表2）．

表1　咳嗽・喀痰の鑑別診断

急性咳嗽（持続期間3週間以内）	慢性咳嗽（持続期間8週間以上）
頻度の多いもの	頻度の多いもの
・感冒・急性ウイルス感染 ・鼻炎 ・副鼻腔炎 ・下気道感染症（肺炎など）	・後鼻漏 ・喘息 ・咳喘息 ・アトピー咳嗽 ・COPD ・気管支拡張症
頻度はそれほど多くないが重要なもの	頻度はそれほど多くないが重要なもの
・百日咳 ・心不全 ・肺血栓塞栓症 ・気胸	・GERD ・ACE阻害薬 ・抗酸菌（結核，非結核性抗酸菌症） ・悪性腫瘍
亜急性咳嗽（持続期間3週間から8週間）	
頻度の多いもの	
・感染後咳嗽 ・副鼻腔炎 ・喘息	
頻度はそれほど多くないが重要なもの	
・抗酸菌（結核，非結核性抗酸菌症）	

表2　気道疾患の鑑別ポイント

	気管支喘息	咳喘息	アトピー咳嗽
症状			
咳	+	+	+
痰	+	−	−
呼吸不全	+	−	−
肺機能			
気流制限	+	±	−
気道過敏性	+	+	−
喀痰中の好酸球	高頻度	高頻度	高頻度
治療反応			
β_2刺激薬吸入試験	+	+	−
抗ヒスタミン薬有効性	±	±	+
喘息への移行		30％	稀

2. 診断に結び付く病歴

① **症状の継続期間**（上記参照）

② **喀痰の有無**

・主に**乾性咳嗽**：咳喘息，感染後咳嗽，ACE阻害薬（angiotensin-converting enzyme inhibitor：ACEI），β遮断薬，肺血栓塞栓症（pulmonary thromboembolism：PE），気胸

・主に**湿性咳嗽**：下気道感染，心不全，喘息，気管支拡張症

③ **症状のタイミング**

・感染後に発症・悪化：感染後咳嗽

・起床後に悪化：喫煙関連の咳嗽，慢性閉塞性肺疾患（chronic obstructive pulmonary dis-

ease：COPD)
・夜間に悪化：喘息，咳喘息，心不全
・横になった際に悪化：胃食道逆流症（gastroesophageal reflux disease：GERD)
・季節性に悪化：喘息，アレルギー性鼻炎
・増悪因子：転居，衣替え，ペット，自宅周囲の環境（鉱工業，ハトなどの鳥)

④ 随伴症状

・喀痰：肺炎などの気道感染症
・頭痛，頬部痛，歯痛：副鼻腔炎
・体重減少，微熱，盗汗：結核，膿胸，悪性腫瘍

⑤ 薬剤処方歴

・ACEI
・β遮断薬

⑥ 既往歴

・アレルギー性疾患：後鼻漏，アトピー咳嗽

⑦ 家族歴

・喘息
・アトピー性疾患

⑧ 生活歴

・曝露歴：結核，マイコプラズマ，百日咳罹患者が周囲にいなかったか
・喫煙歴：喫煙関連の咳嗽，肺癌・頭頸部癌のリスク
・食生活（チョコレート，刺激物，アルコール，脂質過多）：GERD
・ストレス：仕事，人との会話に関連して症状が出現しないか

⑨ 解釈モデル

・**患者さん本人の症状に対する解釈，説明を聞く**

3. 診断に結び付く身体所見

① バイタルサイン：体温，血圧，呼吸回数，脈拍，SpO_2を必ずチェックする
② 副鼻腔叩打痛：副鼻腔炎およびそれに伴う後鼻漏
③ 呼吸音：強制呼気での喘鳴・咳の誘発→喘息，COPD
④ 心音：Ⅲ音→心不全
⑤ ばち指：COPD，肺癌

4. 専門医へのコンサルテーションを要する状態

① 初期治療に反応しない場合
② 症状が反復する場合
③ 心因性咳嗽の可能性がある場合
④ そのほか専門医の診察を要する場合

5. 入院・隔離を考慮する状態

① 排菌を伴う結核の可能性が高い場合
② 悪性腫瘍など早急な気管支鏡検査を要する場合

6. 治療と今後の方針，経過

1 後鼻漏〔上気道咳症候群：upper airway cough syndrome〕

副鼻腔炎，慢性鼻炎，アレルギー性鼻炎などが原因となり，①後鼻漏が気管支炎を誘発，②後鼻漏により直接咳受容体が刺激される，などの機序で咳嗽と喀痰が慢性化する．近年のガイドラインでは上気道咳症候群（upper airway cough syndrome）と記載されることも多い．気管支拡張薬は無効で，マクロライド系抗菌薬，抗ヒスタミン薬などが有効である．初期治療の反応が不良である場合，耳鼻科診察を依頼する．

●初期治療の具体例
・エリスロマイシン（エリスロシン®錠）：1回200 mg，1日2回
・エピナスチン（アレジオン®錠）：1回20 mg，1日1回

2 アトピー咳嗽

慢性の咳嗽を特徴とするが，気道過敏性亢進は認めず，気管支拡張薬は無効である．喘息への移行は稀とされている．抗ヒスタミン薬が有効であり，効果が不十分であれば吸入ステロイドを併用する．これらの対応を行っても効果が認められなければ，他の原因について検討するとともに，呼吸器内科など専門医の診察を依頼する．

●初期治療の具体例
・エピナスチン（アレジオン®錠）：1回20 mg，1日1回
※効果不十分な場合：ブデソニド：1回200 μg，1日2回，1回1吸入

3 咳喘息

咳のみを症状とする喘息類似の疾患であり，慢性の咳嗽，気道過敏性亢進，気管支拡張薬が有効である点で喘息と共通し，喘鳴や呼吸困難は伴わない点で異なる．肺機能検査の一般的な項目は正常範囲内であるが，末梢気道閉塞のパターンはしばしばみられる．一般に，咳喘息と診断された患者のうち，30％が喘息へ移行するとされている．治療は通常β_2刺激薬吸入に良好に反応するが，喘息同様吸入ステロイドも有効である．これらの対応を行っても効果が認められなければ，他の原因について検討するとともに，呼吸器内科など専門医の診察を依頼する．

●初期治療の具体例
・サルブタモール（サルタノール®）：1回100 μg，1回2吸入，頓用　もしくは
・サルメテロール（セレベント®）：1回50 μg，1日2回，1回1吸入
※効果不十分な場合：ブデソニド：1回200 μg，1日2回，1回1吸入

4 GERD

特に就寝後，横になったときに咳が誘発され，胸やけやげっぷなどの消化器症状を伴うことが多い．下記の対応を行っても効果が認められなければ，喘息の合併など他の原因を検討するとともに，呼吸器内科，消化器内科など専門医の診察を依頼する．

●初期治療の具体例
- 生活習慣改善
  減量，就寝時に上半身を高くする，禁煙，食生活改善（チョコレート，アルコール，脂分の多い食事を控える）
- ラベプラゾール（パリエット®）：1回10 mg，1日1回　もしくは
- オメプラゾール（オメプラール®）：1回20 mg，1日1回

5 感染後咳嗽

上気道炎後に咳嗽だけが遷延する．上気道炎のエピソードが明らかであり，喘息の既往やアトピー素因がない慢性咳嗽で，対症療法が行われる．症状が強い場合は，抗ヒスタミン薬，気管支拡張薬などを併用する．これらの対応を行っても効果が認められなければ，他の原因について検討するとともに，呼吸器内科など専門医の診察を依頼する．

●初期治療の具体例
- エピナスチン（アレジオン®錠）：1回20 mg，1日1回
- サルブタモール（サルタノール®）：1回100 μg，1回2吸入，頓用

6 百日咳

百日咳菌（*Bordetella pertussis*）感染症．1週間程度の潜伏期間の後，2週間程度の咳を含む感冒様症状，その後の慢性咳嗽期へと移行する．近年，成人でのワクチン効果の減弱により，15歳以上の感染が増加している．ただし下記の治療は発症後2週間以上経過した患者での有効性は明らかではなく，そのようなケースでは感染後咳嗽同様，気管支拡張薬の併用も考慮する．

●初期治療の具体例
- エリスロマイシン（エリスロシン®錠）：1回200 mg，1日4回内服

血痰・喀血に対するアプローチ

図2に血痰・喀血に対する診断のフローチャートを示す．

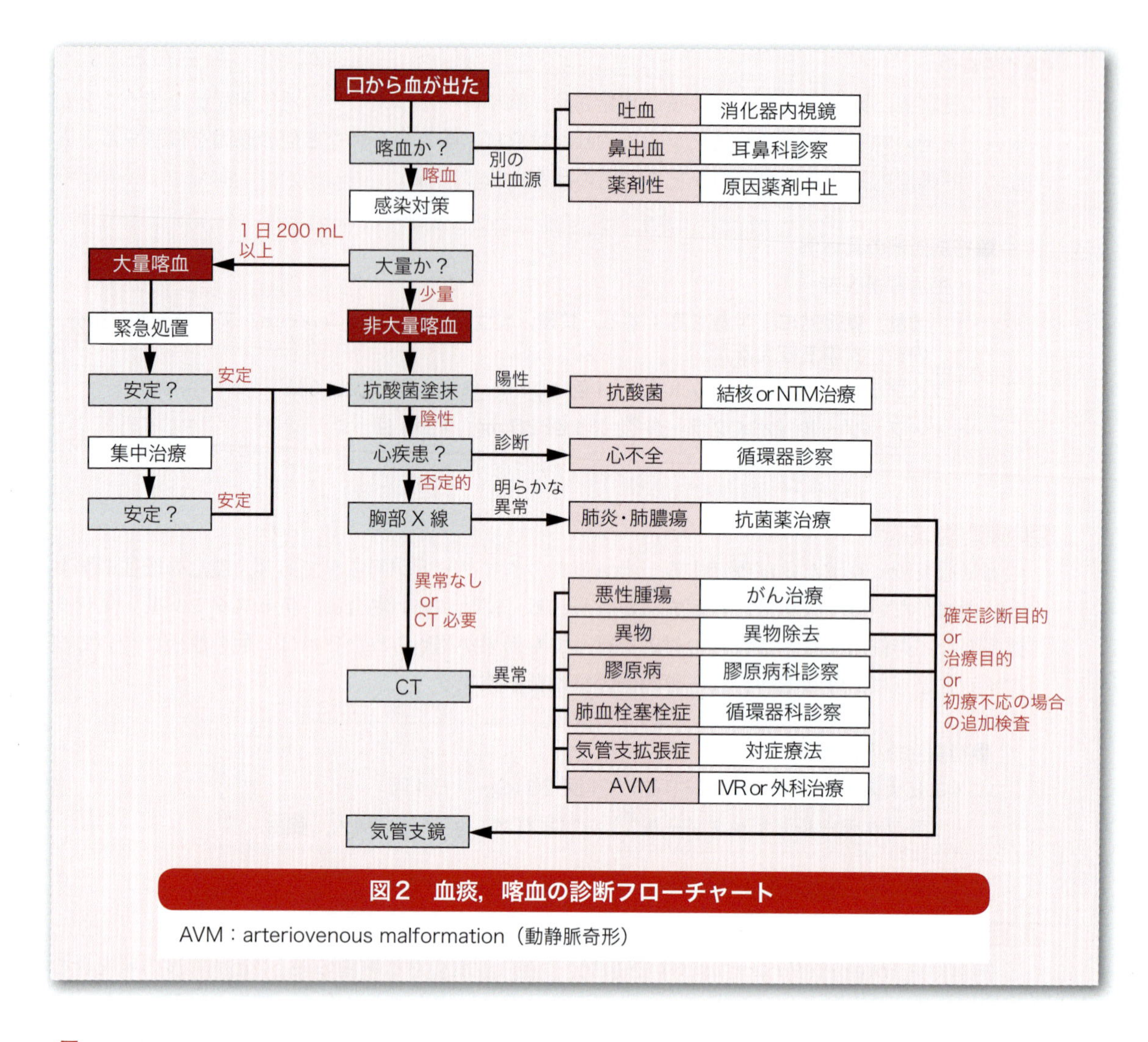

図2　血痰，喀血の診断フローチャート

AVM：arteriovenous malformation（動静脈奇形）

1. 血痰・喀血の鑑別と頻度

表3，表4に血痰・喀血の鑑別と頻度を示す．

2. 大量喀血か

血痰は気道の出血のうち咳嗽により喀出されたものを見ており，その背景にどの程度の出血があるかが問題となる．少量のものを血痰，多量のものを喀血と呼ぶことが多い．喀血はさらに，**出血量が1日200 mL以内の場合と，それ以上の場合を分けて，後者を大量喀血とすることが多い**[3]．

表3　血痰，喀血の鑑別診断

気管からの出血	肺脈管系からの出血
頻度の多いもの	頻度の多いもの
・気管支炎 ・気管支拡張症	・心不全
頻度はそれほど多くないが重要なもの	頻度はそれほど多くないが重要なもの
・悪性腫瘍 ・異物	・肺動静脈瘻 ・肺血栓塞栓症
肺実質からの出血	**その他の原因**
頻度の多いもの	・鼻出血 ・吐血
・肺炎 ・抗酸菌	
頻度はそれほど多くないが重要なもの	
・肺膿瘍 ・肺真菌症（アスペルギローマ） ・薬剤性：凝固線溶系障害，ベバシズマブ（血管新生阻害薬） ・膠原病：Wegener肉芽腫症，Goodpasture症候群，Lupus肺臓炎 ・異所性子宮内膜症	

表4　喀血の原因別頻度

原因	人数
気管支炎	69人（37.5％）
気管支拡張症	48人（26.1％）
肺癌	24人（13％）
間質性肺疾患	9人（4.9％）
結核	8人（4.3％）
肺炎	8人（4.3％）
肺以外からの出血	4人（2.2％）
原因不明	10人（5.4％）

184人について前向きにまとめた結果
文献4を参考に作成

3. 診断に結び付く病歴

① 性状・量

・通常，気道からの出血は鮮紅色，泡沫状であることが多い
・1日200 mL以上の鮮血は大量喀血とされる

> **1回4 mLほどでも30分おきに出れば1時間8 mL，1日で192 mLになる．**

② 症状発症からの経過

・急性：大量喀血，そのほかの急性経過をたどる疾患
・慢性：抗酸菌，悪性腫瘍など慢性の経過をたどるもの

③ 症状のタイミング

・感染徴候を伴う：肺炎，肺膿瘍
・月経周期と一致：異所性子宮内膜症

④ **随伴症状**

・呼吸不全：大量喀血

・体重減少，微熱，盗汗：結核，膿胸，悪性腫瘍

⑤ **薬剤処方歴**

・抗凝固薬

⑥ **既往歴**

・反復性の喀血：気管支拡張症などの慢性疾患

⑦ **生活歴**

・喫煙歴：肺癌のリスク

⑧ **解釈モデル**

・患者さん本人の症状に対する解釈，説明を聞く

4. 診断に結び付く身体所見

① バイタルサイン：SpO_2低下，頻脈，頻呼吸は大量喀血を示唆する

② 頭頸部

・歯肉腫脹，鼻中隔穿孔，鞍鼻：Wegener肉芽腫症

・頸静脈怒張：心不全

③ 呼吸音

・**中枢気道から肺全体の呼吸音を確認**：喀血による気流制限，無気肺の有無をチェック

・喘鳴：心不全

④ 心音

・Ⅲ音：心不全

⑤ 四肢

・下腿把握痛：深部静脈血栓症

・ばち指：肺癌，慢性の気管支拡張症

・下腿浮腫：心不全

⑥ 皮膚

・毛細血管拡張：オスラー・ランデュ・ウェーバー症候群（Osler-Rendu-Weber syndrome）

5. 専門医へのコンサルテーションを要する状態

① 喉頭鏡，気管支鏡検査が必要な病態

② 原因の明らかでない凝固線溶系の障害がある場合

③ そのほか専門医の診察を要する場合

6. 入院・隔離を検討する状態

① 喀血によりバイタルサインの異常を伴った場合
② 呼吸不全を併発している場合
③ 排菌を伴う結核の可能性が高い場合

7. 治療と今後の方針，経過

1 大量喀血の場合の緊急処置

1）呼吸管理

・大量喀血が疑われる場合は基本的に入院診療を行う
・血痰を喀出しやすい体位
・**出血を起こしている側を下**にした側臥位
・SpO_2 低下があれば血液ガス採血ののち CO_2 貯留に留意しながら酸素投与
・大量喀血で喀出困難・重篤な呼吸不全が併存している場合，気管挿管（8 Fr以上）

2）止血処置

・ビタミンK，新鮮凍結血漿：ワルファリン効果過剰による生命にかかわる喀血の場合
・止血薬のカルバゾクロムスルホン酸（アドナ®），トラネキサム酸（トランサミン®）投与：必ずしも強いエビデンスはないが緊急時は慣例的に実施
・気管支鏡検査：出血部位の特定，止血薬（トロンビン末，ボスミン®）局所投与が可能である
・**気管支動脈塞栓術（bronchial artery embolization：BAE）**：上記で止血が困難な場合
・外科処置：BAEでも出血がコントロールできない場合

2 呼吸器感染症

各種抗菌薬で対応する．

1）肺　炎

①外来治療

●処方例
・アモキシシリン・クラブラン酸カリウム配合剤（オーグメンチン®）：1回 250 mg，1錠，1日3回
＋
・アモキシシリン（サワシリン®）：1回250 mg，1錠，1日3回

②入院治療

●処方例
・アンピシリン・スルバクタム配合剤（ユナシン®）：1回 1.5 g，1日4回点滴静注
もしくは
・セフトリアキソン（ロセフィン®）：1回 2 g，1日1回点滴静注

2）肺膿瘍

●処方例

・アンピシリン・スルバクタム配合剤（ユナシン®）：1回1.5 g，1日4回点滴静注
　もしくは
・セフトリアキソン（ロセフィン®）：1回2 g，1日1回点滴静注

3）肺結核

●処方例

・イソニアジド（イスコチン®）：100 mg錠，5～10 mg/kg/日（一般には300 mg），1日1回，朝食後
・リファンピシン（リマクタン®）：150 mg錠，9～10 mg/kg/日（一般には450 mg），1日1回，朝食前
・ピラジナミド（ピラマイド®）：15～30 mg/kg/日（一般には1.2 g），1日1回，朝食後
・エタンブトール（エブトール®）：250 mg錠，15～20 mg/kg/日（一般には750 mg），1日1回，朝食後
※以上を2カ月間継続し，その後イソニアジド，リファンピシンを4カ月継続し，合計6カ月治療する．

4）非結核性抗酸菌症

①非定型抗酸菌複合体（*Mycobacterium avium* complex）

●処方例

・リファンピシン（リマクタン®）：1回450 mg，1日1回，朝食前
・エタンブトール（エブトール®）：1回750 mg，1日1回，朝食後
・クラリスロマイシン（クラリシッド®）：1回600 mg，1日1回，朝食後

②カンサシ菌（*Mycobacterium kansasii*）

●処方例

・リファンピシン（リマクタン®）：1回450 mg，1日1回，朝食前
・エタンブトール（エブトール®）：1回750 mg，1日1回，朝食後
・イソニアジド（イスコチン®）：1回300 mg，1日1回，朝食後

3 肺血栓塞栓症

適切な重症度評価と抗凝固療法が重要である．血行動態や心エコーの評価に基づき，massive, submassive，non-massiveと分類されることが多い．特に，ショックや心エコー上の右心負荷を伴うmassive PEであった場合，組織プラスミノーゲン活性化因子（tissue plasminogen activator：tPA）も含めた強力な抗凝固療法を実施する．

●通常の抗凝固療法
①初回投与：ヘパリン：5,000単位（5 mL）1回静注（100単位/kg）
②初回投与後の維持量：ヘパリン：800～1,200単位/時間　持続静注
※APTT値をモニターしながら用量を調整する

●tPAの適応となった場合
・モンテプラーゼ（クリアクター®）：120～160万単位（27,500単位/kg）＋生理食塩液　20 mL 2分で静注

4 肺動静脈瘻

先天性の毛細血管拡張症である，オスラー・ランデュ・ウェーバー症候群に合併することが多い．血痰，喀血などをきっかけに発見され，動静脈瘻の径が2 cm以上，あるいは流入血管の径が3 mm以上であれば，治療適応となる．カテーテルによるコイル塞栓術（interventional radiology：IVR）が有効であり普及しているが，IVRが困難な症例では切除も検討する．

5 気管支拡張症

さまざまな原因により気管支が拡張し，感染や出血（血痰，喀血），呼吸不全などの慢性の経過をたどる病態．Kartagener症候群などの原発性線毛機能不全など先天性の要因，びまん性汎細気管支炎によって発生することもあるが，わが国において最も頻度が高いのは，結核，非結核性抗酸菌症の感染後に発生した二次性の気管支拡張症である．気管支拡張そのものを改善する方法はないため，併発する問題に対する対症療法が治療の中心となる．

■ 症例ではこう考える

外来受付ではマスクの着用を促し，その後すみやかに陰圧診察室で診察を実施した．呼吸状態含めバイタルサインは安定していた．喀痰抗酸菌塗抹を実施したが，抗酸菌を認めなかった．胸部X線写真では，両側肺に拡張した気管支陰影を認めた．撮影歴がなかったことから胸部単純CTも撮影し，右中葉，左舌区を中心とした気管支拡張像と，一部の気管内部に液面形成（air fluid level）を認め，喀痰もしくは血液の貯留を疑わせる所見であった．来院後，検査中に痰に混ざる血液の量は減少傾向であったため，3日連続の喀痰検査を予定し帰宅とした．後日，喀痰培養検査の結果が報告され，結核菌は検出せず，非定型抗酸菌複合体が検出され，非結核性抗酸菌症による慢性下気道感染症と考えられた．そのため，下記処方にて治療を開始した．

●処方例
・リファンピシン（リマクタン®）：1回450 mg，1日1回，朝食前
・エタンブトール（エブトール®）：1回750 mg，1日1回，朝食後
・クラリスロマイシン（クラリシッド®）：1回600 mg，1日1回，朝食後

Advanced Lecture

① 喘息，咳喘息，感染後咳嗽などの患者は，「咳は夜に強く，布団に入って少し体があたたまったころに出始めて，眠れない．また，朝方目が覚める前に咳が強くなる．冷房による寒暖の差や，部屋の湿度の変化も咳の誘因になる」などの病歴を示すことが多い．

② 原因にかかわらず，咳に対する意識が高まっている場合には，患者の訴えも強くなる．その最たるものが心因性咳嗽であり，咳に意識が向かない時間帯，つまり他の事柄に集中している時間帯に咳が止まることが多い．

③ 初回のエピソードだけでは血痰の原因が明らかにならないことも少なくない．

文献・参考文献

1) Irwin RS, et al : Managing cough as a defense mechanism and as a symptom. A consensus panel report of the American College of Chest Physicians. Chest, 114 : 133S-181S, 1998

2) Irwin RS & Madison JM : The diagnosis and treatment of cough. N Engl J Med, 343 : 1715-1721, 2000

3) Knott-Craig CJ, et al : Management and prognosis of massive hemoptysis. Recent experience with 120 patients. J Thorac Cardiovasc Surg, 105 : 394-397, 1993

4) Tsoumakidou M, et al : A prospective analysis of 184 hemoptysis cases : diagnostic impact of chest X-ray, computed tomography, bronchoscopy. Respiration, 73 : 808-814, 2006

プロフィール

堀之内秀仁（Hidehito Horinouchi）
国立がん研究センター中央病院呼吸器内科　病棟医長，医療連携室長
国立がん研究センター人材育成センター　副センター長，専門教育企画室長
約50年の歴史ある国立がん研究センターレジデント制度は現在も進化し続けています．明日のがん医療を担う若い先生方の応募をお待ちしております．
研修等についてのお問い合わせはkyoiku-resi@ml.res.ncc.go.jpまでどうぞ．
国立がん研究センター教育・研修のFacebookページ
http://www.facebook.com/CancerEducation/もご覧ください．

5. 胸やけ・嚥下困難・しゃっくり

廣瀬知人

Point

- 胸やけは，否定できるまでは「狭心痛」！
- 胸やけの鑑別は「E・C・G」
- 嚥下困難は，機械的閉塞か運動障害かを鑑別
- 2日以上続くなら，しゃっくりは全身検索

症例

高血圧症，脂質異常症，糖尿病で近医通院中の67歳女性．1週間前から胸やけがひどいため，受診した．

1年前から，食事中にむせることがあって，むせた後に胸やけがすることがあったが，ここ1週間くらいは胸やけがひどい．胸やけは，臥位で増悪したり，夜間に出現することはない．また，むせる頻度はここ1年の間では変化はなく，液体と固体でむせやすさに差はない．体重減少はなく，むしろ最近過食ぎみで，体重は数kg増加しているとのこと．その他の随伴症状もなし．

叔母が食道癌で亡くなっており，本人は食道癌が心配とのこと．既往は他にはなく，喫煙歴はなし，飲酒も機会飲酒程度．バイタルは正常で，身体所見でも胸腹部含め，明らかな異常を認めない．

胸やけ・嚥下困難・しゃっくりへのアプローチ

1. 胸やけ

1 まず気にしたいのは…

主訴が胸やけである場合，まず除外しなくてはならないのは**虚血性心疾患**である（図1）．そのためにはまず，その胸やけが労作によって悪化するか，ないしは安静で軽快するか，放散痛・冷汗はあるか，また以前からあるものか，昔とくらべて頻度・持続時間はどうか，などの情報は必要であろう．

また「突然発症した胸やけ」にも注意が必要である．なかには，「テレビを見ていたら突然，胸の辺りがカーッと熱くなってきて治まらない」という主訴で来院した心筋梗塞の患者もいる．そ

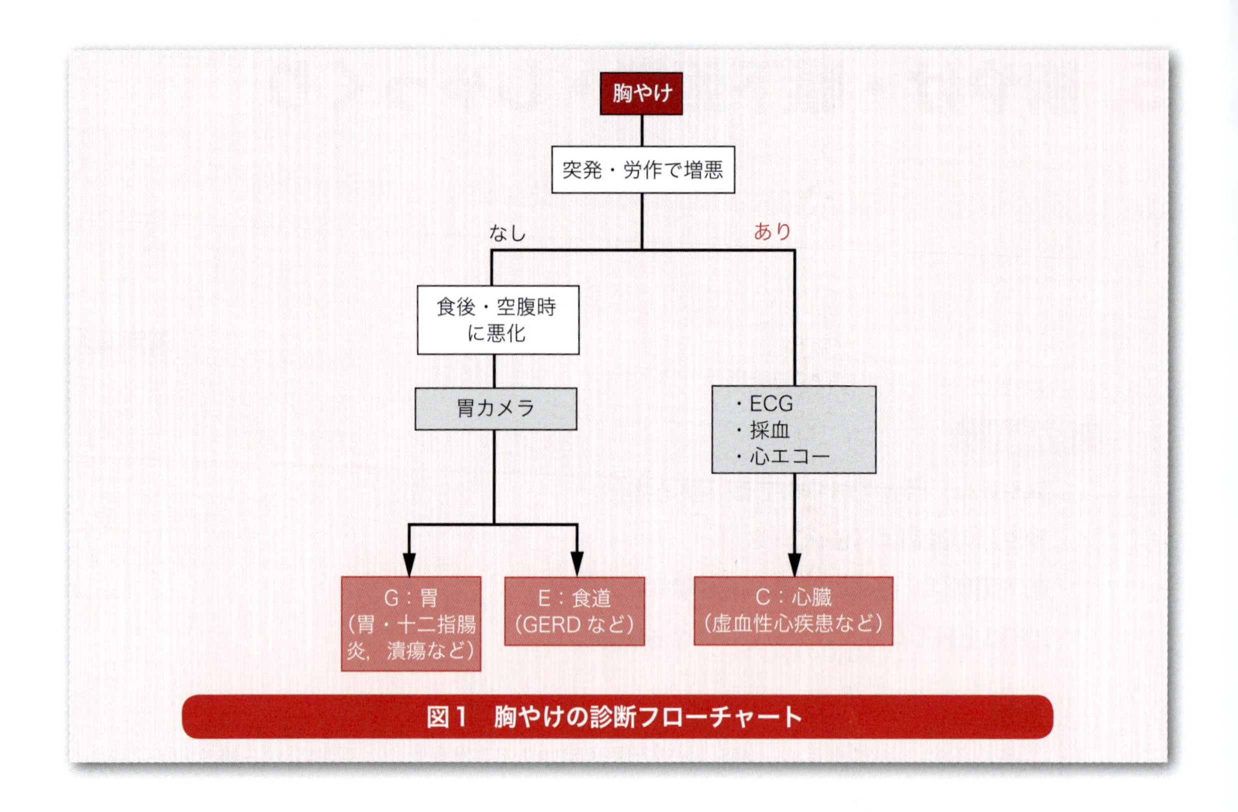

図1　胸やけの診断フローチャート

のため，虚血性心疾患が除外できないエピソードであれば，心電図および心筋逸脱酵素のチェックは必須である．

●胸やけを鑑別するうえでのポイント

病歴から疑うことは重要であるが，実際に食道由来の胸やけと心臓由来の胸やけを病歴だけで100％鑑別することは難しい．そのため，否定できるまでは「胸やけ＝狭心痛」，という心構えが大事である．

ただ，だからといって胸やけを訴えるすべての症例で最初から心電図をとるのは現実的ではなく，「疑ったらとる」，「狭心痛の可能性を最後まで忘れない」ことが肝要である．

2 次に考えるべき消化管

胸やけのなかでやはり頻度が多いのは胃食道逆流症（gastroesophageal reflux disease：GERD），胃・十二指腸炎ないし潰瘍であろう．この場合，消化管由来の症状であることから食事の影響を受けることが多く，食前後での症状の増悪・寛解がないかをチェックする．またGERDでは臥位での症状悪化などを訴えることが多い．

診断のために通常，上部消化管内視鏡検査を行うが，明らかな異常が認められないことも多い．その場合には，内視鏡的には異常を認めない非びらん性胃食道逆流症（non-erosive reflux disease：NERD）や機能性ディスペプシア（functional-dyspepsia：FD）の可能性も考えられる．NERDの確定診断をつけるには24時間食道pHモニタリングが必要になるが，高価で侵襲的であり，時間もかかるため，通常行うことはない．代わりに，通常は**PPI（proton pump inhibitor）テスト**で診断的治療を行う．

表1　GERDの診断スコア

症状	頻度	スコア	症状	頻度	スコア
胸やけ	毎日	3	胸痛	持続的	2
	週に1回以上	2		ときどき	1
	月に1回以上	1		なし	0
	なし	0	夜間の咳	持続的	2
胃酸逆流	毎日	3		ときどき	1
	週に1回以上	2		なし	0
	月に1回以上	1	発声困難	あり	1
	なし	0		なし	0
嚥下困難	あり	1	喘息	あり	1
	なし	0		なし	0

文献1より引用

●PPIテスト

プロトンポンプ阻害薬（PPI）を1～4週間内服させて，症状が軽快した場合にGERDであったと判断する診断的治療法のこと．陽性尤度比1.70，陰性尤度比0.41と診断精度は決してよくない．

なおGERDでは随伴症状として，嚥下困難，胃酸逆流，夜間の咳などを認めることがあるが，これら随伴症状の有無と頻度を点数化し，13点中3点以上であれば病歴のみで陽性尤度比17.96，陰性尤度比0.09でGERDを診断できるといった報告もある（表1）．

しかし，嚥下困難，体重減少，貧血，便潜血を認める場合は悪性腫瘍，嚥下痛を認める場合にはカンジダ・ヘルペスなどの感染性食道炎や薬剤性食道炎の可能性があるため，上部消化管内視鏡検査は必須である．

3 一歩すすんだものとして

なかには薬剤によってLES（lower esophageal sphincter：下部食道括約筋）圧が低下し，胸やけを引き起こしている場合がある．代表的なのはカルシウム拮抗薬，テオフィリン，抗コリン作用を有する薬（三環系抗うつ薬など）である．またアルコール，煙草，チョコレート，脂肪，炭酸飲料などによってもLES圧は低下し，肥満もそのリスクとなる．

また薬剤によっては直接食道粘膜を傷害し，薬剤性の食道炎を起こすものもあり，代表的なのはNSAIDs，塩化カリウム徐放錠，ビスフォスフォネート，テトラサイクリンなどである．

●胸やけの鑑別の簡単な覚え方

食道Esophageal，心臓Cardiac，胃Gastric，の頭文字をとって「E・C・G」と覚える．なお鑑別がつかないときには1度はE・C・G，心電図をとるように．

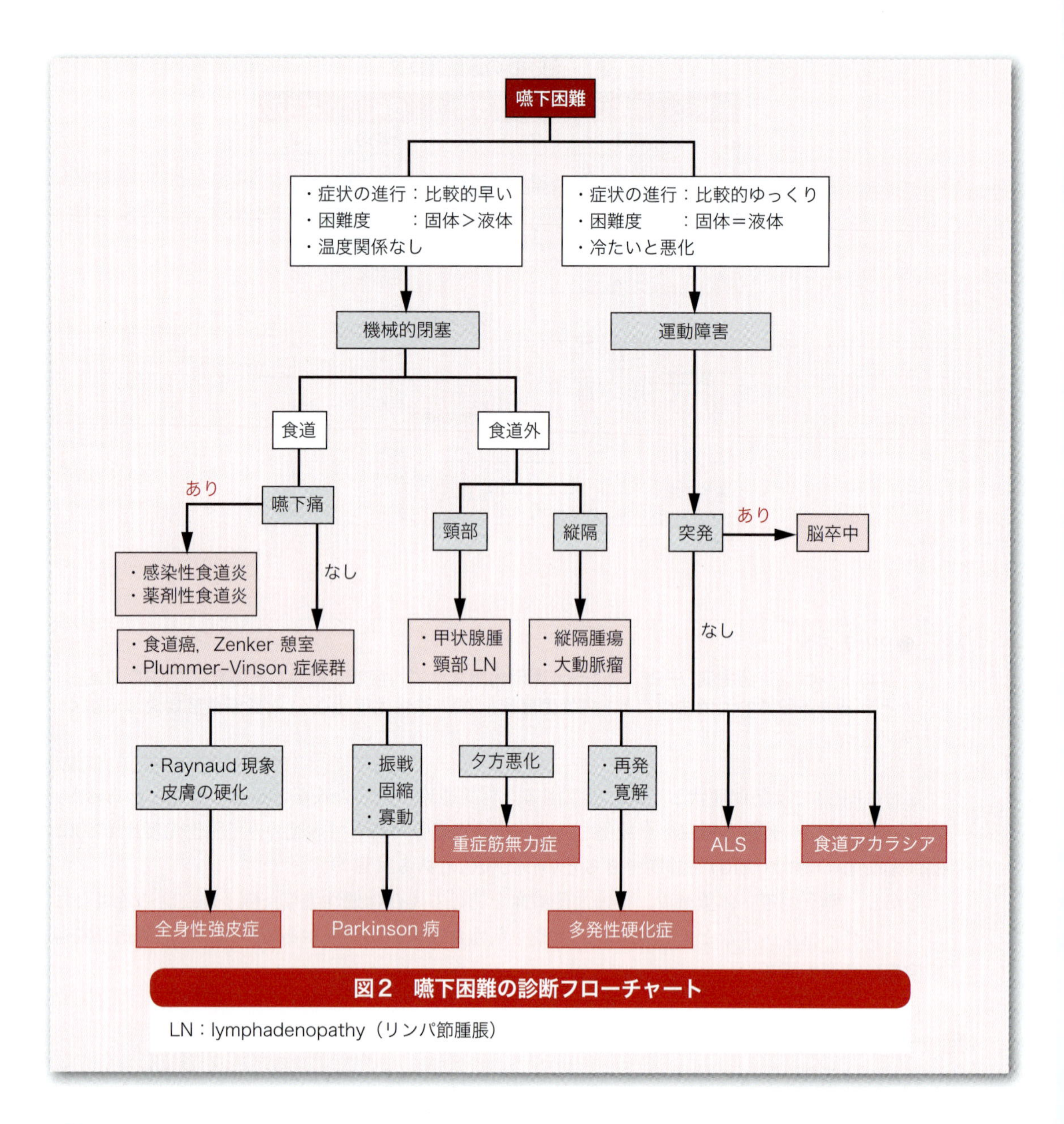

図2　嚥下困難の診断フローチャート

LN：lymphadenopathy（リンパ節腫脹）

2. 嚥下困難

1 機械的閉塞か，運動障害か

嚥下困難の原因は大きく分けて2つあり，機械的閉塞か運動障害に分けられる．すなわち腫瘍や狭窄などにより通過障害が生じている場合と，食道平滑筋の機能が低下し嚥下がスムーズに行われていない場合があるが，これらは比較的病歴で鑑別しやすい（図2）．

機械的閉塞であれば，液体よりも固体の方が飲み込みづらく，大量に嚥下しようとすると逆流してしまうといった特徴がある．

しかし運動障害の場合は，固体と液体での嚥下の程度に違いはなく，また大量嚥下の際には首を伸ばして力強く何度も嚥下をくり返そうとする．また，冷たいものを飲むとそれが刺激となって症状は悪化し，機械的閉塞に比し多くは比較的緩徐に進行して年単位の慢性の経過をたどることが多い．

2 機械的閉塞

機械的閉塞では，まず第一に食道癌の鑑別が重要となってくるため，病歴で嚥下困難の発症からの時間経過や程度を確認する．食道癌による嚥下困難の経過としては，最初は大きな固形のものを飲み込むときだけ嚥下困難を自覚しているが，徐々に癌が進行するにつれて飲み込めるものの大きさが小さくなり，最後には液体や唾液を飲むことも難しくなる傾向にあるため，液体と固体での嚥下のしやすさの経過を確認する．

また随伴症状として，嚥下困難では癌に限らず食欲低下により体重減少を認める場合が少なくないが，どれくらいの期間で何kg体重が減少したか，元の体重と現在の体重が何kgかを確認し，さらに貧血に伴う症状や，吐血，黒色便，タール便などの有無も聴取する．そして，最終的には上部消化管内視鏡検査による精査を行う．

また嚥下痛がある場合，日単位などの早期の病状の進行がみられる場合などは，感染性食道炎，薬剤性食道炎などが鑑別にあがる．

なお食道外からの圧迫による通過障害も頻度は低いながらあるため，身体所見で甲状腺腫，頸部リンパ節腫脹の有無をチェックし，縦隔腫瘍，大動脈瘤なども含めて，甲状腺エコー，胸部CTなどによる精査を考慮する．

3 運動障害

運動障害では，発症時の時間経過（突然出現したか，緩徐に発症しているか），その後の症状の進行の早さ，増悪寛解因子，が重要である．

具体的には，脳卒中による仮性球麻痺が原因であれば発症は突然であり，「●月▲日の夕食でご飯を食べはじめて2口目」などと明確なエピソードが聴取できることが多い．それに対し，筋萎縮性側索硬化症（amyotrophic lateral sclerosis：ALS）などの神経疾患であれば，月～年単位をかけて緩徐に進行してくる．

また，重症筋無力症であれば夕方や夜にかけて症状は増悪し，朝には症状は軽快していることから，「夕食時に症状が出現する」という訴えになりやすく，多発性硬化症であれば特に誘因はなく過去に神経症状が寛解・増悪をくり返していることが多い．

なお運動障害では，Parkinson病などを含め神経疾患由来のものが多いため，診察時には神経学的所見をしっかりとることが大事である．

その他の疾患としては，全身性強皮症を考えてRaynaud現象，皮膚の硬化のチェックは必要であり，また鑑別として食道アカラシアもあがる．

そのため，検査としては嚥下造影ないし食道造影，上部消化管内視鏡検査を行う．

3. しゃっくり（吃逆）

1 まずは時間で区切る

48時間以内に治まる吃逆は良性とされ，特に精査の必要性はない．問題は48時間以上持続する場合であり，1カ月以内は持続性吃逆，2カ月以上は難治性吃逆と定義される．これらは背景に原因疾患が隠れている可能性があり，精査が必要である（図3）．

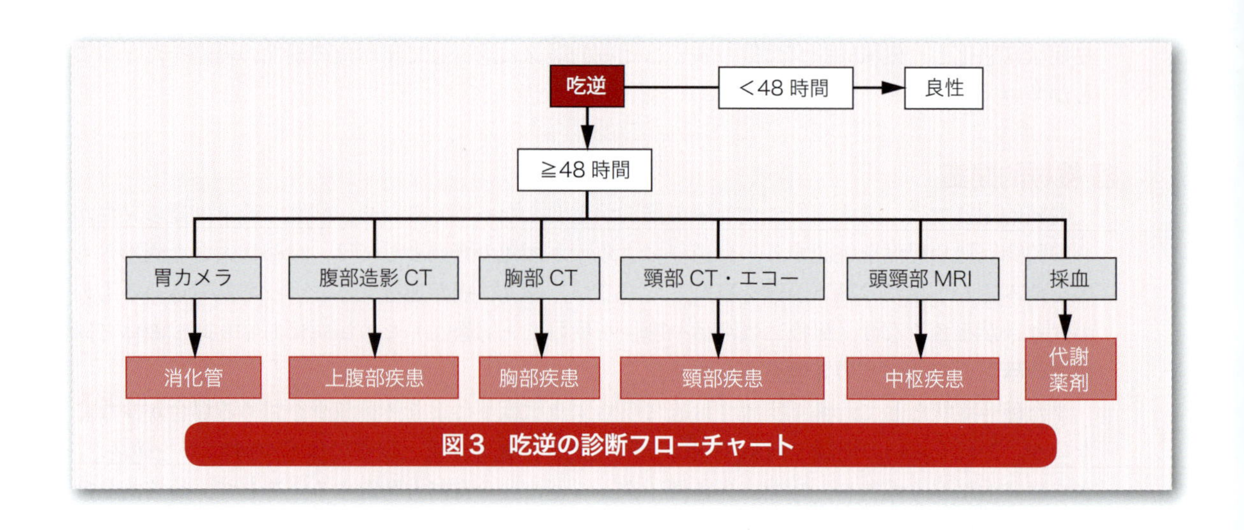

図3　吃逆の診断フローチャート

表2　吃逆の鑑別疾患

横隔膜の直接刺激	
消化管	GERD*，食道裂孔ヘルニア，食道の機械的閉塞，胃拡張，胃疾患（胃炎，胃癌など），炎症性腸疾患
上腹部	膵疾患（膵炎，膵癌など），腹腔内・横隔膜下膿瘍，胆嚢疾患，肝炎，肝脾腫，横隔膜弛緩，腹部疾患術後
迷走神経・横隔神経刺激	
肺疾患	肺炎，膿胸，気管支炎，喘息，胸膜炎，反応性リンパ節腫大（感染や腫瘍）*
心血管系	大動脈瘤，心筋梗塞，心外膜炎
縦隔	縦隔炎，縦隔腫瘍，胸部外傷，胸部疾患術後
頸部	咽頭炎，喉頭炎，甲状腺腫*，頸部嚢胞，頸部腫瘍，挿管後
耳介	毛髪や異物による鼓膜障害
中枢神経障害	
頭部疾患	頭部外傷*，脳梗塞*，脳出血*，動静脈奇形，側頭動脈炎，髄膜炎，脳炎*，脳膿瘍，神経梅毒，脳腫瘍，多発性硬化症，脊髄空洞症，水頭症
中毒・代謝	アルコール*，尿毒症，糖尿病，低ナトリウム血症，高カルシウム血症
薬剤性	α－メチルドーパ，短時間作用型バルビタール，デキサメサゾン，ジアゼパム
心因性	
ストレス，興奮，転換反応，詐病	

＊は頻度の多い疾患

2 解剖からのアプローチ

吃逆は，「横隔膜および呼吸肋間筋が，不随意かつ断続的に突然の収縮を起こし，突然の吸気と，直後の声帯の閉塞が起こった状態」と定義される．

そのことからもわかるように，解剖学的にアプローチをすると吃逆を起こす病変は，横隔膜を直接刺激しうる病変，および吃逆の反射経路を刺激する病変，ということになる．そのため，鑑別疾患としては，横隔膜周囲の病変，迷走神経（反回神経）および横隔神経の通過経路に存在する病変，脳幹・頸髄の病変，および中枢神経系に影響を与える全身性疾患（代謝，薬物など），となる（表2）．

そのため診察では，胸腹部の診察のほか，頸部診察，神経学的診察を行う．また一般採血（電解質，Ca含む），胸部単純X線写真，心電図に加え，頭部〜頸部MRI，頸部〜胸部〜上腹部造影CT，上部消化管内視鏡検査，甲状腺エコー，での精査を行う．

●ヒントを引き出す病歴聴取，医療面接のコツ

病歴では，寝ている間にも吃逆が出るかが重要である．もし寝ている間も出るようであれば，心因性ではなく何らかの器質性疾患がある可能性が高い．

治療と今後の方針・経過

1. GERD（逆流性食道炎）

1 治療

ここでは，頻度の高いGERDとしゃっくりをとりあげる．急性期ないし維持療法ともPPIで行う．H_2受容体拮抗薬も効果はあるが，PPIよりも効果が低い．

●具体例

逆流性食道炎の場合

- ランソプラゾール（タケプロン®OD）30 mg　1錠/回を，1日1回朝ないし夕食後7〜56日分
- エソメプラゾール（ネキシウム®）20 mg　1カプセル/回を，1日1回朝ないし夕食後7〜56日分

NERDの場合

- ランソプラゾール（タケプロン®OD）15 mg　1錠/回を，1日1回朝ないし夕食後7〜28日分
- エソメプラゾール（ネキシウム®）10 mg　1カプセル/回を，1日1回朝ないし夕食後7〜28日分

高用量の方が効果は高い．なお，再発予防の維持療法は通常，低用量で行う．

無効例では…

- 逆流性食道炎ならボノプラザン（タケキャブ®）20 mg　1錠/回を，1日1回朝ないし夕食後7〜28日分

  効果不十分の場合は56日分まで延長．

  NERDなら10 mg　1錠/回を，1日1回朝ないし夕食後7〜28日分．

2 今後の方針・経過

急性期の治療と，再発予防の維持治療の有無の判断が必要となる．PPIは数日かけて定常状態となるため，急性期の治療効果判定としても1週間以上たってからが望ましく，多くの場合2週〜1カ月後に再診とする．

症状軽快していれば内服中止可能であるが，症状再燃してしまうようであれば維持療法として低用量のPPIを継続する．その際には安定していれば数カ月ごとのフォローで構わない．

また肥満があれば減量を指導する．夜間に起こるのであれば頭を高くすることも効果的である．

2. しゃっくり（吃逆）

1 治療

吃逆が起こって48時間以内であれば対症療法を行う．具体的には，息こらえ，驚かす，スプーン2杯（小さじ1杯）程度のグラニュー糖を舐める，氷水でうがいをする，舌を強制的に引っ張る（ガーゼでつかんで前方に30秒），強制咽頭反射（舌圧子を挿入する，一度挿入した胃管を一気に引っ張る），レモンを噛む，バルサルバ法，などである．

持続性吃逆となった場合には，基本的には原疾患の治療が一番大事ではあるが，対症療法として薬物療法も検討する．この際，日本でよく使われるのは柿のヘタ（柿蒂湯）である．その他には欧米での第一選択であるクロルプロマジン，メトクロプラミド，バクロフェンなどを使用する．またGERDが原因であることも多いため，PPIを試すのもよい．

●具体例

・柿蒂湯　1包/回　1日3回毎食後
・クロルプロマジン（コントミン®）25 mg　1錠/回　1日3回毎食後
・メトクロプラミド（プリンペラン®）5 mg　1錠/回　1日3回毎食後
・バクロフェン（ギャバロン®）10 mg　1錠/回　1日3回毎食後を14～28日分

2 今後の方針・経過

基本的には原疾患の経過による．治療抵抗性の場合には，薬剤を変更し経過をみる．

■ 症例ではこう考える

冒頭の症例では，胸やけの発症状況について詳しく聞くと，以前からある胸やけは食事に関係していたが，1週間前からの胸やけはそれとは違うもので，労作に伴って増悪し，安静にすると改善していたことがわかった．随伴症状として冷汗や放散痛などは認めなかったが，高血圧，脂質異常症，糖尿病の既往があり，冠動脈疾患のリスクが高く，また糖尿病により症状が非典型的となる可能性があった．

そのため，心電図，採血を行ったところ，心筋逸脱酵素の上昇は認めなかったが，心電図でⅡ，Ⅲ，aVFのST低下を認めたため，循環器内科に相談し経胸壁心エコーを施行した．エコー上，後壁基部～中部に重度壁運動低下を認めたため，緊急で冠動脈造影を施行したところ，右冠動脈#2の閉塞を認めたため，PCIを行った．

Advanced Lecture

嚥下痛のある患者では，カンジダ・サイトメガロウイルス・ヘルペスによる感染性食道炎の可能性があるが，この際には免疫不全が背景にあることが多い．そのなかでも特にHIV感染や血液疾患の悪性腫瘍が多いとされており，また**カンジダ食道炎・サイトメガロウイルス感染症・単純ヘルペスウイルス感染症はAIDS指標疾患**に規定されていることから，HIVの検索は必須である．

また口腔カンジダ症も，AIDS指標疾患ではないもののHIV感染症発見の契機となることが多く，特にHIV患者においては，口腔カンジダがあれば感度61～71％，特異度95％，陽性尤度比12.2～14.2，陰性尤度比0.31～0.41でカンジダ食道炎が合併するとの報告もあり，特に嚥下痛のある胸やけ患者においては，口腔内の観察は必須といえる．

文献・参考文献

1) Manterola C, et al：Initial validation of a questionnaire for detecting gastroesophageal reflux disease in epidemiological settings. J Clin Epidemiol, 55：1041-1045, 2002
↑ GERDに関して，病歴をスコア化したものと24時間pHモニタリングを比較したもの．
2) Lembo AJ：Overview of hiccups. UpToDate, 2010
3) Moayyedi P & Talley NJ：Gastro-oesophageal reflux disease. Lancet, 367：2086-2100, 2006
↑ GERDに関する病態，病歴，検査，治療についてまとめられている．
4) Wilcox CM, et al：Prospective evaluation of oropharyngeal findings in human immunodeficiency virus-infected patients with esophageal ulceration. Am J Gastroenterol, 90：1938-1941, 1995
↑ HIV患者における口腔カンジダとカンジダ食道炎の合併を比較したもの．

プロフィール

廣瀬知人（Kazuhito Hirose）
筑波大学附属病院総合診療グループ
筑波メディカルセンター病院総合診療科

最近は院内透析管理や血漿交換も始めました．電解質診療含め興味ある方はご連絡ください．

1. 悪心・嘔吐

致死的疾患（特に心筋梗塞・脳血管障害）を見逃すな！

中山雅臣，川島篤志

Point

- 悪心・嘔吐にとらわれず，全身症状を把握！ 腹部疾患以外を除外する
- 病歴・身体所見を愚直にとり，検査前確率を上げる
- 一気に診断がつかなくてもフォローアップで確定診断をつける姿勢も

症例1

55歳男性．主訴は1日前からの心窩部痛および嘔吐で外来受診した．基礎疾患に糖尿病〔インスリン治療中だがHbA1c 9.6％で血糖コントロール不良〕があり，透析患者であった．下痢はなかった．

症例2

77歳女性．主訴は突然の頻回の嘔吐・めまいで外来受診した．高血圧・脂質異常症・認知症および神経疾患で寝たきり（立位保持不可能）患者であった．病院嫌いで娘に車いすで連れられて来院した．診察時コミュニケーションがまともにとれず暴言をくり返していた．

症例3

56歳女性．主訴は頭痛・悪心で，食器を洗っていたときに突然頭痛が出現し，独歩で外来受診した．

症例4

36歳男性．主訴は1日前からの心窩部痛で，本日になり悪心が出現し，右下腹部が痛くなってきたため外来受診した．基礎疾患・既往歴は特になかった．

悪心・嘔吐へのアプローチ

1. 全身症状に着目し，重篤で緊急性の高い疾患を想定しながら，腹部疾患だと決め打ちせずに病歴聴取をする

1 まず第1に心筋梗塞を除外する

症例1では「心窩部痛・嘔吐」で安易に急性胃腸炎と診断し，制吐薬・鎮痙薬を処方して帰宅させてはいけない．まず病歴聴取を丹念にとることが大切である．基礎疾患に糖尿病があり透析患者であるというリスクファクターがあるので，心血管系疾患を一番に想定して病歴聴取を開始する．

心血管系疾患の医療面接は**病歴**が最も大切で，**「痛みの性状・部位」「いつから」「冷汗の有無」**は必ず聞く．本症例では「心窩部痛はじんわりとした痛みで，1日前から冷汗を伴った痛みであった」とのことだった．糖尿病患者は胸痛がはっきりせず**無痛性心筋梗塞**の可能性があることを瞬時に想定する．

心血管系疾患を疑えば，循環器専門医にコンサルトすることが重要であり，結果的に本症例では，心電図でⅡ，Ⅲ，aⅤfでST上昇を認め，CK-MBが上昇し，心臓超音波検査で下壁の壁運動の低下を認め，冠動脈造影（coronary angiography：CAG）で＃4の95％狭窄にて経皮的冠動脈インターベンション（percutaneous coronary intervention：PCI）施行となった（市立福知山市民病院では，血管リスクのある方の悪心・嘔吐では，「急性冠症候群を意識した病歴聴取と心電図を必ず施行する」という意識が浸透している．また循環器専門医へのコンサルトのタイミングは施設によって違いはあるであろうが，深夜でも急性冠症候群は循環器オンコール医が対応し，1分でも早い緊急カテーテル検査に備えている）．

2 次に脳血管障害を鑑別する

1）脳幹梗塞・小脳梗塞

症例2では心電図をとったが異常を認めなかった．嘔吐以外の症状は「めまい」であったが，めまいの鑑別として中枢性めまい症の有無を病歴聴取・身体所見で確かめる．本症例は本人への病歴聴取が十分にできず，診察にも非協力的であり，眼振など神経学的所見がとれなかった．娘からの病歴聴取では，2日前から嘔吐が出現し，めまいの症状が安静臥位時に生じていた．

ここで末梢性めまい症と即断をしてはいけない．**「歩けない」患者のめまい・「止まらない」嘔吐の患者は帰宅させてはいけない**．結果的には頭部MRIで脳幹梗塞であった．認知症や精神疾患をもつ患者など診察困難な症例ほど，冷静な判断を下しにくくなりがちである．そんなときこそ安易な診断を下さないで慎重になるよう自身に言い聞かせることである．「良性発作性頭位めまい症（benign paroxysmal positional vertigo：BPPV）→めまい→嘔吐」と決めてかからないことが重要である．

このように診断に難渋する症例は，初回の外来診療で確定診断をつけようとしないことが大切である．とりあえずは症状緩和（制吐薬使用など）をしつつ，フォローアップをしながら診断をつける．または，点滴加療などを行いつつ経過観察入院とする．鑑別疾患に最後まで脳血管障害を残しつつ粘り強くアプローチしていくことが重要である．

悪心と並んで，めまい症例はきわめて判断が難しい．頭部CTに加えてMRIの撮像となると，緊急検査対応の可否は施設によって違いがあり，もし緊急対応が不可の医療機関で勤務している

場合，どのように対応するかを施設内で事前に検討しておくことが健全な救急対応につながると考える．

2）脳出血

症例3は「頭痛」＋悪心が主訴だが，病歴聴取を重ねた結果，頭痛・悪心は突然で，頭痛は強いていえば人生最大の痛みといったぐらいであった．本症例は，頭部CTで**くも膜下出血**（subarachnoid hemorrhage：SAH）と診断された．どのようなときに頭部CTをとるべきか常に話題になるが，**「人生最悪の頭痛」「増悪している頭痛」「突然の頭痛」**が危険な頭痛と疑われる．しかし，独歩で来院した軽度の頭痛は「筋緊張性頭痛」などと診断し，SAHを見逃して帰宅させてしまうことがありうる．**警告出血**といわれる脳動脈瘤からの微小出血は，初回は「人生最大の頭痛」ではなく，再出血による頭痛で救急受診することがある．SAHの誤診率は12〜51％とされ，頭部CTの感度は発症当日であれば92％[1]であることから，**「独歩でくるSAH」もある**と言い聞かせ，SAHの可能性がある場合は頭部CTをとる閾値を下げておく必要がある．

一方，頭痛に「発熱」が加われば，**髄膜炎**（細菌性は一刻を争う超緊急疾患）を第1に鑑別疾患に考え，長期の経過であれば脳腫瘍を考える．「頭痛→筋緊張性頭痛→悪心」と短絡的に考える前に重篤な疾患を常に意識する．これまでの内容を以下にまとめた．

●悪心・嘔吐のアプローチまとめ：腹部疾患を考える前に

- 悪心・嘔吐以外の全身症状を必ず聞く．腹痛でも心筋梗塞は否定しきれず，心電図をとる．
- 「心筋梗塞（特に下壁梗塞）は悪心・嘔吐がある」「糖尿病で無痛性心筋梗塞」「急性胃腸炎の診断は最後の最後」と常に言い聞かせる．
- 脳幹梗塞・小脳梗塞は，「止まらない」「軽快しない」悪心・嘔吐で必ず鑑別疾患に考える．治療を開始しながら経過観察入院中に頭部MRIで診断をつける方法もありえる．
- 独歩でくるくも膜下出血を見逃さない．警告出血だけで軽度の頭痛・悪心の場合もある．疑えば頭部CTをとる．

2. 腹部疾患は消化器疾患およびその他疾患も必ず鑑別疾患に考える

悪心・嘔吐を呈する消化器疾患，婦人科疾患・泌尿器科疾患などその他疾患を鑑別にあげると，表1の疾患群が考えられる．病歴聴取および身体診察で大切なポイントがそれぞれにあるので，誌面が許す限り述べていきたい．

1 急性虫垂炎

症例4は，若年男性であり，腹痛が心窩部から右下腹部へ移動したエピソードがあり，急性虫垂炎を疑うことは可能であろう．表2のとおり「右下腹部痛」の陽性尤度比は高く[2]，若年例では典型的所見であるため見逃しは少ない．しかし，小児・妊婦・高齢者は典型例が少なく，虫垂炎が鑑別疾患からはずれてしまいがちである．急性虫垂炎の身体診察は，McBurney・Psoas・Obturator・Rovsingサインなどをとり，総合的に判断する．悪心・嘔吐に関していえば，**「嘔吐に先行する疼痛（疼痛→嘔吐で症状発症）」**は，表2のとおり**急性虫垂炎の感度が抜群に高く**，逆に悪心・嘔吐が先行する腹痛は急性虫垂炎を否定できる．

表1　悪心・嘔吐の鑑別疾患および病歴聴取のポイント・身体所見・検査

疾患	病歴聴取ポイント・身体所見	診断までの次の一手
胃・十二指腸潰瘍	コーヒー残渣様の吐物，吐物の量，便性状（黒色便の有無）	直腸診，NGチューブ
消化管穿孔	突然発症，冷汗の有無，腹部の筋性防御	胸・腹部X線写真，腹部CT
急性虫垂炎	「腹痛→悪心・嘔吐→痛みの移動」の順，微熱，McBurney・Psoas・Obturator・Rovsingサイン	腹部造影CT
急性憩室炎	腹痛が限局的で強い	
腸閉塞	手術歴	胸・腹部X線写真
急性胆囊炎	食後増悪する疼痛，Murphyサイン	腹部超音波検査
SMA症候群	やせた体型	腹部CT
便秘症	糖尿病，甲状腺機能低下症，自律神経障害など	腹部X線写真，血液検査
卵巣茎捻転	腹痛とともに始まる嘔吐	婦人科コンサルト
卵巣出血・破裂	性交渉後の発症，腹痛とともに始まる嘔吐	婦人科コンサルト
異所性妊娠	最終月経	尿妊娠反応
PID	直腸診で子宮頸部の圧痛	婦人科コンサルト
尿管結石	背部痛・腹痛の有無，CVA叩打痛	尿潜血
DKA	糖尿病の有無（特に1型でインスリン依存性かどうか），脱水所見の有無	血液ガス，心電図，低カリウム血症
高カルシウム血症	悪性腫瘍の有無	血液検査
薬剤性	心房細動でジギタリス，気管支喘息でテオフィリン内服の有無	

SMA：superior mesenteric artery（上腸間膜動脈），PID：pelvic inflammatory disease（骨盤内炎症性疾患），CVA：costovertebral angle（右肋骨脊柱角部），DKA：diabetic ketoacidosis（糖尿病性ケトアシドーシス）

表2　虫垂炎に対する臨床所見・診察法の特性

所見	感度（%）	特異度（%）	陽性尤度比	陰性尤度比
右下腹部痛	81	53	7.31-8.46	0-0.28
筋硬直	27	83	3.76（2.96-4.78）	0.82（0.79-0.85）
痛みの移動	64	82	3.18（2.41-4.21）	0.50（0.42-0.59）
嘔吐の前の腹痛	100	64	2.76（1.94-3.94）	NA
Psoasサイン	16	95	2.38（1.21-4.67）	0.90（0.83-0.98）
発熱	67	79	1.94（1.63-2.32）	0.58（0.51-0.67）
反跳痛	63	69	1.10-6.30	0-0.86
筋性防御	74	57	1.65-1.78	0-0.54
過去に同様の腹痛なし	81	41	1.5（1.36-1.66）	0.323（0.246-0.424）
直腸の圧痛	41	77	0.83-5.34	0.36-1.15
食欲不振	68	36	1.27（1.16-1.38）	0.64（0.54-0.75）
悪心	58	37	0.69-1.20	0.70-0.84
嘔吐	51	45	0.92	1.12

文献2より引用

有名なCopeの『急性腹症の早期診断』[3]によれば，急性虫垂炎は下記の順で発症すると示されている．

①疼痛（心窩部痛や臍周囲痛）
②悪心・嘔吐
③圧痛：典型例は右下腹部へ移動
④発熱：微熱が多く，穿孔していない限り悪寒や39℃以上の高熱はない
⑤白血球増加：10,000～20,000/μL

急性虫垂炎の可能性は① → ②ではあっても，② → ①では低いということであり，悪心・嘔吐のタイミングを医療面接で聞くことが重要である．破裂寸前は悪心・嘔吐が強くなるため，外来診察で悪心・嘔吐が著明な場合はすみやかに診断し，腹膜炎に至らないうちに外科コンサルトが必要である．本症例でも「心窩部痛→悪心（喉がつかえる感じ）→右下腹部への痛みの移動→発熱（37℃台）」であり，白血球は12,000/μLであった．腹部造影CTの結果，本症例は典型的な「急性虫垂炎」であったが，検査前確率を高くすることが確定診断に至る重要なポイントである．ちなみに造影CTの感度94％，特異度95％というメタ解析[4]もあり，腹部造影CTにまでたどり着けばほぼ診断がつくと言っても過言ではない．

また虫垂炎診断にはAlvarado scaleがあり，表3の点数で合計7点以上であれば，感度81％，特異度74％で役立つ所見となる[5]．

表3　Alvarado scale

症状	痛みの移動	1点
	食欲不振	1点
	悪心・嘔吐	1点
徴候	右下腹部の圧痛	2点
	反跳痛	1点
	発熱	1点
検査	白血球上昇	2点
	白血球の左方偏移	1点
合計		10点

文献5より引用
診断基準（最高点10点，陽性基準7点以上）
・発熱：口腔温＞37.3℃
・白血球数：WBC＞10,000/μL
・白血球の左方偏移：好中球＞75％

2 腸閉塞　～癒着性以外に，鼠径部ヘルニアを見逃さない～

1）癒着性腸閉塞

腸閉塞で嘔吐する場合，腸閉塞の50～80％は腸管の周囲組織との癒着が原因である**癒着性腸閉塞**であり，癒着性腸閉塞の約90％に腹部手術歴を認め，病歴聴取で腹部手術歴を聴取する以外に，身体所見として**腹部手術痕の有無を確認する**ことが診断に近づく重要な手掛かりになる．癒着性腸閉塞の原因となる手術の内訳としては，上部消化管手術は17.7％に対して，下部消化管手

術（虫垂切除術を除く）が31.3％，婦人科手術が18.8％，虫垂切除術が11.3％と，下腹部から骨盤領域の手術の頻度が61.4％と高い[6]．

2）鼠径ヘルニア

癒着性以外で腸閉塞の原因として見逃されやすい疾患が，**鼠径部ヘルニア**である．鼠径部ヘルニア診療ガイドライン2015によると，鼠径部ヘルニアは，鼠径靭帯より腹側の「**鼠径ヘルニア**」と鼠径靭帯より大腿側の「**大腿ヘルニア**」の総称として定義され，膨隆以外の症状を有し，急に発症した自己還納できない，または用手還納後も症状の消失しないものを「嵌頓ヘルニア」と定義されている[7]．いずれも鼠径部の疼痛だけでなく，悪心・嘔吐の症状を伴う場合があり，成人例で鼠径ヘルニアは男性に多く，大腿ヘルニアは高齢女性に多い．特に大腿ヘルニアの場合，嵌頓の頻度が49.4～85.7％，50％近くが腸管壊死を合併した状態で診断されるとの報告があり[8]，緊急手術の適応について外科医へすみやかにコンサルテーションする必要がある．上記の特殊型として特に注意が必要であるのが，鼠径部の身体所見に乏しい**閉鎖孔ヘルニア**で，恥骨と坐骨の間の骨性間隙に小腸が脱出するヘルニアであり，腸閉塞の0.4％で稀ながらも，術前診断率が約30％と低く，穿孔・腹膜炎による死亡率が15～21％と高い．超音波検査やCTなどのモダリティーでの診断が必要であり，腸閉塞の原因のなかで必ず鑑別にあげておかなければならない疾患である．高齢女性，多産女性に多く，右側の症例がほとんどである[9]．鼠径部ヘルニアは，**手術既往のない腸閉塞の原因**として注意し，診察時は**着衣を大腿部まで十分に下げて鼠径部（右側が多いが両側）の膨隆がないか診察**し，所見に乏しくても腸閉塞の閉塞機転を見逃さない視点が重要である．

3 その他の疾患

婦人科疾患で**卵巣出血**（または子宮内膜症チョコレート嚢胞破裂も含めて）は，**性交渉後の急激な腹痛・同時に生じる嘔吐**が特徴であり，病歴聴取で狙って聞くポイントである．

骨盤内炎症性疾患（pelvic inflammatory disease：PID）は子宮頸部を動かすと圧痛を認める傾向があり，**直腸診が有効**である．上記の虫垂炎かPIDかで鑑別の難しい症例を集めたスタディ[10]では，PID患者は虫垂炎患者にくらべて，受診のタイミングが遅れる傾向（PID：48時間，虫垂炎：21時間）があるため，すみやかに診断し治療につなげる必要があるとしている．また，妊娠可能な女性であれば，通常の妊娠だけでなく**異所性妊娠**を鑑別に考え，尿妊娠反応（尿β-HCG検査）で確かめる．

泌尿器科疾患で尿路結石は背部痛が著明であるため，疼痛からの悪心・嘔吐を伴うことがある．内分泌疾患で**糖尿病性ケトアシドーシス**（diabetic ketoacidosis：DKA）**や高カルシウム**（Ca）**血症は，ともに脱水を伴い，意識障害に至る危険性のある緊急疾患**である．DKAは虚血性心疾患が原因となっていたり，高Ca血症では悪性腫瘍が原因となっているなど，原疾患への対応が必要となることがある．現実的には，悪心・嘔吐で受診するDKAやAKAを見出すことはきわめて難しい．糖尿病やアルコール多飲の方が「何かおかしい」ときに，DKAやAKAを想起できるか，血液ガス分析の必要性を認識できるかは，呼吸パターン異常で気がつくことができるかがポイントであり，臨床的なセンスにかかっている印象もある．

最後に薬剤性の悪心・嘔吐として，ジギタリス製剤やテオフィリン製剤による悪心・嘔吐を忘れてはいけない．

第4章 腹部の症状

3. 治療

疾患が多岐にわたるため，概説的に治療内容を述べることはできないが，原疾患の治療を行うことが主要な治療となる．

まとめ

悪心・嘔吐の診断のポイントを以下にまとめた（図）

- 悪心・嘔吐以外の全身症状を見逃さず，鑑別疾患を意識しながら病歴・身体所見をとる．
- 緊急性の高い疾患を第1に疑い，心臓→脳→腹部へ絞っていく．
- 急性冠症候群による悪心・嘔吐は，病歴聴取が重要で，糖尿病がある場合は無痛性心筋梗塞を必ず想起する．

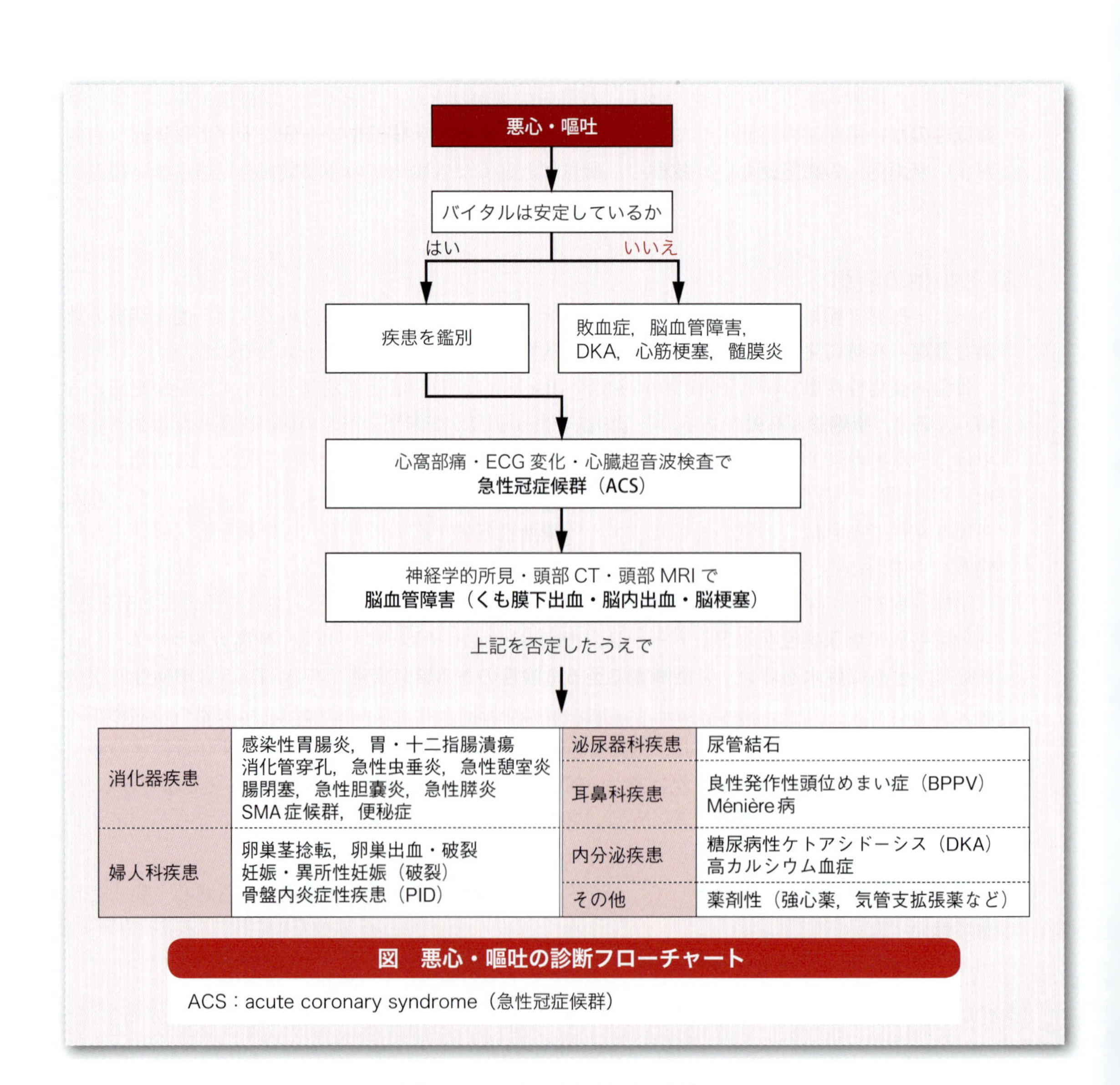

消化器疾患	感染性胃腸炎，胃・十二指腸潰瘍 消化管穿孔，急性虫垂炎，急性憩室炎 腸閉塞，急性胆嚢炎，急性膵炎 SMA症候群，便秘症	泌尿器科疾患	尿管結石
		耳鼻科疾患	良性発作性頭位めまい症（BPPV） Ménière病
婦人科疾患	卵巣茎捻転，卵巣出血・破裂 妊娠・異所性妊娠（破裂） 骨盤内炎症性疾患（PID）	内分泌疾患	糖尿病性ケトアシドーシス（DKA） 高カルシウム血症
		その他	薬剤性（強心薬，気管支拡張薬など）

図　悪心・嘔吐の診断フローチャート

ACS : acute coronary syndrome（急性冠症候群）

- 「めまい・頭痛＋悪心・嘔吐」の場合は，脳梗塞・脳出血・髄膜炎の除外を忘れない．BPPVや筋緊張性頭痛と即断しない．
- 腹部は，消化管や胆道系だけでなく女性器・泌尿器疾患を意識する．
- 「腹痛＋悪心・嘔吐」の場合で，急性虫垂炎はあくまで病歴・臨床症状・検査結果で総合的に判断する．急性胃腸炎と即断しない．
- 腸閉塞が原因の場合，術後癒着が多く，腹部手術痕の有無を必ず確認する．手術既往がなければ，鼠径部ヘルニアを考え，着衣を下ろして鼠径部の診察を怠らない．閉鎖孔ヘルニアなど体表面からはわからない嵌頓症例もあり，外科医とのスムーズな連携が必要である．
- 上記で不明な場合はDKA/AKAや薬剤性の可能性を必ず考える．基礎疾患や服薬内容まで広く病歴聴取を行う．

上記の診断の考え方で陥りやすい注意点を表4に示す．安易に「急性胃腸炎」「筋緊張性頭痛」「BPPV」「腰痛症」と診断しないよう注意する．

表4　悪心・嘔吐のピットフォール

悪心・嘔吐以外の随伴症状 →	誤りやすい病名 →	実際の病名
腹痛	急性胃腸炎	心筋梗塞，腸閉塞，膵炎，消化管穿孔，憩室炎，虫垂炎，胆嚢炎，胆管炎，異所性妊娠など婦人科疾患，尿管結石など泌尿器科疾患
頭痛	筋緊張性頭痛	SAH，脳内出血，脳梗塞，脳腫瘍，緑内障
めまい	BPPV	小脳梗塞・出血，脳幹梗塞・出血
背部痛	腰痛症	大動脈解離，急性膵炎，尿路結石
特になし	急性胃腸炎	無痛性心筋梗塞，DKA，妊娠悪阻，悪性腫瘍 薬剤性（ジギタリス・テオフィリン）

文献・参考文献

1) Edlow JA & Caplan LR：Avoiding pitfalls in the diagnosis of subarachnoid hemorrhage. N Engl J Med, 342：29-36, 2000
2) James MW, et al：Dose this patient have appendicitis？ JAMA, 276：1589-1594, 1996
3) 「Cope's Early Diagnosis of the Acute Abdomen, 21st ed.」（Silen W），Oxford University Press, 2005
4) Terasawa T, et al：Systematic review：computed tomography and ultrasonography to detect acute appendicitis in adults and adolescents. Ann Intern Med, 141：537-546, 2004
5) Alvarado A：A practical score for the early diagnosis of acute appendicitis. Ann Emerg Med, 15：557-564, 1986
6) 福井博志，他：癒着性イレウスの手術適応と時期について．腹部救急診療の進歩，12（3）：369-372，1992
7) 用語・略語の定義と概念．「鼠径部ヘルニア診療ガイドライン2015 第1版」（日本ヘルニア学会 ガイドライン委員会/編），p 5，金原出版，2015
8) 濱田剛臣，他：大腿ヘルニア嵌頓47症例の臨床的検討．日本腹部救急医学会雑誌，34（1）：69-72，2014
9) 長尾和宏，他：両側閉鎖孔ヘルニアの1例．日本消化器病学会雑誌，92（6）：980-983，1995
10) Lareau SM & Beigi RH：Pelvic inflammatory disease and tubo-ovarian abscess. Infect Dis Clin North Am, 22：693-708, vii, 2008

プロフィール

中山雅臣（Masaomi Nakayama）

上田病院　内科

2007年和歌山県立医科大学卒業，日本内科学会認定医，日本消化器病学会専門医，日本消化器内視鏡学会専門医，日本人間ドック学会認定医．救急外来で正確に診断する難しさは，経験を積むほど実感しています．確実に診断する手法は，研修医の頃から身につけていく必要があります．市立福知山市民病院総合内科のOBとして，患者さんの目線で，日々診療に取り組んでいます．

川島篤志（Atsushi Kawashima）

市立福知山市民病院総合内科　医長/研究研修センター長

専門：地域も俯瞰する家庭医＋病院総合医的な仕事

1997年筑波大学卒．米国Johns Hopkins大学にて公衆衛生学修士取得．2008年秋より当院赴任し，総合内科臨床・研修医教育に従事．「研修機能をもつ地域基幹病院の総合内科からの地域医療への貢献」を8年実践していますが，さらに新たなステージに踏み出していこうと思っています．一緒に研鑽してくれる仲間を募集中なので，Blog（http://fukugim.blogspot.jp/）もご笑覧くださいね！

2. 急性腹痛

北川 泉，賀古 眞

Point

- 腹痛の部位から解剖学的に疾患を推定しながら鑑別診断をあげる
- 頻度の高い疾患とその特徴を知っておく
- 腹腔内臓器以外が原因でも腹痛は生じることを念頭におく
- まず緊急性のある腹痛かどうか判断する

症例

右側腹部痛を主訴に来院された，ADLは自立している74歳男性．尿管結石，陳旧性心筋梗塞と高血圧の既往がありバイアスピリン，β遮断薬とACE阻害薬を近医にて処方されている．来院日早朝からの突然の右側腹部痛があり受診．痛みは，強く（激痛），呕気嘔吐もあった．強い痛みは1時間続き，多少軽減するも来院時は腹痛は持続していた．バイタルサインは血圧116/90 mmHg，脈拍82回/分，体温36.8℃，酸素飽和度98％．尿検査で尿潜血反応陽性．腹部エコーでは，明らかな腎盂の拡大はなく結石は同定されてはいないが，病歴と尿検査で血尿があることから担当研修医は尿路結石を考えたが….

急性腹痛へのアプローチ

急性腹痛の診断には病歴聴取が重要である．腹痛の発症のしかた，性状，経過から，ある程度原因疾患を推定する．また腹痛の部位から解剖学的，臓器別に原因疾患を考える．一番のポイントは治療の緊急性を判断することにある．後述のような緊急対応を必要とする疾患を常に念頭におき診察を進める必要がある．

●急性腹痛とは

急性腹痛とは，発症時には数分程度だが，数日継続することもある腹痛をいう．また慢性腹痛とは6カ月以上持続する腹痛で，適切な評価が行われたのにもかかわらず，診断が得られないものである．

表1　急性腹痛により外来に来院した患者の割合

非特異的な腹痛	34.9 %	腹部悪性腫瘍	3 %
急性虫垂炎	12～26 %	膵炎	2.4 %
腸閉塞	14.8 %	破裂性の大動脈瘤	1.3 %
泌尿器科疾患	5.9 %	婦人科疾患	1.1 %
胆道系疾患	5.1 %	炎症性腸疾患	0.8 %
憩室炎	3.9 %	腸間膜血管閉塞	0.6 %
消化性潰瘍	3.3 %	胃腸炎	0.3 %
腹部外傷	3.1 %		

文献1を参考に作成

●知っていると役に立つ身体所見，Tips

急性腹痛で最も多いのは急性胃腸炎で，次に急性虫垂炎，胆石発作，尿管結石，腸閉塞などがあげられ，比較的頻度の多い疾患を鑑別する必要があるが，腹痛の病歴聴取から考えられる緊急性の高い疾患からまず除外する（表1は文献1から作成したものだが，「非特異的な腹痛」となっているもののほとんどが急性胃腸炎だと考えている）

1. 腹痛の特徴，部位を尋ねる

1 腹痛の病歴聴取：特徴を尋ねる―OPQRSTを用いる[2)]

1）Onset：発症様式

・突然発症は，出血・破裂（消化管穿孔，大動脈瘤破裂，子宮外（異所性）妊娠破裂など），捻転（絞扼性イレウスなど），閉塞・阻血（胆石，尿管結石，腸間膜動脈血栓症など）

2）Provocation/palliation：増悪・寛解因子

・空腹時に悪化：十二指腸潰瘍，胃食道逆流症（gastroesophageal reflux disease：GERD）
・食後に増悪：胃潰瘍・胆石・胆囊炎・膵炎・腸間膜虚血
・食後に改善：十二指腸潰瘍，GERD
・前屈で軽快，背屈で悪化：急性膵炎，慢性膵炎
・深呼吸で悪化：胸膜炎，肝周囲炎
・臥位で悪化：GERD，上腸間膜動脈（superior mesenteric artery：SMA）症候群

3）Quality：質

・急激な鋭い痛み：胆石，尿路結石，胆囊炎
・移動する，引き裂かれるような痛み：腹部大動脈解離
・痛みの性状は個人によってばらつきあり

4）Radiation：放散

・顎，肩，腕：急性冠症候群（acute coronary syndrome：ACS）
・背部：膵炎，十二指腸潰瘍，胃潰瘍
・右肩：胆道疝痛
・左肩：脾梗塞，巨脾

表2　痛みの部位から想定される主な疾患

右季肋部
肝炎，胆嚢炎，胆管炎，膵炎，肺炎，膿胸，横隔膜下膿瘍
右下腹部
虫垂炎，回腸末端炎，憩室炎，腎尿管疾患，卵管炎，子宮外（異所性）妊娠，鼠径ヘルニア，IBS
心窩部
消化性潰瘍，GERD，胃炎，膵炎，心筋梗塞，心膜炎，大動脈瘤破裂
臍周囲
早期虫垂炎
左上腹部
脾梗塞，脾膿瘍，胃潰瘍，胃炎，膵炎
左下腹部
憩室炎，卵管炎，子宮外（異所性）妊娠，鼠径ヘルニア，腎尿管疾患，IBS，IBD
びまん性
胃腸炎，代謝性疾患（DKA，ポルフィリア），腸閉塞，腹膜炎，IBS

IBS : irritable bowel syndrome（過敏性腸症候群），IBD : inflammatory bowel disease（炎症性腸疾患），DKA : diabetic ketoacidosis（糖尿病性ケトアシドーシス），GERD : gastroesophageal reflux disease（胃食道逆流症）．文献2より

第4章　腹部の症状

5）Severity：重症度

・0から10のスケールを用いる（無痛時を0，最も痛いとき10）
・右下腹部の痛みが，突然8または9から，2または3に改善する：虫垂穿孔
・はじめが一番痛む：大動脈解離

6）Timing/Treatment：時期/治療

・痛みの増悪や，持続時間が長い場合は，重篤な疾患の場合がある
・痛みの波が徐々に強くなる間欠的なもので，それが持続：胆道疝痛，腎疝痛，小腸閉塞
・痛みの波が徐々に強くなって，その後で突然波がちょっとの間やむ：小腸閉塞
・最近の抗菌薬治療：クロストリジウム腸炎

2 痛みの部位から想定される疾患

表2[2)]に部位から想定される疾患をまとめた．

2. 腹痛以外の症状や既往などで絞り込む

・動脈硬化のリスク：ACS，腹部大動脈瘤（abdominal aortic aneurysm：AAA）破裂，腸間膜動脈閉塞症，腎梗塞，脾梗塞
・発熱：感染症
・悪心・嘔吐が初発：心筋梗塞，虫垂炎，胆嚢炎，肝炎，胆道結石，尿管結石
・腹部手術歴：イレウス
・性活動の活発である女性：骨盤炎症性疾患（pelvic inflammatory disease：PID）
・肝癌：肝破裂

・糖尿病コントロール不良：DKA
・新鮮な魚貝類摂取：アニサキス

3. 腹腔内臓器以外の疾患[1)]

・心疾患　：ACS，心筋炎，心外膜炎
・胸部疾患：肺炎，胸膜炎，膿胸，気胸，肺血栓塞栓症，食道炎，食道破裂
・神経系　：神経根炎
・代謝疾患：尿毒症，DKA，ポルフィリン症，急性副腎不全，副甲状腺機能亢進症
・血液疾患：溶血性貧血，急性白血病
・中毒　　：中毒（鉛，ヒ素，毒キノコ）
・感染症　：帯状疱疹，化膿性脊椎炎
・血管炎　：Schöenlein-Henoch紫斑病（IgA血管炎）
・その他　：精神疾患

4. 腹痛患者の視診，触診，打診，聴診

病歴聴取で痛みの位置を確認し，診察をはじめる．

① 視診：疼痛部位の皮膚の変化（発赤，発疹，傷など），膨隆あるいは陥凹の有無を確認する．
② 触診：まず痛みから離れた部位から診察する．いきなり疼痛部位を触れると腹壁緊張が増して，その後の診察がやりにくくなることがある．腹壁の緊張の程度，腫瘤の有無を確認，また圧痛部位（例：McBurney点→虫垂炎の圧痛点），圧痛の程度を評価，反跳痛：rebound tenderness（例：Blumberg症状→虫垂炎）の有無を確認する．
③ 打診：鼓音はガス貯留，濁音は腹水貯留か臓器腫大，腫瘤の存在を示す．
肝臓の部位に叩打痛を認めれば，肝膿瘍など肝臓およびその周囲の炎症を疑う．
④ 聴診：腸雑音，血管音を聴取する．イレウス（腸管麻痺）では腸雑音が消失，腸閉塞では高調，金属音を聴取する．腹部大動脈瘤では血管性雑音を聴取する．

●知っていると役立つ身体所見，Tips

・高齢者や糖尿病患者では痛みの訴えが乏しいことがあるので，注意が必要．
・右季肋部痛が，帯状疱疹であったということがある．皮疹が出る前に，痛みの出る場合があり，そのデルマトームにそって触診すると左右差がある．
・胆嚢炎では，右肩甲骨の痛みとして感じることがある．
・高齢者や，冠動脈危険因子をもつ患者の上腹部痛では，ACSを必ず鑑別診断にあげる．
・同様に上記患者が，側腹部痛，腰痛で来院した場合には，急性腰痛症や尿路結石などと決めつけずに，解離性大動脈瘤を疑って診察する．
・若年女性の腹痛では，常に子宮外（異所性）妊娠，PID，卵巣出血，卵巣嚢腫茎捻転など婦人科疾患を鑑別にあげる．

⇒子宮外（異所性）妊娠は妊娠テストが必要．

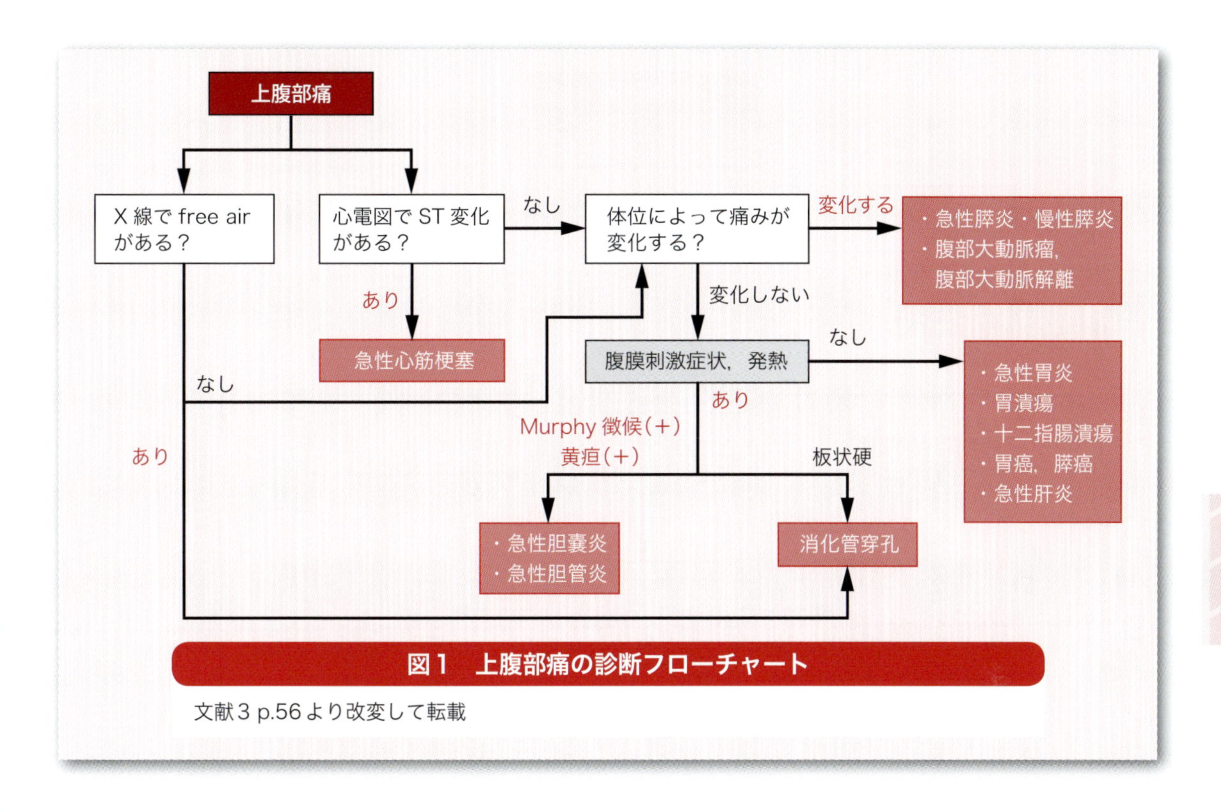

図1　上腹部痛の診断フローチャート

文献3 p.56より改変して転載

- 若年の発熱を伴う腹痛ではSchöenlein-Henoch紫斑病も念頭におく（後に紫斑が出現し診断される場合がある）.

5. 鑑別診断の流れ

以上を踏まえ，上腹部痛，下腹部痛の診断の流れを図1，2に示す.

主な疾患のポイントと今後の方針・経過

1 急性虫垂炎

微熱と心窩部痛から右下腹部痛への痛みの移動，McBurney圧痛があれば，血液検査（血算，CRP）とエコー，CTで診断し，外科相談.

2 腸閉塞，イレウス

悪心，嘔吐，腹部膨満，便秘あり．腸蠕動音は腸閉塞で亢進（聴診で高調，金属性），イレウス（腸管麻痺）で低下．腹膜刺激症状（触診，打診で反跳痛）は腸閉塞が疑われる．X線，エコー，CTで閉塞起点を探す．腸閉塞は外科相談.

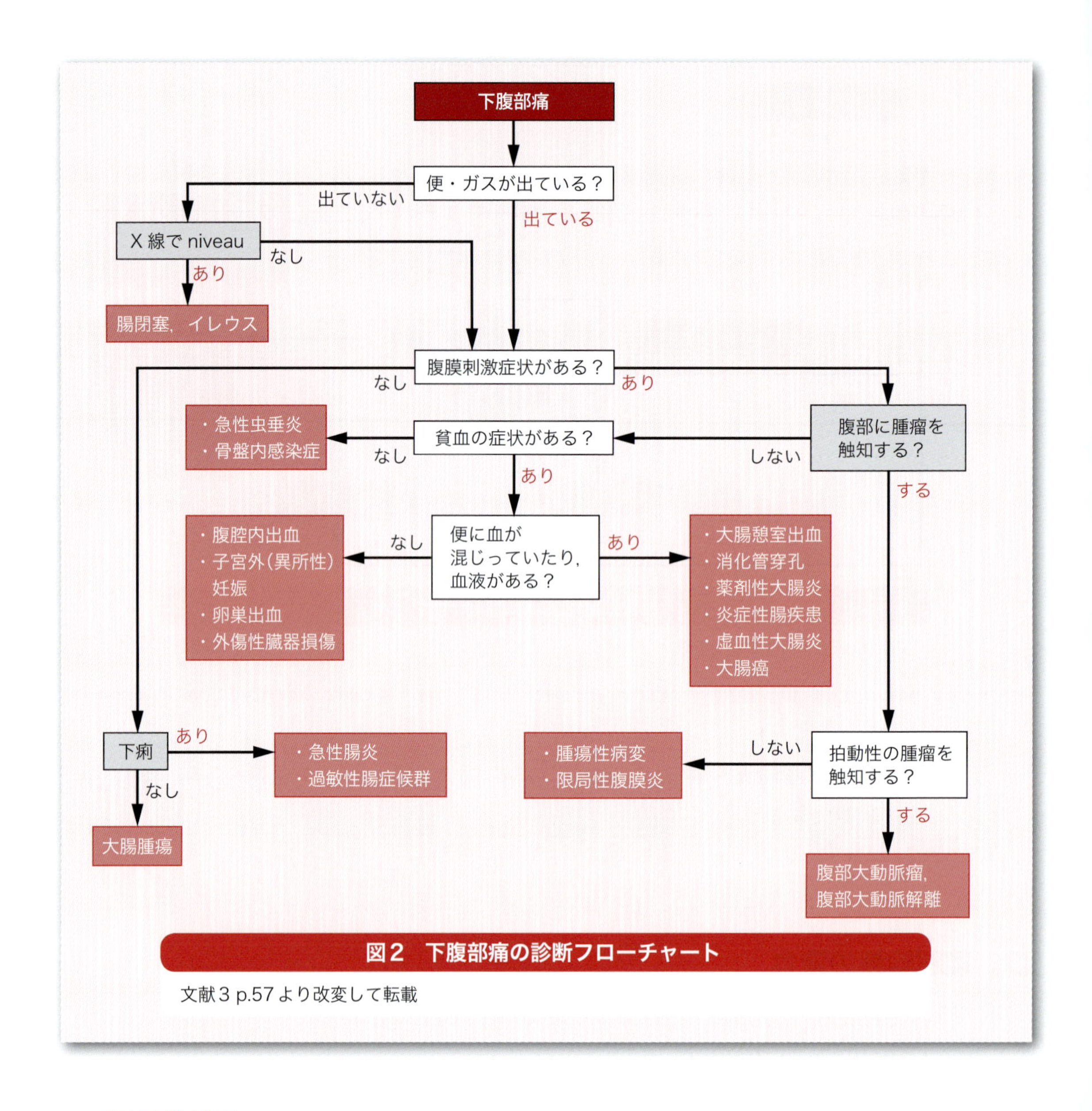

図2　下腹部痛の診断フローチャート

文献3 p.57より改変して転載

3 尿管結石

主に激しい疼痛発作は，通常は20～60分持続する，閉塞部位が疼痛の部位を決める．急性腹症や解離性大動脈瘤に似ていることが稀にある．CTでの確認がよい．水分摂取とNSAIDs投与，効果不十分なら非麻薬系鎮痛薬〔ペンタゾシン（ソセゴン®）など〕投与，鎮痙薬〔ブチルスコポラミン（ブスコパン®）など〕が有用なこともある．後日，泌尿器科相談．

4 胆石症

脂肪分の多い食事を摂取数時間後，右季肋部痛出現．痛みは右上腹部もしくは上腹部（心窩部）に局在．胆石疝痛は過敏性腸症候群や急性心筋梗塞，消化性潰瘍と間違えられる可能性がある．有症状のときは，消化器内科医または外科医に相談．

5 急性胆嚢炎

発熱，持続性の右季肋部痛あり．右肩あるいは背部に放散することがある．ソノグラフィックMurphyサイン（sonographic Murphy's sign）が診断に役立つ．軽症であれば絶食，胆汁移行性のよい抗菌薬の選択を行うが重症度により，ドレナージ手術のタイミングや治療方針を変更する．

6 憩室炎

左右の下腹部痛で出現．穿孔膿瘍形成時は，局所的な腹膜刺激症状あり．痛みが右結腸のときは，虫垂炎との鑑別困難．エコー，CTが診断に役立つ．絶食，補液，抗菌薬で治療を行うが，穿孔が疑われる場合は外科相談．

7 胃潰瘍，十二指腸潰瘍

典型例では，空腹時の痛みは十二指腸潰瘍，食後の痛みは胃潰瘍である．便潜血反応とTilt test，貧血の確認．上部内視鏡で確定診断．出血が認められる場合は，内視鏡的止血術を行う．治療の基本は，原因（*H.pylori*，薬剤など）治療と胃酸分泌抑制薬〔プロトンポンプ阻害薬（proton pump inhibitor：PPI），H_2受容体拮抗薬〕の投与である．

8 膵炎

急性膵炎の多くは突然発症．腹痛の程度は軽度の圧痛から反跳痛までさまざまである．嘔吐，発熱，頻脈，白血球増多，血中・尿中膵酵素の上昇を伴う．予後因子と造影CT Gradeによる重症度判定基準に照らし合わせ，重症度判定を行い治療方法を決定する．

9 腹部大動脈瘤破裂

腹部大動脈瘤が破裂すると，びまん性あるいは局在性の腹部症状が生じる．腹痛や背部痛，低血圧，拍動性の腹部腫瘤が認められる．エコー，CTで確認．血管外科相談．

10 子宮外（異所性）妊娠

妊娠可能な女性の下腹部痛（突然の激痛）では鑑別にあげる．貧血を伴い妊娠反応陽性だが，子宮内に胎嚢がみられない．婦人科相談．

11 炎腸性腸疾患（IBD）

若年者に好発し，再燃・寛解を呈しながら慢性に経過する腸疾患．血便，下痢，腹痛を呈することが多い．注腸造影，内視鏡，生検で診断．

12 過敏性腸症候群（IBS）

腹痛と便秘，下痢をくり返す．最終的には内視鏡にて他疾患を除外のうえ診断となる．

13 虚血性腸炎

左下腹部痛と下血．病変はS状から下行結腸に多い．内視鏡で診断．絶食と補液で治療．

⑭ 上腸間膜動脈（SMA）閉塞症

突然発症の腹痛で，動脈硬化のリスクや心房細動がある患者では必ず除外する．腹痛の程度にくらべて，身体所見に乏しいこともある．エコー，造影CT（非造影および動脈相と静脈相）にて診断．外科相談．

■ 症例ではこう考える

まずは，腹痛の部位から鑑別をあげてみる．憩室炎，虚血性腸炎，炎症性腸疾患，過敏性腸症候群，腎尿管疾患，鼠径ヘルニアなどがまずあげられる．OPQRSTでみると突然の鋭い痛み，放散痛なし，強い痛み，持続性の改善しない痛みとなり，たしかに尿管結石は疑われるものの，高齢者で動脈硬化のリスクファクターが多いことと，尿管結石は，稀に解離性大動脈瘤の発症に似ている場合があることから，造影CTで確認する必要がある．CTでは腎動脈分岐部下に6 cmの大動脈瘤と周囲の血腫とflapを認めるので，腹部大動脈瘤と大動脈解離と診断し，すぐに心臓血管外科へコンサルトする．

⇒尿管結石の場合は，10年における再発率は40％と高いので，自分で診断して受診されることもあるが，必ず動脈硬化と関連する疾患を鑑別しなければいけない．

Advanced Lecture

■ 見逃しやすい腹痛の例

① 内科医として意外と見逃しやすいのは，女性付属器疾患以外に鼠径や直腸，肛門病変である．例えば痩せた高齢女性の腸閉塞には閉鎖孔ヘルニアや大腿ヘルニア嵌頓を思い浮かべなければいけないし，痔ろうや直腸がんも視診，直腸診でわかるのでこれも注意したい．

② 身体所見で反跳痛や筋性防御がある場合は，surgical abdomenとして外科にコンサルトをすることになる．ただしSMA閉塞では，圧痛が出にくいという特徴があり，また虫垂炎や憩室炎などの局所的な穿孔の場合は，部分的にしか所見がみられないことがある．また十二指腸潰瘍の後腹膜側への穿孔や膵炎が後腹膜に炎症を起こしているときも同様であり，注意深く診察することが重要である．

文献・参考文献

1）「The Patient History：An Evidence-Based Approach to Differential Diagnosis」（Henderson MC, et al），McGraw-Hill Medical, 2005

2）Mary BF & Mark DA：Differential diagnosis of abdominal pain in adults. UpToDate®, ver 17. 2

3）峯 徹哉：腹痛．「消化器研修ノート」（永井良三/監，白鳥敬子，他/編），pp56-57，診断と治療社，2009

プロフィール

北川　泉（Izumi Kitagawa）
湘南鎌倉総合病院総合内科　部長
注意深く，十分に行われる病歴聴取，身体診察は診断への最も近道となる以外に，患者―医師関係を良好にするコミュニケーションツールであり，それ自身が治療効果への手助けとなることを忘れないでください．

賀古　眞（Makoto Kako）
湘南鎌倉総合病院消化器病センター　センター長
外来，病棟で頑張っている総合内科医を盛りたてることが今の興味です．総合内科を中心に，専門内科医がサポートする体制が当院ではできています．

3. 下痢，便秘そして腹満
まぼろしを追って結果を出せ！

松下達彦

Point

〔下痢〕
- 急性の下痢が主訴の患者は軽症で自然治癒することが多い
- 診断と治療は主に病歴聴取によって決定しなければならない
- 便培養，便潜血，便中白血球，グラム染色を行うか否か判断する
- 抗菌薬を使うか否か判断する

〔便秘〕
- 便秘の鑑別では軽んじてはいけない便秘を知っておくこと
- 面接でどれくらいルールインアウトできるかを鍛錬しておくこと
- 浣腸？ 坐剤？ 下剤をどのように使うかを知っておく
- ライフスタイルの改善による治療を知っておくこと
- 大腸内視鏡を行う基準を知っておくこと

〔腹満〕
- 腹満の鑑別があげられる
- 画像診断にいたるまでの絞り込みができる
- 腹水の有無とその程度を身体所見から同定できる

下痢のアプローチ

症例

25歳女性．2日前からの下痢．水様で1日10回程度腹痛が間欠的に起こる．発熱はない．

いくつかのフィルターにかけて鑑別を考える．細菌感染だとすればその原因菌を想定することが肝要．

●Unit：下痢のアプローチで考えるべきこと

1）急性か遷延性か慢性か？（時間で考える）

2）生活上で問題はないか？（食事，旅行，ペット，性交歴）

3）感染？ 感染以外のもの？（嗜好品，虫垂炎，薬，炎症性腸疾患，乳糖不耐症）

4）便の性状は血便？ 潜血陽性？ 小腸型？ 大腸型？

5）本人の状態はどうなのか？ 免疫不全？ 高齢？ 基礎疾患？ 脱水？ 水飲める？

6）随伴症状

7）これらの鑑別とは別にRed Flagを基準としてのルールインアウトが必要となる．

これらの情報を得ることで何が得られるかを解説しよう．

●下痢診療の大原則

A）血性の下痢をきたす疾患は特殊な治療が必要となる可能性が高い．

B）患者の重症度もしくは，基礎疾患を治療（抗菌薬使用）の基準とする．

●Grouped Manage

起因菌やその他の原因を想定しつつ下記のグループ分けをめざす．

G1　対症療法のみでよく，検査も必要としないもの．

G2　検査は施行するが抗菌薬を使わないもの．

G3　検査を施行して，抗菌薬を使用するもの．

G4　それ以外の方法で治療するもの．

G5　治らないもの．

下痢症の初期診療は上記のUnit 1～7と大原則の情報を組合わせてGrouped Manageに分類することが最初の目標である〔診断フローチャート（図）を参照〕，そのために知っておかないといけない知識をUnitと大原則に従って解説する．

Unit 1. 急性か遷延性か慢性か？（時間で考える）

1 発症からの期間で考える

- 急性（14日以内）であれば細菌感染かウイルス感染を考える．
- 遷延性（14日～30日）は原虫を考慮．
- 慢性（30日以上）になればさまざまな原因を考える．感染とすれば結核，アメーバ，Whipple病もしくは免疫不全状態でないかを考察する．

2 発症までの時間で考える

原因となる食事摂取後6時間以内なら*Staphylococcus aureus*もしくは*Bacillus cereus*，8時間～16時間は*Clostridium perfringens*，16時間以上はウイルスやその他の細菌感染を考える〔例：毒素性大腸菌（enterotoxigenic *E. Coli*：ETEC）〕[2]．

第4章 腹部の症状

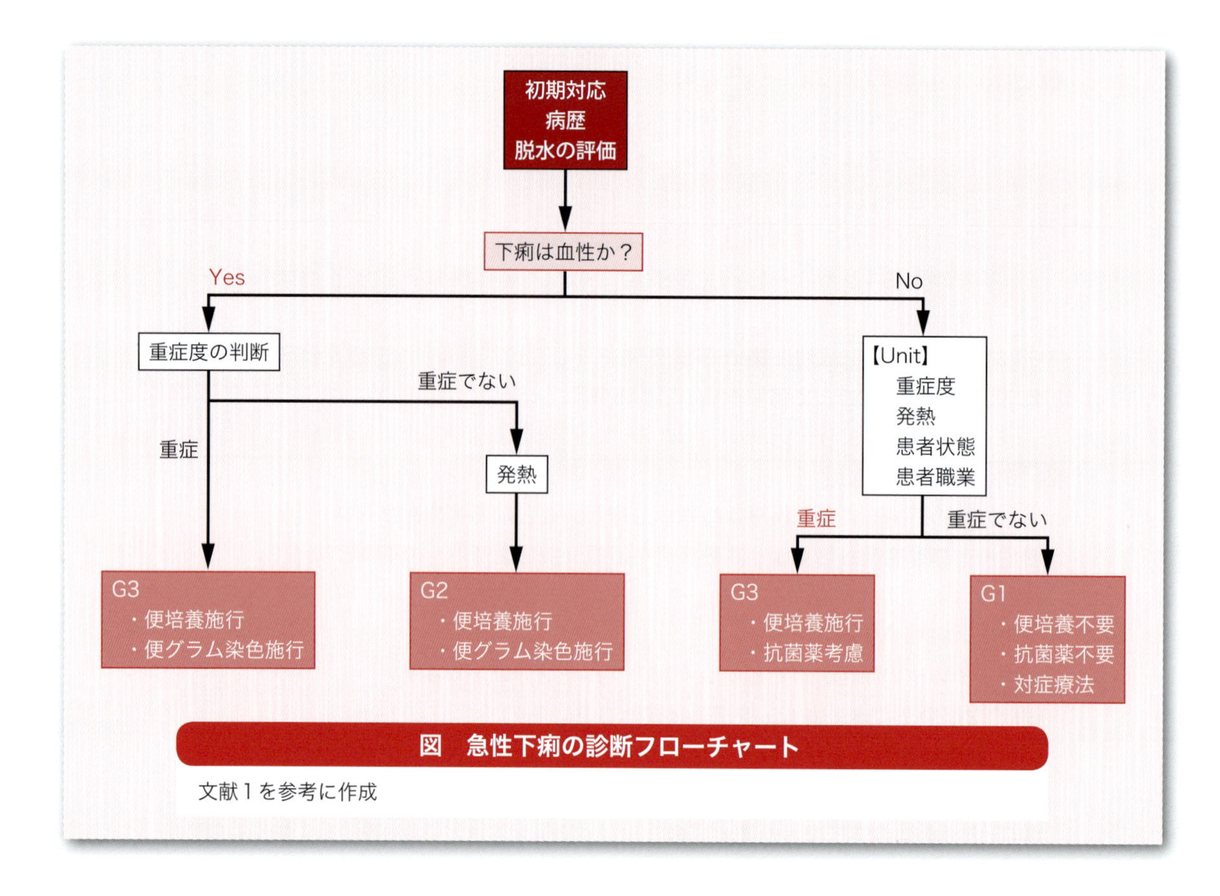

図　急性下痢の診断フローチャート

文献1を参考に作成

Unit 2. 生活上で問題はないか？（食事，旅行，ペット，性交歴など）

ペットとして，爬虫類よりサルモネラが感染することがある．また性交歴は赤痢アメーバの原因ともなり（特に男性－男性間），また下痢がHIV発見の手掛かりになることもあるので，時間をかけてできる限り詳細に情報収集する．

食事に関しては後述するが，詳細な病歴聴取は詳細な知識から得られることを肝に銘じて日々勉強に励んでほしい．

■ 旅行者下痢症の病原微生物（表1）

- 旅行者下痢症の病原微生物では，1カ月以内なら細菌感染をそれ以上に長引く場合は原虫を考慮に入れる．
- 腸管毒素原性大腸菌：世界的に最も多い．
- キャンピロバクター（*Campylobacter jejuni*）：南アジアが最も多い（春から秋のイギリス，アメリカ，冬の北アフリカでもみられる）．
- サルモネラ，赤痢，アエロモナス，プレジオモナス，コレラ（*Vibrio Cholerae*，*V.parahaemolyticus*，*V.vulnificus*，*Yersinia enterocolitica*）などは旅行者下痢としては稀．
- ノロウイルスは旅行者下痢の10～15％を占めるという報告がある．
- ロタウイルスは成人では稀．
- A型肝炎ウイルスやE型肝炎ウイルスでも起こりうる．
- 原虫/*Giardia Lamblia Cryptosporidium* sp. *Cyclospora cayetanensis*，*Entamoeba histo-*

表1 旅行者下痢症の病原微生物

原因	同定率（%）
細菌性	50～75
毒素原生大腸菌（ETEC）	5～70
キャンピロバクター（*Campylobacter*）	0～30
サルモネラ（*Salmonella*）	0～15
赤痢菌（シゲラ：*Shigella*）	0～15
アエロモナス（*Aeromonas*）	0～10
プレジオモナス（*Plesiomonas*）	0～5
原虫	0～5
ウイルス	0～20
不明	TD例の10～40％

TD：旅行者下痢症
Jong EC. Traveler's diarrhea：prevention and self-treatment. In：Jong EC. Jong travel and tropical medicine manual. 4th ed. Philadelphia：Saunders；2008. p.1-17より
文献3 p160より引用

lytic，*Isospora belli Dientamoeba*などは稀ではあるが起こりうる．

Unit 3. 感染？ 感染以外のもの？

- 細菌感染：赤痢，サルモネラ，キャンピロバクター
- 細菌感染ではあるが直接の原因でないもの：虫垂炎，憩室炎
- 感染以外：虚血性腸炎，甲状腺機能亢進症（クリーゼ），副腎不全，アナフィラキシー，TSS（毒素性ショック症候群），カフェイン，キシリトール，乳糖不耐症，過敏性腸症候群，抗菌薬，下剤，ラクツロース，ジゴキシン，メトフォルミン，コルヒチン，αグルコシダーゼ阻害薬．

※赤痢は全例抗菌薬治療が必要であるが，選択を誤ると悪化させることがある．サルモネラ，キャンピロバクターは患者の状態や基礎疾患とあわせて適応を考える．

Unit 4. 便の性状（血性下痢であれば起因菌が絞れ，抗菌薬の使用に結びつくことが多い）

血性下痢の起因菌と頻度は，赤痢54.3％，サルモネラ37.0％，キャンピロバクター33.8％，大腸菌91.3％，下痢が血性の場合，基本的に便培養，便中白血球，±スメア（グラム染色）を施行する．抗菌薬を使用するかどうかは，患者の重症度で決める[5]．便の性状には大腸型下痢と小腸型下痢の2種類がある（表2）．

Unit 5. 本人の状態はどうなのか？

血性の有無にかかわらず，患者の状態とリスクが下記のようであれば，便培養，便中白血球などの検査を行い，患者がより重症化する可能性と，細菌性である可能性が高いことを考慮して経験的な抗菌薬の使用を考える．以下は文献5を参考に提示．

表2　小腸型下痢と大腸型下痢の鑑別

大腸型下痢
大腸型下痢は便の総量が100 g/日未満．小腸は多い
直腸の痛みは下腹部．肛門の痛みは会陰部
大腸の痛みは排ガス，排便で軽快する
直腸に病変があると「しぶり」（テネスムス）が起こる．大腸型下痢では嘔気はまずない
慢性の感染は大腸型が多い（急性は逆）
小腸型下痢
吸収不良の徴候/脂肪便
臍周囲の間欠性腹痛で嘔気嘔吐がある．排便と関連が少ない
原因はホルモン，毒素，外分泌機能不全，吸収不良症候群

細菌やウイルスにも大腸を好むものと小腸を好むのもがあり，成書や医学雑誌にもその旨が記載されているが，統一されたものではなく，現実に鑑別の助けにはならないと個人的には考えている

1 患者の状態

- 大量の水様性下痢に伴う脱水徴候
- 24時間に6回以上の形をつくらない下痢
- 激しい腹痛
- 38.5℃以上の発熱

2 患者のリスク

- 70歳以上
- 心疾患などの疾患が脱水を助長する可能性があるとき
- 免疫不全〔例 HIV：プレドニゾロン（PSL）20 mg以上投与〕
- 炎症性腸疾患を有している
- 妊娠中
- 食品を扱う職業や，医療者

Unit 6. 随伴症状

病原体によって発熱をきたしやすいもの（キャンピロバクターは下痢がはじまる前に全身症状を呈することが多い），腹痛の強いもの，嘔吐の強いものなどがあるが，すべて“傾向”であって，程度の問題である（表3）．また，検査結果は治療開始時にはpendingであり，また結果が出ないこともあるのであらゆる情報を加味して考える．

表3　病原体によってさまざまな臨床的特徴がみられる割合

特徴	病原体			
	Shigella	*Campylobacter*	*Salmonella*	*E. coli*
血性下痢	54.3 %	37.0 %	33.8 %	91.3 %
腹痛	77.9 %	79.5 %	69.7 %	90.5 %
腹部圧痛	33.5 %	45.4 %	28.8 %	72.0 %
自覚的発熱	78.6 %	58.7 %	72.0 %	35.0 %
他覚的発熱	69.4 %	50.9 %	69.4 %	41.4 %
便検体で血液の顕在	14.7 %	7.8 %	4.8 %	63.0 %
便潜血	59.1 %	52.0 %	43.4 %	82.8 %
便中白血球	37.8 %	42.9 %	29.4 %	70.5 %
白血球＞10,000/μL	58.0 %	42.0 %	45.3 %	70.9 %

Slutsker L, et al：Escherichia coli O157：H7 diarrhea in the United States：clinical and epidemiologic features. Ann Intern Med, 126：505-513, 1997
文献4より引用

Unit 7. Red Flag

・脱水には十分気をつける.
・体重減少，悪性新生物，甲状腺機能亢進，糖尿病を示唆する所見を探す
・血便，IBD（inflammatory bowel disease：炎症性腸疾患，特にUC：ulcerative colitis：潰瘍性大腸炎）や悪性疾患，虚血性腸炎を考える.
・睡眠中の覚醒（機能的はものでは起こりにくい）.
・家族歴，性交歴，HIV感染，大腸がん，セリアックスプルーなど

これらのなかでいくつ以上であれば抗菌薬が必要などという明確な基準は存在しない.

また，血性便にしても，潜血便から肉眼的血便の間をどう考えるか？ 大腸菌の場合は抗菌薬は原則使用しないなどの問題もあり，簡単に割り切って決めることはできない．上記のことを組合わせながら，また，**原因菌を想像しながら**診療をすることになる.

いずれにしても，重篤でない，症状も軽い，基礎疾患がない，若め，血性でない，発熱がない人に職業が，食品を扱ったり，医療従事者でなければ，対症療法のみで経過をみてよいことにする．それ以上であればいろいろな方面で考え，総合的にまた患者の考えもあわせて決定し，その後また経過を評価することが大切であると考える.

また，急性腸炎におけるグラム染色に関しては，①抗菌薬使用を考慮したときと，②キャンピロバクター感染が疑えるときの両方であるが，全身状態がよくてもgull-wingの形状のGNR（グラム陰性桿菌）が多数みえれば重症化の可能性があり抗菌薬を使うべきという意見も存在し，診療に時間的余裕があれば②のみで，グラム染色を施行してほしい.

■ 病原微生物と病原菌の特徴と治療

治療の基本は，経口，静脈投与を問わず補液，電解質補正である．入院の基準はひとえに，水分摂取が十分に行えないこと．すなわち，±脱水の有無である．ただし，脱水があっても食べら

表4　輸入感染症のうち下痢を呈することのある腸管外感染症

	頻度（%）
熱帯熱マラリア	5～38
デング熱	37
レプトスピラ症	58
リケッチア症	19～45
重症急性呼吸器症候群SARS	38～74
エボラ出血熱	86～96

Reisinger EC, et al. Nat Clin Pract Gastroenterol Hepatol. 2005；2；216-22をもとに作成
文献3 p194より引用

れるのなら，点滴をして外来フォローも可能である．

食事制限に関しては，筆者は下痢がシビアな場合にはclear lequidのみを摂取してもらい，治まったところで少しずつ食事をアップしてもらうように指導している．その際乳製品，スパイシーなもの，脂っこいものは避けてもらい，パンにもバターをつけない．また梅干などで塩分を補充，A（Apple：りんご），B（Banana：バナナ），C（Carrot：ニンジン）などでカリウムとカロリーを補充することも必要．食事の内容をパンフレットにして渡すのもよいだろう．

1 抗菌薬の使用

抗菌薬の使用に関しては後述するように患者の重症度，免疫状態，想定される細菌，血性下痢かどうか，旅行後かどうかを軸に考慮する．

十分な知識と総合的な判断で抗菌薬の選択は行われ，明確な基準はない．ある意味医師としての裁量と能力の見せ所である．しかし，検査結果は出ないことも多いので，まぼろしを追っているように感じるかもしれないが，**最終的に患者がよくなればよい**という思考で時間軸をとって診察することをお勧めする．

2 旅行者下痢症を引き起こす病原微生物の特徴

- 輸入感染症は腸炎がメインでなくても下痢を呈することが多い（表4）．
- 各病原体の特徴を多く知っていればいるほど，病歴聴取のみで診断に近づくことになるので，できる限り頭に入れておくことをお勧めする．

以下は文献3を参考に提示しておく．

3 病原菌と治療（各論）

1）クロストリジウム・ディフィシル（CD）

- 大腸型下痢の発熱，抗菌薬治療後の高齢者の白血球増多がヒントになる．入院患者のうちPPI使用者でIBDの患者に多い．
- エンザイムイムノアッセイ（EIAアッセイ）をCDトキシンAとBに対して行う．
- その他の検査としてはグルタミン酸脱水素酵素（GDH）を検出する方法と，培養があるが，筆者の施設では臨床像とイムノアッセイのみで判断することにしている．ちなみにEIAアッセイの感度は60～90％と幅があり特異度は95％以上である．
- GDH抗原検査の感度は70％～95％以上とスクリーニングに適するが，トキシンが同定されなければ診断には至らない．よってこの2つを補い合わせる検査をIDSA（米国感染症学会）が推奨している．

・トキシンBに対するPCRは日本では測定されていないが感度，特異度ともに95-99％と非常に高い[6)].
治療は，以下の処方例を参照.

●処方例
・メトロニダゾール　500 mg　3回/日　10〜14日間
・バンコマイシン　125 mg　4回/日　10〜14日間

2）赤痢菌
・大腸型激しい下痢と発熱を引き起こし，ヒトーヒト間で感染する．日本で診断されるうちの半数は旅行者下痢症.
・便培養による検出率は約30％.

●処方例
・シプフロキサシン　500 mg　1回/日　3日間
・アジスロマイシン　500 mg　1回/日　3日間

3）サルモネラ（非チフス）
・5％が敗血症を起こす.
・水様（小腸型）95％が食事媒介疾患.
・鶏卵，ピーナッツバター，爬虫類，マヨネーズやクリームなどが感染源.

●処方例
・レボフロキサシン　500 mg　1回/日　7〜10日間
・アジスロマイシン　500 mg　1回/日　7日間，免疫不全患者には14日間

4）*Campylobacter jejuni*
・水様便（大腸型）
・食事媒介が80％で汚染した鶏肉だけでなく多くの食品が原因となる.
・東南アジアでは旅行者下痢症の第1位で便培養は53％陽性.

●処方例
・アジスロマイシン　500 mg　1回/日　3日間
・エリスロマイシン　500 mg　4回/日　3日間

5）志賀毒素産生大腸菌
・血性下痢率が91.3％，食事媒介率が52％（ひき肉など），ヒトーヒト間感染が14％，水からの感染が9％，動物との接触が3％，子猫からの感染も重要.
・培養はソルビトールーマックコンキー（sorbitol-MacConkey agar）をO-157に対して使う．また，志賀毒素はEIAアッセイを用いる．抗菌薬は使用しない.

6）毒素性大腸菌
・米国で診断されるうちの半数は旅行者下痢症.
・検査としては，便培養，エンテロトキシンはELISAもしくはPCRを用いて検出する.

●処方例
・シプフロキサシン　750 mg　1回/日　1～3日間
・アジスロマイシン　1,000 mg　1回

7）ビブリオ（コレラを除く）

・海産物一般から感染したヒトが保菌者となる.
・TCBS寒天培地（salt-containing media）により培養，検出される.
・コレラはドキシサイクリンを使うが基本的にビブリオに対し抗菌薬は使用しない.

8）（腸）チフス，パラチフス

・全身性の症状，発熱，腹痛，イレウス，下痢，便秘が海外旅行で起こりうる.
・血液培養，便培養により検出される.

●処方例
・レボフロキサシン　500 mg　1回/日　7日間
・アジスロマイシン　500 mg　1回/日　7日間

9）*Yersinia enterocolitica*

・発熱，虫垂炎様の症状.
・全世界でみられ，北欧やカナダに多い.
・豚や子猫が保菌している．ソルビトール－マックコンキーにて培養.

●処方例
・レボフロキサシン　500 mg　1回/日

10）黄色ブドウ球菌

・食中毒を起こす．潜伏時間は2～7時間.
・疑わしい食品を培養するかエンテロトキシンのEIAアッセイを行う.
・対処療法.

11）*Bacillus cereus*

・焼き飯などから感染.
・食中毒を起こす毒素産生菌.
・対処療法.

12）*Vibrio vulnificus*

・海産物の摂取により感染することが多い.
・ヘモクロマトーシス，肝硬変の患者は海産物の摂取は避けてもらう致死的となりうる[1].

●処方例
・セフタジジム　2.0 g　8時間おき＋ドキシサイクリン　100 mg　2回/日　経口

●ヒントを引き出す病歴聴取，医療面接のコツ

お薬はなにを飲んでいますか？ で終わらせてはいけない．3食以外に体のなかに入れているものはすべて聴取するべきである．ホームズもコロンボもしつこかったではないか．ひいては3食の内容も問題になることがある．それもシガテラや有機リンがなにに含まれているかを知っているからできるしつこさなのである．

■ この症例での実際

もしこの生来健康な25歳の女性が本当に2日以内の下痢で救急外来に来院したのであれば，抗菌薬を使わずに帰す方向で考えるだろう．

すなわち，重症でない，赤痢やキャンピロバクターでない，サルモネラでない，免疫状態が良好，旅行後でないであれば検査もせずに帰宅させる方向でまず問題はない．

例えば，「点滴をしてほしい」「抗菌薬がほしい」と言っているからといって，**必要がないのに従うのも納得させないまま帰すのも**医師としてはしてはならないことと肝に銘じてほしい．

●知っていると役立つ身体所見，Tips

不安の強い人の圧痛の出し方，特にラポールが十分とれていないときなどは，少し触っただけで，拒否の意味で痛い！ という人もいればお腹を硬くしてしまう場合もある．このときは患者自身の手をあてがい，直接患者の肌に触れずに，患者の手を押すということを試みる．所見がとりやすくなり，また，ラポールの形成にも役立つ．

慢性の下痢へのアプローチ

慢性の下痢は急性に比べてはるかに鑑別が多く（表5），全く違うアプローチを要する．ただし，初診で診断をつけないといけない場合は少なく，むしろ，時間軸と場合によっては診断的治療を多用して対応する．現実問題として，慢性下痢の患者に関して，それほど多くの珍しい鑑別の中心において診療をするわけではない．普段筆者は大まかにIBS，IBD，アレルギー，がんを考えて診察している．

1. 慢性下痢の医療面接でルールインもしくはルールアウトできるもの

・今飲んでいる薬剤：抗菌薬，アルコール，ラクツロースなど．
・HIVのリスク．
・膠原病の可能性．
・IBD，腸管外症状．
・関節炎（付着部炎）結節性紅斑，家族歴，不明熱はIBDが原因となることがある．

表5　慢性下痢の鑑別

●分泌性 ・慢性のアルコール摂取 ・胆汁酸 ・VIP腫瘍（甲状腺髄様がん） ・腸管切除 ・Addison病	●感染性（ウイルス，寄生虫） ・放射線性腸炎
●浸透圧性 ・ラクターゼおよび二糖類分解酵素欠乏 ・非吸収性の糖質	●腸管運動機能不全 ・過敏性腸症候群 ・甲状腺機能亢進症
●脂肪性 ・腸管内吸収不良（膵外分泌機能不全，細菌の過剰増殖）	●詐病 ●医原性 ・胆嚢摘出術後 ・迷走神経切断後
●炎症性 ・炎症性腸疾患 ・コラーゲン性結腸炎 ・免疫関連粘液疾患	

VIP：VIPoma syndrome（VIP産生腫瘍症候群）

- 手術：回腸の切除，胆嚢摘出．
- 甲状腺疾患の症状．
- スプルーの家族歴．
- 旅行歴．
- 食物アレルギーに関しては，食べたものと，便の性状を日記につける習慣をもってもらい，関連を見つけてもらうことを筆者はしばしば行っている．
- NSAIDsの多用，PPIによる（膠原線維性大腸炎）．
- 詐病（ほとんどすぐには診断がつかない）．
- 食生活において，無農薬野菜，水洗トイレでない，生の貝などの摂取などは寄生虫の存在を疑わせる．
- 南方の出身でHTLV-1が陽性であれば，糞線虫の可能性を考える．
- ホルモン異常が疑われる場合はペプチドホルモンなどのスクリーニング検査を行う．また，MEN（multiple endocrine neoplasia：多発性内分泌腫瘍症）などの可能性も考える．
- 感染症としては前述した結核，非定型抗酸菌症（HIV感染症に特異的）．
- 関節痛や関節炎があれば膠原病，特にSLEやWhipple病などが鑑別にあがる．
- ブドウ膜炎の既往があったり仙腸関節炎があるとB57関連疾患（潰瘍性大腸炎）のヒントとなることがある．

詳細は割愛するが面接の時点で鑑別が広がるか，もしくは身体所見までで否定できる．

2. がんを疑うアプローチ

下痢の原因ががんであることは稀ではあるが，50歳以上であれば，常にリスクはある．つまり，下痢を主訴に来た患者が大腸内視鏡でたまたまがんが発見されることもありうるわけで，検査の閾値が比較的低い日本では，逆に**腸の病気を連想させるような症状（もしくは解釈モデルががんである場合）で病院へ行ったのに大腸がんが発見できなかった**という事実の方が患者にとって不幸と考える．以上の理屈で筆者は比較的大腸内視鏡の閾値は低い．ではどのような基準で行うかというと，

・40歳以上　　　　　　　：やっておいた方がよいと勧める．
・60歳以上，体重減少なし：できる限り勧める．
・寝たきりの老人　　　　：内視鏡自体が大変で，見つかっても治療できない，いずれ閉塞をきたす可能性を受け入れられるなら勧めない．
・40歳以下　　　　　　　：体重減少あるなしにかかわらずがん検索としてはあまり勧めない．ESR（血沈検査）が15（1時間値）もしくは便潜血陽性であれば勧める（がんよりむしろ炎症状腸疾患を考える）．どちらも正常なら半年後にフォローする．

3. 治療

診断的治療が許されるもの以下の処方例である．

●処方例
・ジアルジア→メトロニダゾール　250 mg　3回　5日間
・胆汁酸の吸収障害→コレスチラミン　1回4 g水100 mLに懸濁し1日2～3回服用

食物アレルギーなど怪しいものを避けてみる．IBSは抗うつ薬や止痢薬，便容量増加薬などを大腸内視鏡より前に行うこともある．

●ヒントを引き出す病歴聴取，医療面接のコツ

IBSの人は便秘と下痢をくり返すことが多いが，下痢を認識していても，2，3日便が出ないことを便秘と認識している人は意外に少ない．たいていはお腹は弱い方などという認識．毎朝形のあるお通じはありますか？ と質問するとよい．

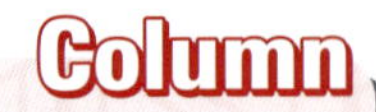

Mnemonicの活用

病歴聴取をもれなく集めるために，研修医たちと考えたMnemonic（ニモニック）を紹介しよう．他の主訴，特に痛みの主訴には常に応用できるもので，それぞれの主訴に合わせて補足して使用する．このニモニックの特徴は，患者が話しを進める（たい）順番に沿って並べられている（もしくはこのように質問されても違和感を感じないようにつくられている）点であり，頭のなかで暗唱しながら質問を進めると大まかな情報を得ることができる．

どぉ／いつ／じ／り／貧／増／強／す
ど　：どうされました？ どんな痛みですか？
お　：オンセットは？
いつ：いつからですか？ いままでありましたか？
時　：どれくらい続きますか？
り　：来院された理由は（これは後の方がよいかもしれない）
ヒン：頻度は？
増　：増悪寛解因子は？
強　：強度は？
す　：随伴症状は？

下痢に関して補強するならば，

TB OF LB〔結核の感染（TB）は本当はLongBone（LB）には少ないのだが〕
T　Time：時間経過が大きなヒントになる．
B　Base：患者の基本的な状況で治療が変わってくる．
O　Other：感染以外を考える習慣をつける．
F　Foods：食事は詳細に聴取（詳細を記憶）
L　Life：旅行，ペットなど生活が重要なキーとなる
B　Bloody：血性かもしくは潜血陽性かどうかが診断および治療に影響する．

便秘へのアプローチ

症例1

76歳男性．うつ病で心療内科をかかりつけ，主訴は5日間便が出ていない．SSRI，ベンゾジアゼピンなどを飲んでおり，以前から便秘あり下剤ももらっている．本日はなかなか便が出ず苦しくなってきたので，23時に救急室を受診．

症例2

32歳女性．以前からの便秘を主訴に内科外来を受診．

症例3

56歳男性．高血圧でフォロー中．もともと快便であったが1カ月ほど前から何となく便が出ずらい．ずっと行っていた毎朝のウォーキングを止めたからだと思うので，下剤がほしいと訴えてきた．

実は内科外来を訪れる便秘が主訴である患者の90％が明らかな原因は同定できず，ライフスタイルの改善±下剤で改善できる．

また，救急外来であれば，原因の究明よりむしろ，便を出させて楽にしてあげることがメインとなる．

ともあれ，外来診療において風邪診療と同様，病的なものを抽出することがわれわれの役目．

日頃，患者の言われるままに，下剤を処方していないだろうか？ 下剤自体副作用が比較的少なく，また急を要する疾患である可能性の低さから，**安易に下剤を処方するケース**をみかけるが，便秘においても**病的なのかそうでないかを意識することを日常化する**ことが大切である．

■ 医療面接のポイント

■ 本当に便秘か？

便秘という主訴で来院する人は一般外来よりむしろ救急外来で多い．それほど，今，なんとかしてほしい症状であり，逆に普段は多少の便秘でも病院に行くほどではなく，我慢しているのだろう．

筆者は3日に1度の排便は便秘ではないと説明することにしているが，実際は回数のみで判断できるものではない．認知症のある人などでは過度に排便に注意を注ぐ人もいる．よって，本人の感じ方を重視する一方で，病的と思える便秘には特に，その原因となる疾患を探すことが重要になる（表6）．

例えば，兎糞状の便をしている人は，大抵便秘であり，残便感を常に抱えている．手で便を掻き出すということをしていれば明らかに便秘症といえる．

表6　便秘の原因

閉塞による	大腸がん，憩室症，肛門括約筋の痙攣
腸蠕動の低下	薬物，内分泌疾患（甲状腺機能低下），電解質異常（高カルシウム血症）
後腹膜の炎症	
精神疾患	うつ病，摂食障害
神経疾患	Parkinson症候群，多発性硬化症，脊髄損傷

●知っていると役に立つ身体所見，Tips

便秘を主訴で来る患者のなかで，ときどき尿路感染など後腹膜の炎症が原因であることがある．

症例1続き

とにかく楽にしてあげたらいいんだよな，と思ってしまうのが通常の心．

糞便による腸閉塞から穿孔していないかとか，精神疾患といいながら実は甲状腺機能低下やParkinson病，などの疾患がかくれていないか？ ぐらいまでは考えて対応したい．最終的には摘便→浣腸となることが多いのが現実．

症例2続き

基本的な疾患を否定できたら（検査はルーチンに，大腸内視鏡は慎重に），食生活，日頃の運動やストレスを聞き出し，改善を試みてもらう．下剤はきっかけとして使うぐらいのつもりとし，生活が改善できれば止めるよう努力する．生活改善とは水分，運動，繊維食，排便習慣である．

症例3続き

比較的高齢者が最近便秘になってきた，もしくは便が細くなってきたという言葉は，がんを想起させるキーワードであり，内視鏡を勧めないことは医師として罪である．また直腸診では直腸がんの15％触れることができる．触れていれば患者が内視鏡を拒否したときに説得の度合いが変わってくる．

腹満へのアプローチ

症例

54歳女性．生来健康．最近腹部が張ってきたことを理由に来院した．

Q：この時点で何を考えてどういう質問をするか？

A：腹満の鑑別を大まかに考え，病歴のみで除外できるものは除外する．

腹部の手術歴なし，嘔気嘔吐なし．発症は3カ月前からで，最初は体重が増えていることから太ったと思っていた．ご主人に指摘されて，気がつき，来院した．

発熱もなく，腹部が張ってきたのは3カ月前から，突然の発症でもない．排便は毎日ある．

このあたりの病歴で，消化管の穿孔，虫垂炎の破裂，何らかの例えば，肝臓がんの破裂などはこれで否定できる．

ここまでなら5分くらいでパパッとできるはず．

どんなシチュエーションであっても，**どんなに患者の状態が安定しているように見えても緊急疾患を否定する癖はいつか役に立つ**．例えば腸閉塞の患者は最初激しい腹痛，嘔気嘔吐があってもあるとき，いったん症状が落ち着く期間がある．

緊急性のあるものを除外したら，あとは6Fを唱えながら，診察する．

●6F
- Fetus（胎児）
- Fat（脂肪）
- Feces（糞便）
- Flatus（ガス）
- Fluid（腹水）
- Fatal（悪性腫瘍）

1. 病歴のとりかた

これら6Fを考えながら，外に見えている部分を観察（顔，表情，手，足など）しながら質問を進める．

腹水があると仮定して門脈圧亢進（portal hypertension）があるかないか，低アルブミンがあるかないかで考える．

肝内での門脈圧が亢進していると腹水をきたしやすいが，肝外の場合は低アルブミンが加わらないと腹水をきたさない．

- 門脈圧亢進あり：肝内，肝硬変，急性肝炎，肝転移，うっ血性心不全，Budd-Chiari症候群，粘液水腫など
- 門脈圧亢進なし：癌性腹膜炎，結核性腹膜炎，膵臓性腹膜炎，ネフローゼ症候群などを考える．

2. 視診

視診である程度の鑑別がつくことがある．

- じっと静かにしている：腹膜の炎症を考える．
- 激しくうごめいている：上腸間膜動脈塞栓？ 尿管結石？ 婦人科疾患？
- 横から見るとわかることがある．
- 臍の位置が，頭側→婦人科疾患
足側→腹水
二峰性→膵炎

●知っていると役立つ身体所見，Tips

ときどきもともと太っているため，自分が妊娠していることに気づいていない人もいる．

●ヒントを引き出す病歴聴取，医療面接のコツ

重篤な状態が起こっていれば，ほとんどの場合が，いわゆる“sick”であり，そのことに突き動かされて診断に至ることが多い．ところが，精神疾患をもっていたり，泥酔状態の場合は外傷も含めて症状やsick感がマスクされることがあるので，より注意を払う必要がある．なおかつ病歴はなかなかとれないので，over examinationとなることもやむをえないと考える．

大切なことはいつも筋道をたてて考えることである．

文献・参考文献

1) Christine AW：Approach to the adult with acute in resource-rosh setting. UpToDate, 2016
2) Diagnosis and management of foodborne illnesses：a primer for physicians. MMWR Recomm Rep 50 (RR-2)：1-69, 2001
3) 「症例から学ぶ　輸入感染症A to Z」（忽那賢志/著），p.194，中外医学社，2015
4) 12 急性下痢．「考える技術 臨床的思考を分析する 第2版」（Scott D.C.Stern 他/著，竹本 毅/訳），p270，日経BP社，2011
5) Christine AW：Approach to the adult with diarrhea in resources-rich setting. UpToDate, 2016
6) 「Wallach's Interpretation of Diagnostic Tests 9th ed」（Mary AW, et al eds）, LWW, 2011
7) Slutsker L, et al：Escherichia coli O157：H7 diarrhea in the United States：clinical and epidemiologic features. Ann Intern Med, 126：505-513, 1997
8) Jong EC：Traveler's diarrhea：prevention and self-treatment.「Jong travel and tropical medicine manual. 4th ed」（Jong EC, et al eds）, pp.1-17, Saunders, 2008
9) chapter 8：「Jong travel and tropical medicine manual. 4th ed」（Jong EC, et al eds）, Saunders, 2008
10) Reisinger EC, et al：Diarrhea caused by primarily non-gastrointestinal infections. Nat Clin Pract Gastroenterol Hepatol, 2：216-222, 2005
11) DuPont HL：Clinical practice. Bacterial diarrhea. N Engl J Med, 361：1560-1569, 2009
12) Thielman NM & Guerrant RL：Clinical practice. Acute infectious diarrhea. N Engl J Med, 350：38-47, 2004

プロフィール

松下達彦（Tatsuhiko Matsushita）
済生会滋賀県病院総合内科

長年総合診療を総合病院でおこなってきました．10年目くらいから後輩たちに総括的なアドバイスをする機会が増えてきましたが，日々刻々と進歩する医療のなかで，この10年間ほとんど言うことは変わっていません．

すなわち，「医療者である限り，すべての行為についてこれが患者中心と言えるのかを熟考する」ということです．そうすればChoosing Wiselyにもpolypharmacyにも自然と行き着きます．そしてそれを実現するために「自分や周囲に必要なことは何なのを考えていくこと」が結果的に個人の成長につながるのだと信じています．

4. 血便，便潜血反応陽性

小俣富美雄

Point

- 最初に緊急性の有無を判断する
- 血便の期間（慢性または急性），排便習慣，腹痛，下痢の有無，内服薬などの現病歴を重視する

症例

糖尿病性ケトアシドーシスで入院10日目の64歳の男性に，突然大量の血便が生じた．既往歴には特記すべきことはなく，便秘の既往もなく，NSAID，アスピリンなどの服用歴もない．身体所見上，血圧の低下を認めたが，腹部所見は正常．直腸診では腫瘤を触れないが，手袋に鮮血の付着が認められた．

血便へのアプローチ

1. 緊急性疾患の除外と鑑別診断

1 緊急性疾患の除外

血便の患者の診察に際して，最初に行うべきことは，**緊急性の有無**の確認である．病歴上，どの程度の量の出血であったか，便の色調は鮮血色，黒色，両者の中間のいずれであったか？ また，立ちくらみ，めまいなどの有無を参考にする．身体所見上は，収縮期血圧で10 mmHg以上の**起立性低血圧**の有無（起立性低血圧の有無をみる場合は，実際に立位にする必要はなく，ベッド上で坐位にして仰臥位との収縮期血圧の変化を調べる），眼瞼結膜上の貧血の有無，腹部所見上の圧痛，腹膜刺激症状の有無などに注目する．出血量の把握のために緊急末梢血検査の結果を用いる場合「ヘモグロビン，ヘマトクリットの値は，すぐには出血量を反映しない」ことを知っておくことも重要である．末梢血のヘモグロビン，ヘマトクリットが出血量を反映する値になるには，2〜3日を要する．出血量が多かったり，腹膜刺激症状を有する緊急性のある血便の場合は，とりあえず点滴ルートの確保，輸液を開始し**バイタルサイン**を落ち着かせたうえで，詳細な病歴の聴取，診察を行う．

2 血便の鑑別診断

血便の診断にあたっては，緊急性の有無を問わず，病歴上**慢性**か**急性**であるかが原疾患の鑑別

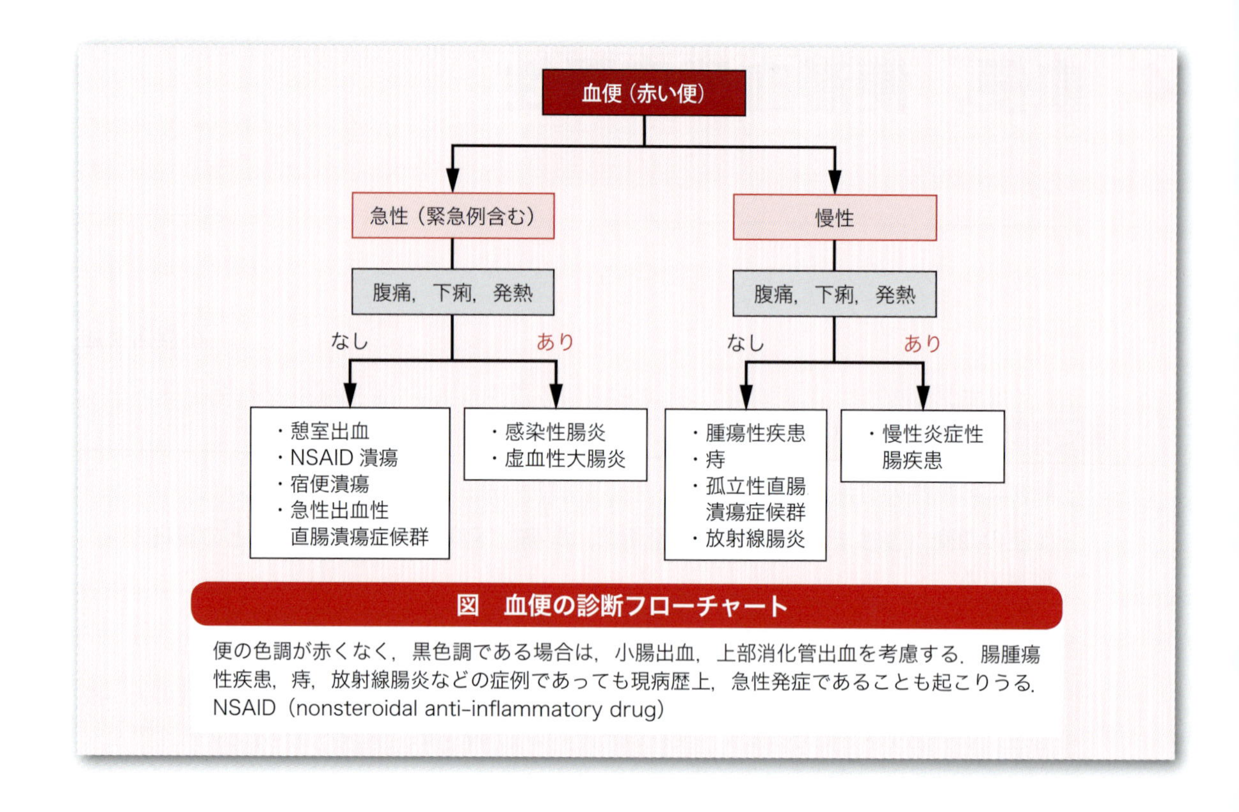

図　血便の診断フローチャート

便の色調が赤くなく，黒色調である場合は，小腸出血，上部消化管出血を考慮する．腸腫瘍性疾患，痔，放射線腸炎などの症例であっても現病歴上，急性発症であることも起こりうる．
NSAID（nonsteroidal anti-inflammatory drug）

上有用である．1カ月以上続く慢性の血便を起こす疾患としては，大腸・直腸の腫瘍性疾患，痔，孤立性直腸潰瘍症候群，放射線腸炎，慢性炎症性腸疾患などがある．また，急性の血便の場合，憩室出血，非ステロイド性消炎鎮痛薬（nonsteroidal anti-inflammatory drug：NSAID）潰瘍，宿便潰瘍，急性出血性直腸潰瘍症候群，侵襲型の感染性腸炎，虚血性大腸炎，などがある（図）．したがって，NSAIDやアスピリンの服用歴も鑑別診断上重要である．身体所見では，眼瞼結膜上の貧血の有無，くも状血管腫（肝硬変を示唆），黒色表皮腫（癌の存在を示唆），紫斑（Henoch-Schonlein purpuraまたは結節性動脈周囲炎を示唆），粘膜あるいは皮膚の血管腫（Osler-Rendu-Weber病を示唆），腹部の圧痛，腫瘤などに注意する．

2. 便潜血検査の適応

便潜血検査に関しては，化学法ではなく免疫学的便潜血反応（fecal immunochemical occult blood test：FIT）が主流になって久しい．FITには定性的および定量的検査法の2種類がある．前者にはイムノクロマト法，磁性粒子凝集法が，後者にはラテックス凝集法，金コロイド法がある．後者では，結果が数値であるため，検査の目的に応じてcut-off値を任意に設定できる．例えば，特異度より感度を重視する場合，言いかえると「見逃しを避ける」ことを重視する場合，cut-off値を低めに設定すればよい．

FITが最もよく用いられているのは大腸癌検診のスクリーニング目的である．また，その他の臨床上，FITが用いられるのは，鉄欠乏性貧血などの消化管出血が疑われる患者に対してである．鉄欠乏性貧血の患者においては，鉄剤による治療を開始する以上に，その原因の精査が重要となる．この場合，もし，FITが陽性の場合は，上部および下部消化管の検査で貧血の原因疾患が発見される可能性が高くなる．上部，下部消化管内視鏡検査で出血源が同定されない場合，必要に応じて小腸内視鏡やカプセル内視鏡を用いての小腸の検査が適応になる．

FITに関しては，感度がいまだ満足できるものではないため，FITが陰性でも消化管病変の可能性を100％否定できるわけではない[1]．女性の鉄欠乏性貧血の場合，FITの結果にかかわりなく子宮筋腫などの女性特有の疾患も考慮する．

3. 大腸内視鏡検査の適応

血便の既往がある場合，あるいはFIT陽性の場合，全例，大腸内視鏡検査の適応になる．上述したようにFITは**偽陰性**が問題であるので，一度でも陽性の場合は大腸内視鏡検査が勧められる．

1 スクリーニング大腸内視鏡検査の適応

外来などで，血便あるいはFIT陽性などの臨床上の適応はなくても，「一度，大腸の検査を受けるのはいかがでしょうか？」などと問われることも少なくない．国立研究開発法人国立がん研究センターの「科学的根拠に基づくがん検診推進のページ」[2]によると，スクリーニング大腸内視鏡検査は，大腸癌に対する対策型検診としては推奨されていないが，任意型検診として「条件付きで実施できる」とされている．条件付きという意味は，個人レベルで検査の利益と不利益を十分に理解したうえで，という意味である．この判断に際しては，個々の患者さんが有している大腸疾患，特に大腸腫瘍性疾患のリスクの評価が不可欠である．

スクリーニング大腸内視鏡検査を受けるにあたり妥当な条件に関しては，日本のガイドラインでは明記されていないが，米国の2008年のガイドライン[3]を参考にすると，平均的な大腸癌のリスクを有する人の場合，年齢50歳ということになる．ここで平均的なリスクというのは，本人および家族に大腸癌，大腸腺腫の既往がないこと，また，本人に炎症性腸疾患の既往がない場合である．米国のガイドラインの興味深い点は，大腸癌のスクリーニング検査を，癌予防検査（すなわち大腸癌のみならず大腸腺腫もターゲットにした検査）と癌検出検査に分類している点である．癌予防検査には，大腸内視鏡検査，S状結腸内視鏡検査，CTコロノグラフィーがある．FITが癌予防検査に含まれていない理由は，癌以外の大腸ポリープの診断に関しては感度に乏しいためだと思われる．癌検出検査は，年1回のFITとされている．

2 サベイランス大腸内視鏡検査の適応

サベイランス大腸内視鏡とは，過去に何らかの大腸疾患を有する患者を対象にした経過観察目的の大腸内視鏡を意味する．米国のガイドライン[3,4]を参考にすると，大腸腫瘍性疾患に関しては，大腸腫瘍の種類ごとにサベイランス大腸内視鏡検査の至適頻度が記載されている．一般に大腸癌の既往のある患者に関しては年1回程度の，また，大腸腺腫の既往を有する患者に関しては，3年から10年後の大腸内視鏡検査が推奨されている．また，稀な疾患であるが，家族性大腸腺腫症候群を有する場合は，10歳以後は年1回の，また，遺伝性非ポリポーシス（hereditary non-polyposis colorectal cancer：HNPCC，別名Lynch症候群）を有する場合，20歳あるいは，HNPCCを有する最も若い親族の年齢より10歳若い年齢になって以後，1～2年に1度の検査が推奨されている．Crohn病や潰瘍性大腸炎などの慢性炎症性腸疾患を有する患者においては，発症から8年後に，また，左側腸炎発症後12年経過後より1～2年に1度のサベイランス大腸内視鏡鏡検査が妥当と考えられている[5]．

治療と今後の方針・経過

1. 大腸腺腫性ポリープ

1 治療

ほとんどの場合，内視鏡的ポリープ切除術，または，内視鏡的粘膜切除術にて治療可能である．治療の合併症としては消化管穿孔，出血などが報告されている．治療後，1週間は出血の危険がある．

2 今後の方針，経過

内視鏡的切除で病理結果を確認し，癌の要素がなく，腺腫成分が完全に切除されている場合は，その数と大きさにもよるが，とりあえず1年後のサベイランス大腸内視鏡を，その後は3～10年後の大腸内視鏡検査が推奨される．とりあえず1年後の第1回目のサベイランス大腸内視鏡が望ましい理由は，大腸内視鏡検査によるポリープの見逃しの可能性[6]も考慮してのことである．

2. 大腸癌

1 治療

内視鏡的に切除された早期癌のうち，組織型が中分化型あるいは高分化型の腺癌で，粘膜下層への浸潤，脈管（リンパ管または，静脈）浸潤がともになく，水平および垂直断端が陰性の場合，内視鏡的治療（内視鏡的粘膜切除術または内視鏡的粘膜下層剝離術）をもって治療終了となる．粘膜下層への浸潤を有する早期癌に関しては，組織所見が乳頭腺癌あるいは管状腺癌で，浸潤距離1,000 μm未満，かつ浸潤先端部の簇出の程度がGrade 1の場合，リンパ節転移の可能性が低いため，追加の治療を考慮する必要がないことになっている[7]．上記の基準を満たさない早期癌や進行癌の場合，開腹または，腹腔鏡下の大腸切除術の適応になる．

2 今後の方針，経過

上述したサベイランス大腸内視鏡の適応に準じて年1回の大腸内視鏡検査が勧められる．

3. 潰瘍性大腸炎

1 治療

内服薬として5ASA製剤〔サラゾスルファピリジン（サラゾピリン®），ペンタサ®，アサコール®〕が用いられる．中等症以上の症例に対しては，ステロイド，免疫抑制薬〔6MP（ロイケリン®），アザチオプリン（イムラン®）〕，生物学的製剤（抗TNF α抗体），シクロスポリン（サンディミュン®）の静注などが使用される．

2 今後の方針経過

寛解導入後，自他覚症状に応じて長期にわたる寛解維持療法が必要になる．また，先述した適応と頻度でサベイランス大腸内視鏡検査が勧められる．

4. 虚血性大腸炎

1 治療

禁食として維持輸液を開始，腸管安静とする．現時点で，急性期の抗生物質投与の有効性を示唆する論文はない．

2 今後の方針経過

基本的に急性疾患であるため，治癒後に治療を必要としない．

5. 宿便潰瘍

1 治療

虚血性大腸炎と同様に禁食，輸液で腸管安静とする．

2 今後の方針経過

背景に便秘をかかえている患者が多いので，食事習慣の変更，便秘薬にて排便習慣を整える．

■ 症例ではこう考える

年齢，既往歴，現病歴，身体所見を総合すると，痔，急性出血性直腸潰瘍症候群〔acute hemorrhagic rectal ulcer syndrome（AHRUS）〕[8]，宿便潰瘍，**虚血性大腸炎**[9]，孤立性直腸潰瘍症候群，などが鑑別疾患となる．十分な輸液，輸血などで全身状態が落ち着かせたうえで大腸内視鏡検査を行う．内視鏡検査で直腸に潰瘍があればAHRUS，**宿便潰瘍**の可能性が高く，S状結腸より口側に潰瘍がある場合は，**虚血性大腸炎**の可能性が高い．虚血性大腸炎の好発部位は脾彎曲部からS状結腸である[10]．本症例においては，直腸に出血性の潰瘍が認められ，便秘歴もないことから，AHRUSと診断された．出血当日に内視鏡下の止血術が行われた．AHRUSは重症疾患で入院中の患者に突然生じる出血性の直腸潰瘍である．現時点では独立した疾患概念として認められているとは言い難いが，臨床的には宿便潰瘍，孤立性直腸潰瘍症候群などと明らかに異なるため，覚えておくべき症候群の1つである．

Advanced Lecture

血便の患者に上部および下部消化管内視鏡検査を行っても，原因疾患を見つけることができないことが稀にある．こうした症例に対しては，**小腸内視鏡検査**，あるいは小腸**カプセル内視鏡検査**が適応になる．このような症例における小腸病変としては，小腸潰瘍，腫瘍，血管腫がある．現実的には，止血治療，生検などが可能な小腸内視鏡検査を行うことが多い．小腸内視鏡検査は，他の内視鏡検査と異なり，0.2％と稀ではあるが，**急性膵炎**の合併症[11]が起こりうることに留意する．

文献・参考文献

1) Hundt S, et al：Comparative evaluation of immunochemical fecal occult blood tests for colorectal adenoma detection. Ann Intern Med, 150：162-169, 2009
2) 科学的根拠に基づくがん検診推進のページ：http://canscreen.ncc.go.jp/kangae/kangae8.html（2017年2月閲覧）
3) Rex DK, et al：American College of Gastroenterology guidelines for colorectal cancer screening 2009［corrected］. Am J Gastroenterol, 104：739-750, 2009
4) Levin B, et al：Screening and surveillance for the early detection of colorectal cancer and adenomatous polyps, 2008：a joint guideline from the American Cancer Society, the US Multi-Society Task Force on Colorectal Cancer, and the American College of Radiology. Gastroenterology, 134：1570-1595, 2008
5) Farraye FA, et al：AGA technical review on the diagnosis and management of colorectal neoplasia in inflammatory bowel disease. Gastroenterology, 138：746-74, 774.e1-4；quiz e12-3, 2010
6) Rex DK：Maximizing detection of adenomas and cancers during colonoscopy. Am J Gastroenterol, 101：2866-2877, 2006
7) 「大腸ポリープ診療ガイドライン2014」（日本消化器病学会/編），南江堂，2014
8) Tseng CA, et al：Acute hemorrhagic rectal ulcer syndrome：a new clinical entity? Report of 19 cases and review of the literature. Dis Colon Rectum, 47：895-903；discussion -5, 2004.
9) Rockey D：Gastrointestinal Bleeding.「Sleisenger & Fordtran's Gastrointestinal and Liver Disease：Pathophysiology, Diagnosis, Management 1」（Feldman M, et al, eds），p278, Saunders, 2006
10) Brandt L：Intestinal Ischemia.「Sleisenger & Fordtran's Gastrointestinal and Liver Disease：Pathophysiology, Diagnosis, Management 2」（Feldman M, et al, eds），pp 2575-2579, Saunders, 2006
11) Gerson LB, et al：Complications associated with double balloon enteroscopy at nine US centers. Clin Gastroenterol Hepatol, 7：1177-82, 1182.e1-3, 2009

プロフィール

小俣富美雄（Fumio Omata）
聖路加国際病院消化器内科　医長

大腸疾患に対しては，近年利用が減りつつあるバリウムを用いた注腸検査以外に，大腸内視鏡検査，CTコロノグラフィーが台頭し，2014年からは，第二世代の大腸カプセル内視鏡検査も行うことが可能になりました．CTコロノグラフィーには5 mm以下の病変の診断感度が劣る，などの弱点がありましたが，大腸カプセル内視鏡はこうした弱点を補うべく改良が続いています．患者の立場で考えた場合，今後，このようなより侵襲の少ない大腸検査が普及することが期待されます．また，narrow band imaging（NBI）などの特殊光を用いた内視鏡器具も改良が進み，以前の「遠景が暗い」，という弱点が改善されました．また，実際の生検組織を採取せず，特殊光，色素内視鏡，拡大内視鏡などで病理診断を予測（optical biopsy）しようとするこころみが進んでいます．大腸癌による年齢調整死亡率がなかなか減らないなかで，上記の複数の診断手段のなかから適切な検査法を選択することが，臨床医に求められています．

1. 関節痛・関節炎

岸本暢将

Point

- 関節痛へのアプローチはまずは病歴聴取と身体診察．特に病歴聴取ではOPQRST3aを忘れずに
- 関節痛の原因が関節周囲組織の問題ではなく真の関節炎であるか考える
- 単関節炎および多関節炎へのアプローチをマスターする

症例

46歳男性．主訴は昨晩からの膝痛にて救急室来院．

現病歴では就寝時は問題なかったが，昨晩左膝が痛く夜起きてしまった．腫れてきている．今までに経験したことのないほどの痛みである．今朝まで持続するため，痛みのため左足を引きずりながら受診．特記すべきこととして2年前に左足の第一中足指節（metatarsophalangeal：MTP）関節が痛くなり，9カ月前には左膝に同様の症状を発症したが，どちらも1週間ぐらいで自然軽快した．その後は特に問題なかった．

特に外傷歴はなし．既往歴として高血圧と脂質異常症を指摘されたことがある．社会歴は喫煙なし，飲酒はビール2本を毎日．家族歴は，特に膠原病の家族はいない．アレルギーはなく，服薬もなし．

身体所見は身長165 cm，体重75 kg，血圧145/85 mmHg，脈拍80回/分，呼吸数20回/分，体温36.8℃．結膜には点状出血，貧血なし．口腔内にも点状出血や口内炎なし．心雑音なく，胸部聴診所見異常なし．腹部所見異常なし．関節所見は，手指を含む上肢には腫脹，圧痛などの関節炎所見は認めない．下肢では，左膝に軽度腫脹，発赤，圧痛，熱感を認める．可動域の診察中，痛みは最大となった．特に関節の不安定性はなし．その他，足首，第一中足指節（MTP）関節に異常所見なし．

検査所見は，白血球11,000/μL，CRP 1.0以外生化学検査を含め異常なく，尿酸値は正常範囲だった．

研修医は，痛風発作を考えたが尿酸値が正常なので……リウマチの可能性も考えなくてはいけないのだろうか．

関節痛へのアプローチ

プライマリ・ケアで関節リウマチに代表されるリウマチ性疾患をもつ患者に遭遇することは多いであろう．しかし，リウマチ性疾患，筋骨格系疾患の診断は難しい，と考えている医師は多いようだ．関節痛などの筋骨格系の症状では，以下に示す詳細や随伴症状を病歴聴取で明らかにすることで診断に必要な情報のほとんどを得ることができるといわれている．病歴聴取の最大の目標は，患者が訴える症状を正確に理解することである．例えば，「指が痛い，手がこわばる」という主訴の患者が来院したとしよう．評価の第1段階は，その患者が本当に関節痛をもつかどうかを見極めることだ．初診時，患者はときに症状を上手に表現できず，よく聞けば「手が腫れぼったい」，「握りにくい」，「しびれる」など，その訴えは一様ではなく，もちろん関節リウマチであることもあるが，冷感刺激で起こるRaynaud現象に基づくものだったり，頸椎の疾患による根症状，手根管症候群に伴うしびれだったりする．糖尿病に伴う手掌屈筋炎であることもある．はたまた，変形性関節症であったりもする．「あちこち痛い」という主訴でいくつもの病院を点々とし診断がつかず最終的に甲状腺機能低下症や線維筋痛症であった，といった症例もときどき経験される．

以下，関節痛を訴える患者でリウマチ膠原病疾患を疑ったときに診断に重要な病歴聴取のポイントを1～5段階に分けて示す．参考にしていただきたい．

1. 評価の第1段階：真の関節痛か？ その他の重要な病歴聴取のポイント

特に重要な8つの病歴聴取項目（表1）の頭文字をとってOPQRST3aと覚える．それ以外にとるべき病歴聴取項目を以下に示す．

■ その他の病歴聴取項目

・既往歴

前の診断が必ず正しいとは限らないので，そのとき診断に至った経緯を聴取するのも忘れない．ただ，“後で診たほうが名医”といわれるように前医の批判をするべきではない．

●ヒントを引き出す病歴聴取，医療面接のコツ

患者は今回の来院した主訴について詳しく述べるが，それ以前の病歴については具体的に質問しないと述べないことも多く“それ以前はどこか関節が痛くなったことはありませんか”と必ず聴取をすること．発症の経過が明らかになる．

・家族歴

乾癬「家族（第2親等）で皮膚の病気の方はいますか？」，ブドウ膜炎，炎症性腸疾患，強直性脊椎炎「家族で腰痛もちは？」，変形性関節症〔特にDIP関節にHeberden結節を有する結節の強い変形性関節症（osteoarthritis：OA）では遺伝が多い〕，痛風などの家族歴は診断の手掛かりとなることがある．

・社会歴

筋症，痛風，阻血性骨壊死を引き起こすアルコールについて聴取する．また，HLA-DR4陽性

表1　関節痛のOPQRST3a

病歴聴取項目	詳細
発症（**O**nset）	**急性** vs **緩徐**発症 外傷後急性発症した場合，骨折や靭帯損傷など何らかの傷害を疑う．一方，関節リウマチなどの炎症性関節炎では大半が慢性発症
場所（**P**osition）	**必ず患者に疼痛部位を指差してもらう**．真の関節痛なのか，関節周囲組織の問題なのかみわける．真の関節痛でも股関節，仙腸関節などの**深部関節**では痛みが限局しないこともあり，手足の小関節からの痛みが限局しやすいのとは異なる．痛みが全身性で，解剖学的に合わない場合，線維筋痛症，甲状腺疾患，さらには詐病，精神疾患などの心理的影響による痛みを疑う
性質（**Q**uality）	しびれ，焼けるような痛みでは**ニューロパチー**を考える．手の痛み，腫れたような感じのしびれとして手根管症候群は有名である．一方，鈍い痛みでは関節炎を疑う
放散痛（**R**adiation）	膝が痛い，大腿前方が痛いといって実は股関節の問題，腰椎椎間板ヘルニアや脊柱管狭窄症による**神経根障害・脊髄病変**ということもある
重症度（**S**everity）・ 強さ（intensity）	5番目のバイタルサインとして米国では“Fifth vital sign”という．客観的に評価できるように痛みの強さは**視覚的アナログスクール〔VAS（visual analogue scale）：0〜100 mm〕**で表わす．仕事を休むほどの痛みなのか，趣味などを中止するような痛みなのか重症度を評価するのも大変重要である
時間（**T**ime）として持続時間（Duration）	**朝のこわばり**の持続時間が炎症性関節炎では30分以上，変形性関節症などの非炎症性関節炎では30分未満．朝のこわばりの持続時間が関節リウマチの活動性と相関する
増悪因子・寛解因子（**a**ggravating and **a**lleviating factor）	**安静時・寝ているときに増悪**し，活動によっても増悪する場合は関節リウマチなどの炎症性関節炎を，その逆に主に活動時あるいは活動後にのみ痛みが増悪し，安静により寛解する場合は変形性関節症のような機械的な問題（非炎症性）を考える
関連症状（**a**ssociated symptoms）	発熱，疲労感，皮疹，こわばり，可動域制限，腫脹，脱力（筋力低下）など

患者では喫煙により関節リウマチ発症危険度を上昇させるという研究もあるため喫煙歴も聴取する．喫煙があれば関節リウマチ発症予防の観点から禁煙指導する．

・旅行歴

山間部へのハイキングによるライム病やリケッチア症，東南アジアではHIVまたは新規ウイルス感染，牧場にて無精製ミルクから感染するブルセラ症などもある．

・性交歴

クラミジアは反応性関節炎，淋菌，HIV，HCV，HBVなどは関節炎を起こす感染症として知られている．

・薬歴

HMG-CoA還元酵素阻害薬やコルヒチンなどによる筋症状，痛風の危険が増加する薬剤（タクロリムス，シクロスポリン，少量アスピリン，利尿薬），その他薬剤性ループスを引き起こす薬剤など薬剤服用歴は重要である．

●薬剤性ループスを引き起こす薬剤例

薬剤性ループスを引き起こす薬剤は38種類以上あり，ここでは一例を示した．

・プロカインアミド，ヒドララジン，キニジンは代表薬剤．

・その他：降圧薬〔β遮断薬（アテノロール，ラベタロール，ピンドロール）ACE（angiotensin-converting enzyme）阻害薬，利尿薬（サイアザイド系），ミノキシジル，メチルドーパ，クロニジン〕，抗痙攣薬，向精神薬，プロピルチオウラシル，ロバスタチン，レボドーパ，ペニシラミン，サルファサラジン，抗菌薬（イソニアジド，ミノサイクリン）など

表2　非炎症性と炎症性を見分けるポイント

	非炎症性（OA, AVNなど）	炎症性（RA, SLEなど）
朝のこわばり	局所的，短時間（<30分）	かなり，長時間（>30分）
全身症状	なし	多くがあり
症状のピーク	長時間動かしたあと	長時間休んだあと
ロッキングあるいは不安定性	関節内遊体，膝内障，あるいは筋力低下を意味する	稀
炎症（関節液，圧痛，熱感，発赤，滑膜炎）	普通はなし	多い

文献1を参考に作成
OA：osteoarthritis（変形性関節症），RA：rheumatoid arthritis（関節リウマチ），SLE：systemic lupus erythematosis（全身性エリテマトーデス），AVN：avascular necrosis（阻血性骨壊死）

その他，薬剤性ANCA（anti-neutrophil cytoplasmic antibody）関連血管炎の原因薬剤として抗甲状腺薬，ミノサイクリン，ヒドララジン，ペニシラミン，アロプリノール，プロカインアミド，サラゾスルファピリジンなどの報告があり医原生疾患に注意すること．

●システムレビュー（review of system）のポイント

特にリウマチ膠原病疾患の医療面接にて重要なシステムレビューの項目は以下がある．
①皮膚，②眼，③口腔内，④消化器症状，⑤Raynaud現象，⑥漿膜炎症状，⑦神経症状

2. 評価の第2段階：炎症性か非炎症性関節炎か

上記医療面接により真の関節痛をもっていると診断したら，評価の第2段階はそれが炎症性か非炎症性かを見極めることである．表2にポイントをまとめる．

3. 評価の第3段階：単関節炎か，多関節炎か

炎症性関節炎と診断したら，第3段階は罹患関節の数による分類である．

■ 炎症性単関節炎（1つの関節）

稀な原因を除くと原因は主に2つに分類され，感染性関節炎が約20％，結晶性関節炎が残りの約80％を占める．これら単関節炎の原因検索に**関節液検査**，特に関節液グラム染色，培養，偏光顕微鏡による結晶の証明は診断に必須である．

■ 炎症性少関節炎（2～4つの関節）

診察では少関節炎と判断される場合でもMRIでは他の関節にも滑膜炎の所見が認められ実際は多関節炎であったり，経過中多関節炎になる場合もあり最近は特に“少関節炎”と分類しないこともある．一般的な鑑別疾患としては結晶性関節炎，脊椎関節炎（Reiter症候群，乾癬性関節炎，腸炎性関節炎，強直性関節炎），関節リウマチの初期などがある．

表3　代表的な炎症性多関節炎

リウマチ性疾患	関節リウマチ，SLE，Sjögren症候群，強皮症，混合性結合組織病，Behçet病，脊椎関節炎（SpA）＊，血管炎，リウマチ性多発筋痛症，成人発症Still病
感染症	パルボウイルスB19，HBV，HCV，HIV，感染性心内膜炎，リウマチ熱
結晶性関節炎	痛風，偽痛風，アパタイト結晶性関節炎
薬剤性	薬剤誘発性ループス
その他	サルコイドーシス，溶連菌感染後反応性関節炎，Whipple病

＊乾癬性・反応性・強直性・腸炎性関節炎を含む．SpA：spondyloarthritis

表4　関節炎の分布による鑑別疾患

下肢の関節優位	脊椎関節炎，変形性関節症，サルコイドーシス，淋菌性関節炎，感染性心内膜炎
手指DIP関節	変形性関節症（Heberden結節）＊，乾癬性関節炎，MRH
PIP/MCP/手関節	関節リウマチ（90％以上が発症時PIP/MCP侵す），SLE
MTP関節	変形性関節症（第一MTPのみ），結晶性関節炎，脊椎関節炎，関節リウマチ
左右対称性	関節リウマチ，SLE，ウイルス性，Sjögren症候群，リウマチ熱，サルコイドーシス，リウマチ性多発筋痛症，変形性関節症
軸関節（仙腸関節や脊椎）	脊椎関節炎，Whipple病

＊変形性手指関節症では他にPIP関節（Bouchard結節），第一CMC関節も侵す
MRH：multicentric reticulohistiocytosis（多中心性細網組織球症），DIP：distal interphalangeal（遠位指節間），PIP：proximal interphalangeal（近位指節間），MCP：metacarpophalangeal（中手指節）

■ 炎症性多関節炎（5つ以上の関節）

関節炎を呈するリウマチ性疾患の多くがこのカテゴリーに属する．しかし，急性発症の場合は，多関節であれまず感染症の除外が重要となる．多関節炎の代表的な疾患に関節リウマチがあるが，これは人口の約1％，つまり100人に1人の割合で日常診療にて必ず遭遇する．その発症は，少関節44％＞多関節35％＞単関節21％でさまざまであるが，数週～数カ月の経過で付加的に多関節に広がっていく．炎症性多関節炎の代表疾患を表3に示す．

4. 評価の第4段階：関節炎の分布はどうか

表4に関節炎の分布による鑑別疾患を示す．

例えば下肢優位の左右非対称性の多発関節炎患者をみたら必ず全身の皮膚を観察して乾癬病変がないか，クラミジア感染の危険がないか，下痢や血便など炎症性腸炎を示す所見がないかなど脊椎関節炎を考えた診察を行う．また，感染性心内膜炎を疑い感染症徴候や心雑音がないかチェックする．

5. 評価の第5段階：関節炎の広がりはどうか

経時的広がり方にも診断的ヒントが隠されている．例えば，ある関節の病変が治ってから他の関節に病変がでてくる関節炎を移動性関節炎（migratory arthritis）といい，一方，ある関節の病変が治らず他の関節の病変が加わってくる関節炎を付加的関節炎（additive arthritis）といい，

表5　移動性および付加的関節炎の鑑別疾患

移動性関節炎	淋菌，リウマチ熱，ライム病，ウイルス性（風疹，エコー・コクサッキー），亜急性感染性心内膜炎，サルコイドーシス，回帰性リウマチ，SLEの一部，Whipple病
付加的関節炎	関節リウマチ，SLEの一部，脊椎関節炎，ウイルス性（HBV，HCV，パルボウイルスB19）などの炎症性関節炎

それぞれ表5のような鑑別があげられる．

6. 症例ではこう考える①

1 まず除外すべき疾患

本症例の場合，病歴聴取にて昨晩起こったということは“急性発症”，過去にも同様の症状があり“再発性”，そして左膝を侵した“単関節”の病変であることがわかる．関節の腫脹も訴えており，診察では左膝に軽度**腫脹**，**発赤**，**圧痛**，**熱感**，**可動域制限**と**炎症の所見**が明らかであり，急性単関節炎の鑑別を考える．

まず除外すべき疾患というのは単関節炎で致死的・重症になる可能性のある疾患であり，感染（化膿）性関節炎の除外が必要である．化膿性関節炎の致死率は最大で15％ともいわれている．また，その他，単関節炎で除外すべき疾患として外傷歴を聴取することで半月板・靭帯損傷，骨折などは容易に除外できる．

2 考えるべき頻度の高い疾患

発症年齢（疫学）を考え，その年齢で頻度の高い疾患を鑑別として考える必要がある．まず，単関節炎で頻度の高い疾患は圧倒的に結晶性関節炎である．中年～高齢男性では痛風発作，高齢者では偽痛風発作の頻度が高い．

3 その他の疾患

頻度は低いが若年～中年の単関節炎では，クラミジア感染や細菌性腸炎後の反応性関節炎，その他慢性関節炎の初期〔例：関節リウマチ，反応性関節炎以外の脊椎関節炎（強直性脊椎炎，乾癬性関節炎，炎症性腸炎に伴う関節炎など）〕，ウイルス感染症に伴う関節炎（特にパルボウイルスB19感染やウイルス性肝炎感染），稀であるが淋菌性関節炎，サルコイドーシスなども下肢の関節炎の鑑別としては重要である．

7. 診断のフローチャート

以上，関節病患者を診たときのフローチャートを示す（図）．

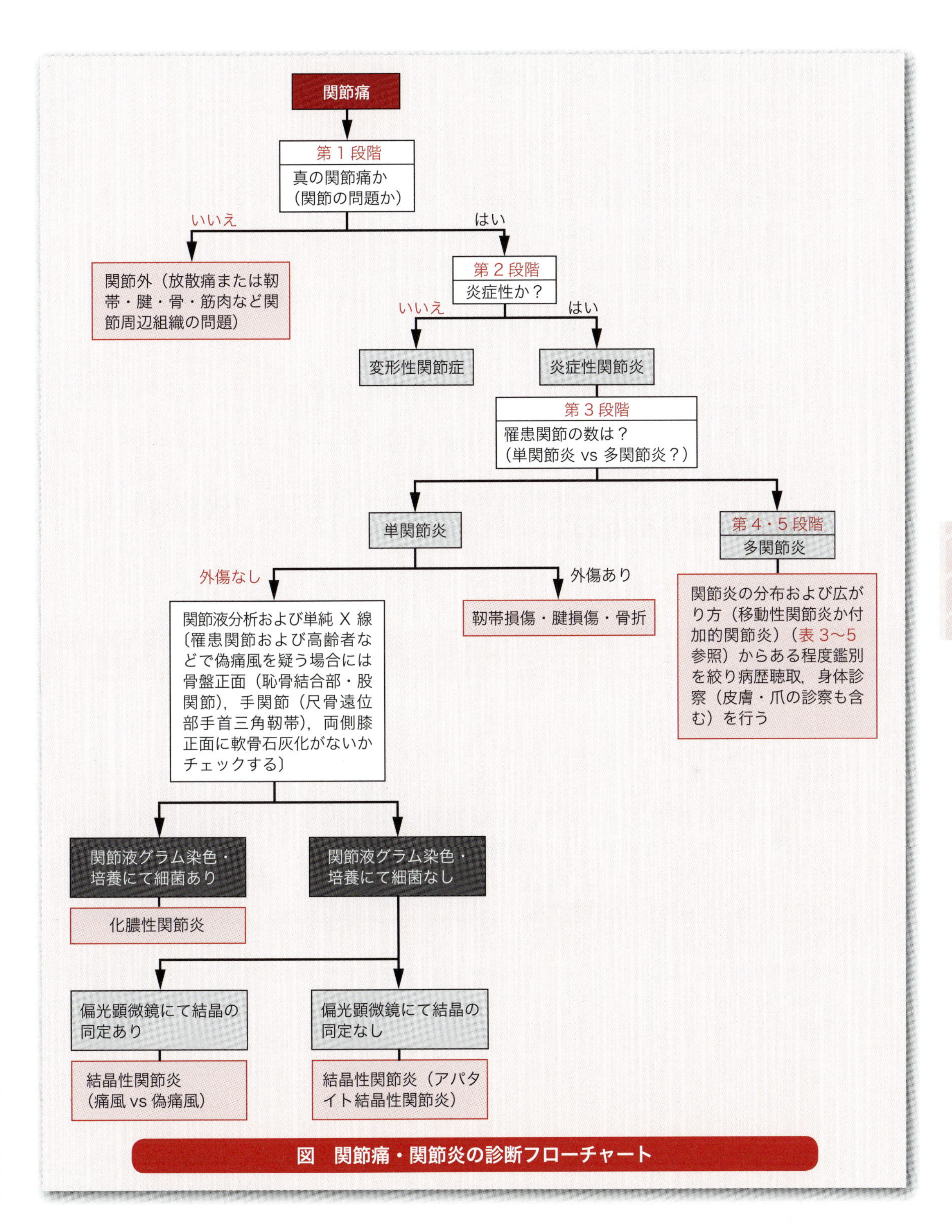

図　関節痛・関節炎の診断フローチャート

●多関節炎におけるスクリーニング検査

・血算
・一般生化学検査
・尿検査（尿中タンパク・クレアチニン比も）
・抗核抗体（antinuclear antibody：ANA）
・抗SSA抗体（Sjögren症候群ではANA陰性になることもあるので）
・TSH & FT4（非特異的な関節痛の原因となる）
・Ca値（低値では骨軟化症，高値ではサルコイドーシス，悪性腫瘍などを鑑別）
・リウマトイド因子（RF）および抗CCP抗体
・C3およびC4値
・IgG/A/M（炎症所見確認やMタンパクの除外以外にも稀だが免疫グロブリン欠損症患者では膠原病を起こしやすい）
・ウイルス性肝炎（HBsAgおよびHCV抗体，さらにパルボウイルスB19を疑う病歴あればパルボウイルスB19 IgM）
・若年～中年でsexually activeであれば尿中クラミジア抗原PCR，HIV抗体を忘れずに
・その他，病歴・身体診察より疑う鑑別疾患の検査

治療と今後の方針・経過

■ 痛風

痛風の治療は以下の4つに分けるとわかりやすい．

① 関節に「ジンジンする」といった違和感を感じる**前兆期**
② 関節痛が次第に増強し発赤，腫脹，熱感が出現して数時間から12時間くらいの間にピークを迎え耐え難い痛みになる1～2日の**発作極期**
③ 3～4日で関節痛は軽減しはじめ，1～2週間で症状は消えてくる**発作軽快期**
④ 何の症状もない寛解期（**発作間欠期**）

以下それぞれの治療法につき解説する．

・前兆期の治療は，コルヒチン1回0.5 mgを1日1～2回またはNSAID〔ナプロキセン（ナイキサン®）〕1回300 mgを1日2回．
・発作極期～軽快期の治療には腎機能，肝機能障害がなければ通常NSAIDを使用する．単関節炎で化膿性関節炎の可能性が臨床的に否定的であればステロイド薬の関節内注射も第一選択となりえる．ナプロキセン（ナイキサン®1回500 mg　1日2回で5日間　注意：日本では使用できない用量）とプレドニゾロン（プレドニン®1回35 mg　1日1回で5日間）は効果と副作用の面で同等であったとLancetに報告されている[9]．コルヒチン単独で発作極期の症状を抑えるには高用量が必要となり副作用の危険もあり勧められない．また腎機能・肝機能障害がありNSAIDが使用できない場合，化膿性関節炎を除外し経口プレドニン®を短期間（約1週間）使用することもある．
・発作間欠期の治療は生活指導とともに，尿酸降下薬の適応を考える（表6）．表6にあげる適応基準を満たさず年間1～2回の発作で尿酸降下薬を開始するかどうかは患者さんとの相談であ

表6　尿酸降下薬の適応

・年間３回以上の発作（回数に関しては患者さんとの相談）
・X線で慢性痛風関節炎性変化
・痛風結節
・腎機能障害（結石以外にも尿酸による直接的腎機能障害もある）
・再発性尿路結石症
・化学療法前

る．特に，尿酸値9 mg/dLを超えるような場合には年間の痛風発作罹患率が約５％である研究結果もあり注意が必要である．

尿酸降下薬を使った急激な血清尿酸値低下は発作を誘発するので，尿酸降下薬は少量から開始し血清尿酸値（目標5～6 mg/dL）や血球減少，過敏反応，肝機能障害などの副作用をモニターしながら漸増していく．血清尿酸値の急激な変動は痛風発作を誘発あるいは遷延させるので，尿酸降下薬の適応があっても発作が完全に寛解してから尿酸降下薬を投与するようにする．痛風発作前から尿酸降下薬を服用していたら中断することなく同量をそのまま継続する．

また，欧米では，尿酸降下薬開始により発作を誘発する危険があり，開始と同時あるいは1～2週前からコルヒチン少量（1回0.5 mg　1日1回）またはNSAID少量を併用し発作予防を3～6カ月行うことが勧められている．

副作用に関する注意

・NSAIDによる腎機能障害，消化性潰瘍，心血管リスクについても留意すること
・コルヒチンは高用量服用による下痢や骨髄抑制，神経筋障害に注意
・アロプリノール開始後の過敏症状に注意する．特に糸球体濾過速度（glomerular filtration rate：GFR）による用量調節が必要である
・ベンズブロマロンで劇症肝炎の報告があり，欧米では使用できない国もある

症例ではこう考える②

本症例の患者さんの経過

関節液分析にてグラム染色は陰性で，偏光顕微鏡にて尿酸結晶を同定．再発性であり痛風発作と考えNSAIDを開始すると発作は数日ですみやかに軽快．２週間後の外来で発作は完全におさまっていたため再度尿酸値をチェックすると7.2 mg/dLであった．単純X線検査，腎機能は特に異常なく，年1～2回の発作であり，患者の希望もあったため尿酸降下薬は開始せず，メタボリック症候群もあり運動療法，食事指導のみとし経過観察とした．

症例のまとめ

急性再発性単関節炎で頻度の高い疾患は何か，と考えまず結晶性関節炎が鑑別にあがり，特に中年男性では痛風の頻度が高い．その他感染性関節炎，外傷性を除外する．痛風は多関節という

よりは単関節，1回のみではなく再発性，持続性ではなく間欠的，緩徐発症でなく急性発症で起こることが多いと考えられており，特に既往としてメタボリック症候群を疑わせる所見があることも合致する．また，痛風関節炎では第一MTP関節を侵すことがよく知られ，発症時には50％，経過中では約9割の患者にみられるが，発症時の約半数は第一MTP関節以外の関節〔足背部，足関節，膝関節，手関節（稀に他の関節）〕で発症することも覚えておく．治療の第一選択薬は腎機能・肝機能異常がなければNSAIDであり，化膿性関節炎の除外が確定できれば場合によりステロイドの関節内注射も考慮される．

Advanced Lecture

クラミジア感染や細菌性腸炎後，溶連菌感染後の反応性関節炎，その他慢性関節炎の初期（例：関節リウマチ，SLEやSjögren症候群）でも単関節炎で発症することもあるため，これを念頭において病歴聴取，身体診察を行う．特に過去に同様の既往がないか，発熱を含めた感染徴候がなかったか病歴でしつこく聞き出し，診察所見では単関節だとすぐに決めつけず他の関節に病変がないか（少～多関節炎かどうか）確認することは診断において重要である．

●研修医が陥りやすいピットフォール

「発熱がないから感染性（化膿性）関節炎は除外できる」「痛風と細菌性関節炎は同時に起こらない」と思ってしまうのは間違いである．化膿性関節炎での発熱の感度57％，特異度31％，戦慄の感度19％，グラム染色の感度＜60％であり，発熱がない・グラム染色陰性だからといって化膿性関節炎は除外できず“痛風の診断は細菌性関節炎を除外してはじめて確定診断にいたる”ということを忘れない．特に，感染性関節炎の危険因子〔例：関節リウマチなど関節破壊がある基礎疾患，外傷歴（特に穿通性），最近の関節穿刺や関節手術の既往，加齢，免疫抑制患者〕に注意が必要である．

また，痛風性関節炎の発作誘発因子，診断，治療についてはUpToDate® や痛風のReview Articleを参考にして，手術，外傷，絶食，飲酒，食事（肉やエビ，ホタテなどの魚介類の過食），薬剤（少量のアスピリン，利尿薬）が発作誘発因子であることや患者教育も必要となることを理解する．

また，「尿酸値が正常だから痛風はない」というのも間違いで，急性発作時の尿酸値について考察した前向き研究では，38人の痛風患者をフォローし急性痛風発作時18人（43％）の患者が尿酸値は正常範囲内であり，さらに急性発作時の尿酸値はその70％が発作間欠期より低い値であったことが示されている．

文献・参考文献

1） American college of Rheumatology Ad Hoc Committee on clinical guidelines：Guidelines for the initial evaluation of the adult patient with acute musculoskeletal symptoms. Arthritis Rheuma, 39：1-8, 1996

2） 「すぐに使えるリウマチ・膠原病診療マニュアル 改訂版 目でみてわかる，関節痛・不明熱の鑑別，治療，専門科へのコンサルト」（岸本暢将/編），羊土社，2015

↑非専門医，プライマリ・ケア医，一般内科医の先生にわかりやすく解説した．よく遭遇する症状へのアプローチを解説している．

3） Margaretten ME, et al：Does this adult patient have septic arthritis? JAMA, 297：1478-1488, 2007

4） Choi HK, et al：Purine-rich foods, dairy and protein intake, and the risk of gout in men. N Engl J Med,

350：1093-1103, 2004
↑痛風の危険因子について.
5) Terkeltaub RA：Clinical practice. Gout. N Engl J Med, 349：1647-1655, 2003
↑痛風のレビュー.
6) Maksymowych WP & Jhangri GS：Ankylosing spondylitis in west Africans--evidence for a non-HLA-B＊27 protective effect. Ann Rheum Dis, 56：696-697, 1997
↑急性発作時の尿酸値の前向き研究.
7) Zhang W, et al：EULAR evidence based recommendations for gout. Part I：Diagnosis. Report of a task force of the Standing Committee for International Clinical Studies Including Therapeutics（ESCISIT）. Ann Rheum Dis, 65：1301-1311, 2006
↑エビデンスに基づくExpert's Opinion.
8) Zhang W, et al：EULAR evidence based recommendations for gout. Part II：Management. Report of a task force of the EULAR Standing Committee for International Clinical Studies Including Therapeutics（ESCISIT）. Ann Rheum Dis, 65：1312-1324, 2006
↑ベンズブロマロンの記載もある.
9) Janssens HJ, et al：Use of oral prednisolone or naproxen for the treatment of gout arthritis：a double-blind, randomised equivalence trial. Lancet, 371：1854-1860, 2008

プロフィール

岸本暢将（Mitsumasa Kishimoto）
聖路加国際病院Immuno-Rheumatology Center
American Board of Internal Medicine and Rheumatology（米国内科・リウマチ膠原病科専門医），日本内科学会総合内科専門医，日本リウマチ学会専門医，医学博士.
良き総合内科医・リウマチ科医，良き指導者をめざし卒後沖縄県立中部病院研修医，在沖縄米国海軍病院インターンシップを経て2001年よりハワイ大学内科にてレジデンシー，その後ニューヨーク大学リウマチ膠原病科にてフェローシップを終了し帰国．2006年より亀田総合病院リウマチ膠原病内科，2009年8月より現職.
著書に「米国式　症例プレゼンテーションが劇的に上手くなる方法」，「外来診療コミュニケーションが劇的に上手くなる方法」，「すぐに使えるリウマチ・膠原病診療マニュアル」，「筋骨格注射スキル」（いずれも羊土社），「ワシントンマニュアルシリーズ リウマチ科コンサルト」（2006年　メディカル・サイエンス・インターナショナル），ケアネットDVDなど多数.

2. 頸部痛，腰痛・背部痛

吉田　剛，金城光代

Point

- 警告症状（red flag）を知り，緊急性の高い疾患へのアプローチを理解することが重要となる
- 病歴および診察から，痛みの機序，解剖学的部位を特定する

頸部痛へのアプローチ

症例1

54歳男性，特に誘因なく6カ月前から首の痛みが出現．後頸部から右肩にかけての重だるい痛みで，安静にて軽快．くしゃみをする，いきむなどの動作で痛みが増悪する．1カ月前より右手の力が入りにくい．症状が軽快しないため当院受診．診察では頸椎棘突起に圧痛は認めず．頸部，肩の筋の圧痛もなし．徒手筋力テスト（manual muscle testing：MMT）では右手根，右手指の屈曲が4程度と筋力低下を認めた．

「首の痛み」という訴えについて，病歴聴取でまず確認すべき項目は①**どこの痛みか（前方か，側方か・後方か）**②**発症・経過（急性か慢性か）**③**外傷があったか**，である．ここでは後頸部痛について考えていく．

1. まず除外すべき疾患・徴候

除外すべき疾患・徴候は以下の通り（図）．

- 脊髄圧迫症状（下肢の筋力低下・感覚異常，膀胱直腸障害，インポテンツ）
- 血管系疾患の関連痛（狭心症，大動脈解離，肺血栓塞栓症）
- 細菌感染症（硬膜外膿瘍，椎骨骨髄炎，細菌性髄膜炎）

慢性の頸部痛は一般に4週間以上持続する痛みをいうが，慢性痛の急性増悪がないかを確認する．緊急性を要する脊髄圧迫症状があれば，慢性の痛みであっても必ず頸髄圧迫によるミエロパ

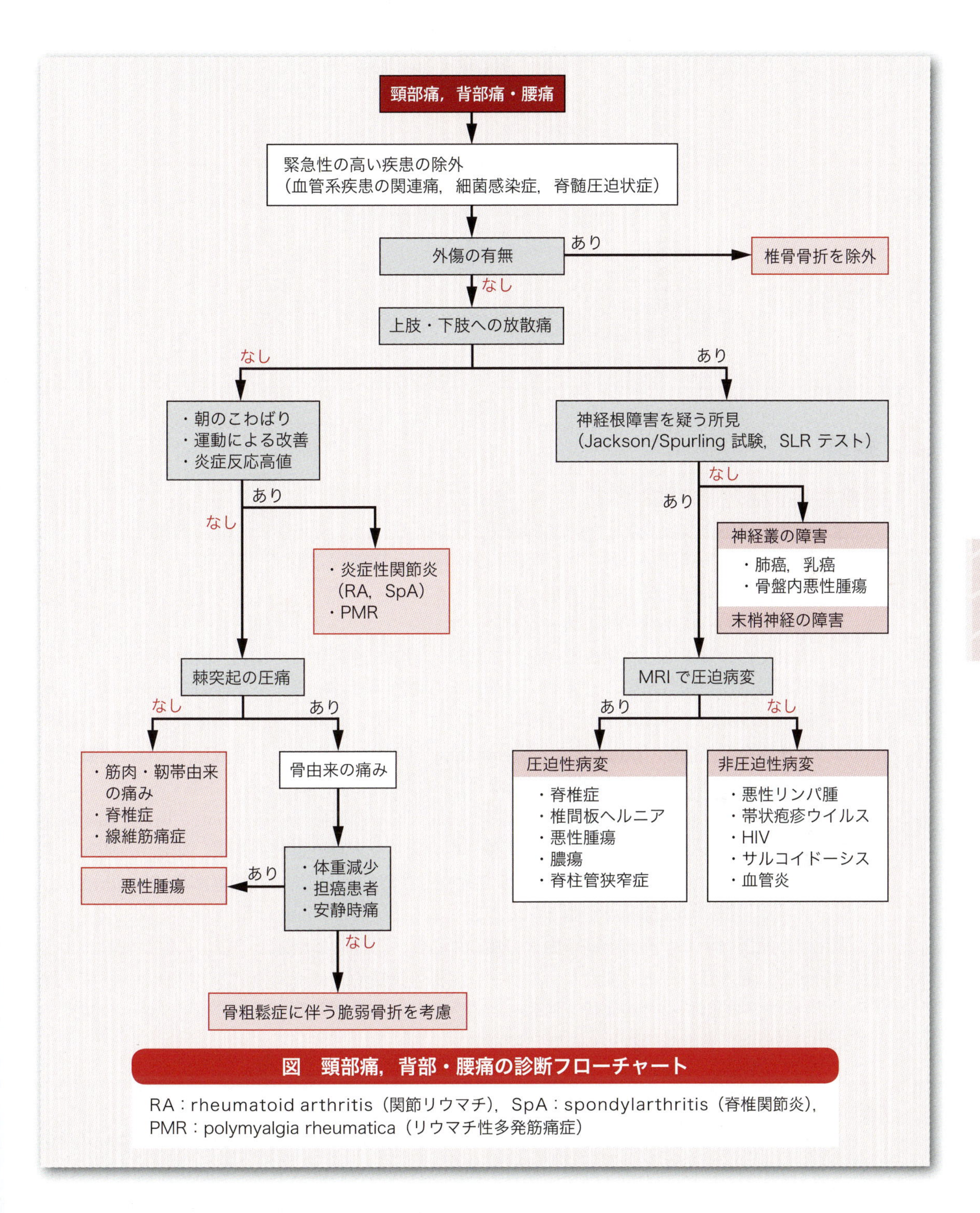

図　頸部痛，背部・腰痛の診断フローチャート

RA：rheumatoid arthritis（関節リウマチ），SpA：spondylarthritis（脊椎関節炎），PMR：polymyalgia rheumatica（リウマチ性多発筋痛症）

チーの可能性を考え緊急対応を要する．突然・急性発症の頸部痛で，痛みの部位を特定できない場合，血管系疾患の関連痛を考える．急性発症で高熱，悪寒戦慄（shaking chill）を伴う場合は細菌感染症を除外する．外傷後で痛みが激痛の場合，椎骨骨折を疑う必要がある．表1にred flagを示す．

表1　警告症状（red flag）

高齢発症
38℃以上の発熱
安静時痛
重度の外傷の先行
悪性腫瘍の既往
薬剤・アルコール乱用
体重減少
筋脱力
膀胱直腸障害

文献1を参考に作成

2. 病歴

1 緊急疾患除外後の鑑別

緊急疾患の除外をしたら以下の点に注意する．

- ・痛みの部位：頸部から肩にかけて，後頭部領域，頸部側方領域
- ・炎症性か非炎症性か：安静時痛，労作時の痛み
- ・関連症状の有無：熱，体重減少など
- ・非炎症性の痛みなら：痛みを誘発する体位，知覚・運動異常の症状，放散痛

安静時の頸部痛で朝方に強く，運動・労作によって改善する場合，炎症性の頸部痛と考えられる．年齢が50歳以上，両肩にかけての痛み，朝のこわばり，全身倦怠感，体重減少を認める場合は**リウマチ性多発筋痛症（polymyalgia rheumatica：PMR）**を考える．50歳以下では，**脊椎関節炎〔spondylarthritis：SpA（強直性脊椎炎など）〕**の炎症性関節炎があるか評価する．

関連症状から考えると，高齢者で微熱を伴って間欠的な頸部痛発作をくり返す場合，**結晶誘発性関節炎（crowned-dens syndrome）**の可能性を考える．全身倦怠感，不眠，抑うつ，頭痛，過敏性大腸症候群などを伴う場合，慢性の全身性疼痛をきたす疾患である**線維筋痛症（fibromyalgia）**を疑う．発症早期には頸部痛を主訴とすることもある．

頸部痛の原因の多くは**筋肉・靭帯由来の痛み**であり，労作時に増悪し，ほとんどは安静によって改善する．痛みは日ごとに変動し，不自然な姿勢の持続や，長時間のデスクワーク，不眠，枕の不具合，精神的緊張などが症状を増悪させる．くしゃみやいきみ（Valsalva maneuver）による症状の増悪は，頸椎椎間板ヘルニアに特徴的である．

2 病歴で大切なのは，神経根障害

病歴で大切なのは，神経根障害の有無すなわち肩から上肢へ放散する激しい痛み，手のしびれ，筋力低下があるか，という点である．障害を受けた神経根の高位によって症状が異なるが，C6，C7が最も障害を受けやすい（C7が70％，C6が20％）．**しびれは皮膚分節（デルマトーム）に沿った分布を示すが，放散する痛みは筋節に一致した分布をとる**（表2）．

神経根障害の原因は，加齢に伴う脊椎症や椎間板ヘルニアによる圧迫性病変がほとんどを占める．それらを認めない場合，稀ではあるが非圧迫性病変でも神経根障害を生じうることを覚えておきたい．リンパ腫，感染症，血管炎，代謝性疾患などによる非圧迫性の病態を考える（表3）．神経根障害の鑑別として腕神経叢の障害（肺尖部癌，乳癌，悪性リンパ腫）があがる．

表2　頸部神経根障害における神経所見

	痛みの分布	感覚異常	麻痺	腱反射低下
C4	頸部	肩，上腕	麻痺はなし	低下しない
C5	頸部，肩，上腕	上肢の外側	肩関節の外転 前腕の屈曲	上腕二頭筋
C6	頸部，肩，上腕，前腕外側，母指，示指	上肢の外側，手，母指，示指	肩関節の外転 前腕の屈曲 前腕の回内	腕橈骨筋
C7	頸部，肩，上腕，前腕伸側	前腕の背側，外側，手，中指	肘関節の伸展 手関節の伸展	上腕三頭筋
C8	頸部，肩，上腕，前腕内側，環指，小指	前腕内側，環指，小指	手指の屈曲 手指の内転・外転	手指屈筋

文献2より引用

表3　非圧迫性の神経根障害の原因

感染症
・帯状疱疹ウイルス
・HIV
・サイトメガロウイルス
炎症性疾患
・血管炎
・サルコイドーシス
・糖尿病性神経障害
・神経痛性筋萎縮症
腫瘍性
・癌性髄膜炎
・悪性リンパ腫

文献1を参考に作成

●ヒントを引き出す病歴聴取，医療面接のコツ

病歴で脊髄障害を疑うTips

頸部を前屈したときに背部正中に電気が走るような鋭い痛みを生じる（Lhermitte sign）．巧緻運動障害が出現し，箸の使用やペンで書字を行うのが困難になる．下肢の運動障害，例えばつまずきやすくなったり，膀胱直腸障害を呈することもある．

3. 身体診察

1 一般的診察

まず視診により脊柱の変形，軟部組織の異常がないか，皮膚では帯状疱疹の所見の有無を評価する．棘突起の圧痛は頸椎骨折や椎骨骨髄炎を疑わせる．筋肉由来の痛みでは，痛みを起こす部位に一致して筋肉の圧痛と張りを認め，痛みのトリガーポイントが見出されることもある．PMR

を疑ったら肩を挙上させ，肩関節周囲炎による関節可動域制限がないかをみる．関節炎か関節周囲炎かを区別するには，関節を自動的・他動的に動かしてみる．他動的（他の人に動かしてもらうときの）運動で可動域が改善すれば，関節周囲炎と考える．

2 神経診察

上肢の筋の神経支配を単純化するとC5の神経根障害は三角筋，上腕二頭筋，C6は腕橈骨筋，C7は上腕三頭筋，C8は手指屈筋群という関係になる（表2）．腱反射の低下を判断するのは最初のうちは難しいが，慣れるとすぐに責任病変を指摘でき，大変有用である．

●知っていると役立つ身体所見，Tips

Jackson試験は頸部を後屈して右上肢に放散する痛みが出現すると陽性．**Spurling試験**では患者の頭を障害側に曲げ，両手で頭を肩に向かって圧迫すると，障害側では上肢に放散する疼痛が起こる（感度30％，特異度90％）．**shoulder abduction relief test**は，患者に障害側の腕を挙上させ頭上にて維持する．痛みやしびれの症状が軽快するとき陽性と判断する．いずれの誘発試験も特異度は高いが感度は低いため，陰性でも神経根障害の除外はできない．片側の上肢に放散する頸部痛を訴え，Jackson試験，Spurling試験が陰性の場合は腕神経叢の障害も考える．特に，Horner症候群を認める場合は肺尖部腫瘍を疑う（Pancoast症候群）．

4. 検査・治療と今後の方針

1 血液検査

安静時痛，炎症性の頸部痛を認めるとき，また発熱など全身症状を伴っている場合に行う．白血球数，炎症反応（ESR，CRP）をチェックする．安静時痛から骨腫瘍を疑ったら血清カルシウム，アルカリホスファターゼなどの上昇をチェックする．多発性骨髄腫が疑われればタンパク免疫電気泳動検査，尿中Bence-Jonesタンパクを提出する．

2 画像検査

頸部痛の患者すべてには適応はない．症状が強い場合や神経学的所見にて異常がある場合，または保存的治療（疼痛の緩和など）を6～8週行っても改善しない場合に行う．

・単純X線写真

加齢とともに頸椎の退行性変化は進行する．骨棘など椎体の変性は，単純X線写真でも容易に認めることができる．**斜位を加えることで，椎間孔狭小化の有無が評価でき**，しばしばMRIよりも鋭敏である．

・MRI

MRIは神経根障害，脊髄障害の精査に有用である．しかし，MRIで明らかな脊柱管狭窄や椎間孔圧迫を認めても，臨床的には無症状であったり，また，椎間孔の中へ突出する小さなヘルニアではMRIで検出できない場合もあるので，あくまで臨床所見の補助として用いる．

3 治療

椎間板ヘルニアや頸椎症といったメカニカルな病態に対しては，NSAIDs，姿勢の矯正などの保存療法が主体となる．内科的治療に加えて，頸部の牽引や頸椎カラーの着用，局所麻酔薬やステロイドの注射などを行うこともある．保存療法に反応しない強い痛みや，脊髄障害を合併した場合は手術療法が考慮される．

PMRはステロイド内服（プレドニゾロン®1回15 mg　1日1回）を行う．1週間後のフォローでも痛み・こわばりの改善がなければ，異なる疾患や側頭動脈炎の合併を考える．線維筋痛症に対してはプレガバリン（リリカ®1回75～150 mg　1日2回）や少量の三環系抗うつ薬（例：トリプタノール1回10～20 mg　眠前1回）などの薬物療法や，認知行動療法，有酸素運動が有効である．

■ 症例1ではこう考える

本症例は手指屈曲の障害と，手－前腕の尺側半の感覚低下を認めた．これはC8神経根の分布に一致した障害のパターンである．下肢の筋力低下，深部腱反射亢進は認めなかったので，脊髄障害は合併していないと考えられる．本症例ではMRIで椎間板ヘルニアが右頸髄の神経根を圧迫している所見を認めた．この時点で整形外科にコンサルトし，運動障害を伴うことから保存的治療で軽快しなければ手術適応を考慮する．

腰痛・背部痛へのアプローチ

症例2

61歳女性．主訴は腰痛．既往に関節リウマチがあり，プレドニン®1回2.5 mg　1日1回を内服中．2週間前，くしゃみをした際に急に腰痛が出現した．身体をねじったり，前かがみになると痛みが増悪する．夜間安静時にも痛みがよくならない．痛みが改善しないため当院内科を受診した．

腰痛・背部痛に対して，まず病歴聴取で確認すべきことは頸部痛と同様に，①痛みの部位（特に腹部内臓からの痛み，脊髄障害を除外），②発症様式（急性発症か），③外傷の有無，である．急性発症の腰痛は機械的腰痛（非特異的腰痛）が大部分を占める．したがって，病歴聴取で重要なのは機械的腰痛かそれ以外の腰痛か，特徴をうまく聞き出し身体所見をとれるかどうかである．

1. まず除外すべき疾患

急性発症の腰痛症のうち，約5～10％が重篤な原因によるものであり，頸部痛と同様にred flag（表1）を認めた場合はさらに検索を行う．すなわち，緊急症としては腹部大動脈瘤を代表とする血管系疾患，馬尾症候群や脊髄圧迫症状，重篤な疾患としては椎骨圧迫骨折（感染，悪性腫瘍）を評価する．

脊髄圧迫をきたす原因の90％は悪性腫瘍であるとされており，高齢者や担癌患者では特に注意が必要である．馬尾症候群は両下肢麻痺，両下肢および肛門周囲・性器周囲の全感覚障害，膀胱直腸障害を症状とし，大きな中心性椎間板ヘルニアが原因となることが多い．

2. 病歴

緊急疾患を除外したら以下に進む．

●知っていると役立つ身体所見，Tips

・痛みの部位のさらなる絞り込み（椎骨，筋・靭帯，神経根）
・痛みの性状（機械的腰痛 vs 非機械的腰痛）
・痛みの発症様式，増悪・寛解因子
・関連症状（しびれ，麻痺，発熱，体重減少など）

腰痛は筋骨格系の痛み，または腹部臓器の障害による関連痛で出現する．筋骨格系の痛みのほとんどは解剖学的構造の摩擦，捻れ，ずれなどの機械的要因によるもので，背部に限局する痛みと大腿部〜下腿，足に放散する痛み（坐骨神経痛）に分けられる．

1 機械的腰痛（背部に限局）

「非特異的腰痛」とも呼ばれ，急性発症の腰痛のほとんどを占める．痛みの原因は筋肉，軟部組織，靭帯，椎間関節などがあるが，臨床的には痛みの部位を特定することは困難である．鈍痛が主で，動くと痛みは増強し安静によって軽快する．いわゆる「ぎっくり腰」は，前にかがんだときにそのまま動けなくなるほどの強い痛みが出現するもので機械的腰痛をさすが，よくあるにもかかわらず病態がわかっていない．大抵は特別な治療を必要とせず，1週間ほどで軽快する．注意すべき腰痛といわゆる良性の機械的（非特異的）背部痛・腰痛との区別は，横になっても痛みがひどくなること，頸椎や腰椎でなく胸椎に痛みの中心があること（癌の転移など），である．

2 坐骨神経痛

機械的腰痛に加え，神経根の圧迫により**疼痛が下肢・下腿の後面まで放散する**．放散痛は障害を受けた神経根の支配するデルマトームに沿って出現し，しびれ，麻痺を呈する．S1とL5の神経根の障害が約90％を占めるので，この部位の神経根障害の所見をしっかり聞く．咳，坐位，あるいはいきむなどの髄内圧を上昇させる行為で痛みが増強する（Valsalva sign）．腰部脊椎症と椎間板ヘルニアの2つが最多の原因である．

3 脊柱管狭窄症

機械的腰痛の原因となる．他に，臀部，近位大腿部の痛み，しびれがあり，**歩行または起立姿勢によって誘発される（間欠性跛行）**．腰部脊椎症による退行性変化や骨棘などが主な原因である．病歴聴取では前かがみになる，あるいは座ることによって腰痛が楽になるかを聞くのがポイントである．楽になるのは，前傾姿勢や坐位で脊柱管が開くため症状が軽快するからである．

4 非機械的腰痛（炎症性の腰痛）

著明な朝のこわばりがあり，運動による改善がある場合は炎症性関節炎を疑う．若年者では強直性脊椎炎を考える．鑑別疾患として反応性関節炎〔性行為感染症（sexually transmitted disease）の既往，尿道炎症状，急性下痢症の先行〕，腸炎関節症（慢性下痢，血便），乾癬性関節炎（皮膚症状，爪変化）がある．高齢者に多いのはPMRである．なお，関節リウマチは頸椎以外の脊椎に炎症をきたすことはほとんどなく，腰痛の直接的原因とは考えにくい．

5 骨粗鬆症と腰椎圧迫骨折

脊椎圧迫骨折の部位に一致した痛みを伴い，機械的腰痛の原因である．T12–L1に多い．転倒や，重いものを持ち上げたり，ときには咳やくしゃみでさえも骨折の原因となることがある．長時間の坐位や前屈によって痛みは増悪する．寝返りをうったり，仰臥位から起き上がると痛みを生じるが，側臥位から起き上がると痛みが少なくてすむ．痛みは数週間で軽快するが，椎体の変形によって痛みが数年以上にわたって持続することがある．圧迫骨折部位に連続した神経根症状で腹部領域へのしびれや痛みを訴えるが（girdle of pain），坐骨神経痛などの神経障害を伴うことは少ない．

骨粗鬆症性圧迫骨折を疑ったら，高齢者，特に閉経後女性か，基礎疾患，特に甲状腺機能亢進症，副甲状腺機能亢進症，関節リウマチや，薬剤（副腎皮質ステロイド，抗痙攣薬など）に関与しているのか，を確認する．

3. 身体診察

1 一般的診察

視診では，皮膚の異常（乾癬，発赤などの炎症所見，帯状疱疹），脊柱の変形（亀背：腰椎圧迫骨折），傍脊柱筋のスパスムなどがないか注意して見る．椎間板ヘルニアの患者では，障害側の反対側へ身体を傾けることが多い（坐骨神経痛性側彎症）．脊柱管狭窄症の患者は，脊柱管を広げるために前傾姿勢で歩行する．脊椎の圧痛があれば，椎体の炎症，圧迫骨折，悪性腫瘍の浸潤が考えられる．脊椎への悪性腫瘍の浸潤が疑われるときは，直腸診を行い肛門括約筋のトーヌスや前立腺癌合併の有無を調べることが重要である．跛行がある場合，血管性の跛行と区別するために両側の足背動脈の触診を行う．

2 neuromuscular test

1）下肢伸展挙上テスト（straight leg raising test：SLRテスト）

患者を仰臥位とし，障害側の下肢をゆっくりと挙上する．30～70°の挙上で，障害を受けた神経根のデルマトームに沿った放散痛が出現したら，検査は陽性である．70°以上の挙上での痛みの出現は非特異的である．神経根障害に対するSLRテストの感度は91％，特異度は26％と報告されている．SLRテストがはっきりしないとき，痛みが消失するところまで下肢を徐々に下げ，そこで足を背屈させると再び根が刺激され，痛みを生じる（Bragard's sign）．SLRテストの増強法として知られている．

2）Lasegue徴候

SLRテストの変法である．患側の下肢を股関節および膝関節で90°に屈曲する．次に徐々に膝関節を伸展していき，放散痛の出現の有無を見る．

表4　腰部神経根障害における神経所見

	痛みの分布	感覚異常	麻痺	腱反射低下
L 1	鼠径部	鼠径部	股関節の屈曲	精巣挙筋
L 2	鼠径部, 大腿前面	大腿前面	股関節の屈曲，内転	精巣挙筋 下肢内転筋（反射）
L 3	大腿前面，膝	大腿前内側部， 膝	股関節の屈曲, 内転および, 膝関節の伸展	膝蓋腱 下肢内転筋（反射）
L 4	大腿前面, 下肢内側	下肢内側	股関節の屈曲, 内転および, 膝関節の伸展	膝蓋腱
L 5	下肢後外側 足内側	下肢外側 足背	足の背屈 膝の屈曲 股関節の外転	—
S 1	下肢後面 足外側	下肢後面 足外側	足の底屈，膝の屈曲 股関節の伸展	アキレス腱

文献3より引用

3 神経診察

運動麻痺，デルマトームに沿った知覚異常，深部腱反射について評価する（表4）.

4. 検査

腰痛のほとんどは特別な検査を必要としない．しかし，非特異的な腰痛であっても数週間にわたって痛みが続く場合はベースラインの検査が必要になってくる.

1 血液検査

悪性腫瘍や炎症性の腰痛を疑ったら，血算，生化学検査，尿検査，赤沈，PSA（prostate specific antigen）などを提出する.

2 単純X線写真

圧迫骨折，腫瘍，感染，リウマチ疾患，腰椎すべり症などを認めることができる．しかし，早期の圧迫骨折に認める骨傷などの軽微な変化は捉えられないことがある．また，椎体の変性の程度と痛みは必ずしも相関しない.

3 MRI

red flagを認める患者において推奨される画像検査はMRIである．無症状であっても画像に変化が出ていることはよくあるので，MRIで認める所見の解釈は慎重に行うべきである．あくまで臨床所見が重視される.

4 骨粗鬆症の評価

骨粗鬆症の診断は，臨床的に脆弱骨折の既往があるか，二重エネルギーX線吸収測定法（dual energy X-ray absorptiometry：DXA）でTスコアが－2.5以下またはYAM（young adult mean）の70％以下をもって診断する．診断の際には二次性骨粗鬆症の除外を行うことが重要である．血算，クレアチニン，BUN，カルシウム，リン，アルカリホスファターゼ，尿中カルシウム，PTH，甲状腺機能などを測定する．

5. 治療

急性の腰痛症の経過は良好である．95％の患者は6カ月以内に回復し，もとの活動レベルを行えるようになる．病歴および診察でred flagを認めず，検査を必要としない場合は，痛みのコントロールと早期の離床が中心となる．鎮痛薬は，NSAIDs，アセトアミノフェンに加え，痛みが強い場合は筋弛緩薬や局所麻酔薬の局注を併用する．強い痛みがあれば，大抵数日間の安静が必要となるが，これを超えて長期の臥床は心肺機能や筋力低下のリスクがあり，推奨されない．腰に負担を掛けないような，ストレッチ，ウォーキング，水泳などに加え，腹筋運動などがよいとされている．

保存的治療を行って2，3カ月以上痛みが軽快しない場合は，画像検査を含めた腰痛の原因の再評価を行う．腰痛を慢性化させるような社会的，心理的要因の関与についても検討が必要である．

脊椎圧迫骨折も急性期は安静，外固定などの保存的治療が優先となる．痛みに対してはNSAIDsやアセトアミノフェン，さらにカルシトニン（カルシトラン®，サーモストン®）を使う．今後の骨粗鬆症による骨折リスクも高いため，骨粗鬆症の薬物治療を並行して行う．

第5章 四肢と背部の症状

■ 症例2ではこう考える

本症例は棘突起の圧痛を認めることから腰椎圧迫骨折を疑い，単純X線写真で急性期圧迫骨折の所見を得た．閉経後の女性で，関節リウマチの既往がありプレドニン内服中，くしゃみをきっかけに骨折を起こしたことから，骨粗鬆症を背景とした脆弱骨折と考えられた．急性期はNSAIDsにて疼痛コントロールを行い，症状の改善を認めた．DXAでは腰椎L1－L3のTスコアが－3.0であった．骨粗鬆症の治療としてカルシウム，ビタミンD，ビスホスホネートを開始した．

文献・参考文献

1） Levin KH, et al：Low back and neck pain. Continuum：Lifelong Learning Neurol, 7：15, 2001
2） Polston DW：Cervical radiculopathy. Neurol Clin, 25：373-385, 2007
3） Levin KH, et al：Low back and neck pain. Continuum：Lifelong Learning Neurol, 7：16, 2001
4） 「すべての医師のための骨粗鬆症診療ガイド2010」綜合臨牀，59：4, 2010
5） 浦野房三：線維筋痛症―総論．神経内科，72：453-457, 2010
6） 「ベッドサイドの神経の診かた 改訂18版」（田崎義昭，他/著），南山堂，2016
7） 「リウマチ病診療ビジュアルテキスト 第2版」（上野征夫/著），pp84-90，pp100-108，医学書院，2008
8） Tierney LM, et al：「The Patient History：An Evidence-Based Approach to Differential Diagnosis」（Tierney LM, et al），pp393-400, pp419-425, McGraw-Hill Medical, 2006
9） Devereaux M：Low back pain. Med Clin North Am, 93：477-501, x, 2009
10） Devereaux M：Neck pain. Med Clin North Am, 93：273-84, vii, 2009
11） Meleger AL & Krivickas LS：Neck and back pain：musculoskeletal disorders. Neurol Clin, 25：419-438, 2007

12) Winters ME, et al：Back pain emergencies. Med Clin North Am, 90：505-523, 2006
13) Last AR & Hulbert K：Chronic low back pain：evaluation and management. Am Fam Physician, 79：1067-1074, 2009
14) 「Rosen's Emergency Medicine, 7th ed.」(Marx JA, et al.), Chapter 51, Mosby, 2009

プロフィール

吉田　剛（Takeshi Yoshida）
沖縄県立中部病院総合内科
研修医の先生達とともに，コモンディジーズを中心に診療を行っています．内科の基礎を身に付けたい方，興味のある方はぜひ，一度見学にいらっしゃってください．

金城光代（Mitsuyo Kinjo）
沖縄県立中部病院総合内科
外来診療の問診・身体診察はいつもチャレンジです．

1. しびれ・知覚障害

入江聰五郎

Point

- すべてが疾患とは限らない．特に慢性症状の原因は『①疾病，②栄養，③薬剤』の思考過程が鍵となることもある
- しびれ診療では，「病変部位はどこか？」の問いに答えた後に「病変は何か？」について取り組む
- 非対称性であれば単神経障害（多発単神経障害含める），対称性であれば多発神経障害を考える
- 頻度が高い多発神経障害（内因性疾患）を確定する3つの所見を確認する（DTR，かかと立ち，靴下・手袋型知覚障害）
- 多発神経障害の鑑別疾患はAIUE G/B TIPS！

しびれを主訴に受診する患者は，感覚障害や筋力低下など，さまざまな訴えで来院し，外来担当医をたびたび悩ませる．その大半は身体的に問題があるが，4割は精神的なものともいわれている．また，神経障害の約1/3が多発神経障害であり，約1/6が手根管症候群などの絞扼性神経障害である．一般医レベルでは，遭遇する症例すべてに診断をつける必要はなく，commonな症例をおさえたうえで，詳細な病歴を含めたアプローチが必要になってくる．

具体的にしびれ診療でcommonな症例とは，①脊髄と②末梢神経障害である．そのうち，手がしびれるのであれば頸髄・頸椎症，手根管症候群（正中神経），肘部管症候群（尺骨神経）が頻度が高く，足がしびれるのであれば胸髄以下の脊髄，多発神経炎を鑑別する．すなわち，しびれの多くは整形外科的疾患であり，多発神経障害のときに内因性疾患を考慮する（表1）．

しびれに限らず，神経疾患のアプローチは患者の臨床的問題点を解剖学的に明らかにし，続いて病態生理学的に明らかにする．

本稿の前半では，一般医や研修医がまず最低限収集するべき情報について説明し，後半で特に頻度が高い，または専門医に紹介せずとも自力で診断できるべき疾患について説明する．しびれ診療でも他の愁訴と同様に病歴と身体所見が診断の鍵となる（図1①，②）．

以下にその手順を示す．

表1　四肢のしびれで考えるcommon disease

	考えるべきcommon disease
手のしびれ	**頸髄・頸椎症**
	手根管症候群（正中神経障害）
	肘部管症候群（尺骨神経障害）
足のしびれ	**主に胸髄以下の脊髄**
	多発神経障害（ポリニューロパチー）

しびれ・知覚障害へのアプローチ

1. 病歴から得られる情報

しびれ診療では，神経的病変の性質を知る必要がある．

- 時間的変化
- 随伴症状
- 患者背景（遺伝性・物質曝露など）

の3つである．

1 症状・徴候の時間的変化と性状

これは大きく分けて3つに大別される．①突然～急性発症するもの，②数時間～数日単位で緩徐に発症するもの，③寛解せず緩徐に進行するものである．また，患者の症状・徴候が，出現してからある程度の期間（数時間～数日・数週間）持続し，その後，徐々に回復してまた再発するという経過は多発性硬化症に特徴的である（図1①）．

1）突然～急性発症

突然発症する神経症状は，血管性病変が最も疑わしい．一見突然発症だが発作的に現れ，発作と発作の間は全く正常である場合は，てんかん・周期性四肢麻痺・重症筋無力症・低血糖・一過性脳虚血発作・片頭痛・疼痛性チックなどを考える．

2）数時間～数日かけての緩徐発症

急性に発症し，数日～数週間かけて回復するのは，感染症・中毒・代謝性・免疫疾患でよくみられる．

3）寛解せず緩徐だが，確実に進行する

主なものは変性疾患・腫瘍性病変だが，感染や中毒が慢性化してもこのような時間経過をとることがある．

2 随伴症状

随伴症状は痛みや運動障害と，全身徴候および神経徴候以外の症状に2分される．

1）痛み・運動障害の随伴

この症状は，原則的に神経の機械的圧迫を意味する．例外は多発性硬化症・脊髄癆や帯状疱疹・疼痛性チックである．

2）全身症状や他の臓器の異常

発熱・体重減少・貧血などの全身徴候，神経系以外の臓器系異常を示す症状がある場合，感

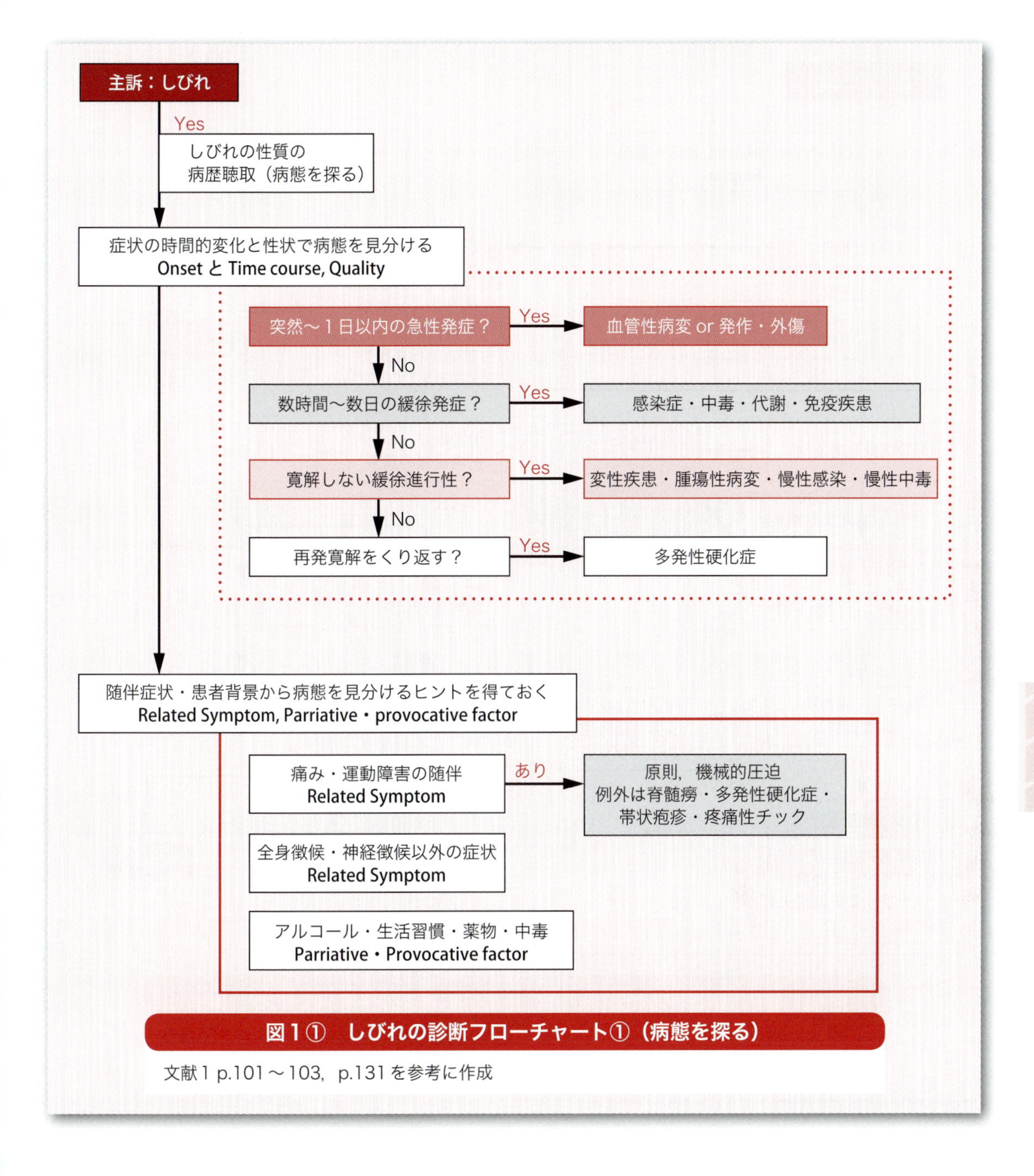

図1① しびれの診断フローチャート①（病態を探る）

文献1 p.101～103，p.131を参考に作成

染・転移性腫瘍や全身性疾患の症状の一部である可能性が高い．

3 患者背景

1）原因物質への曝露歴

アルコール・薬物・化学物質や毒素への曝露歴は，常に病歴から聞き出すべきである．その証拠を検査などから推測するのは著しく困難だからである．

2）生活習慣

必要な栄養素が欠乏しただけでも，神経症状は出現する．また，糖尿病を中心とした動脈硬化

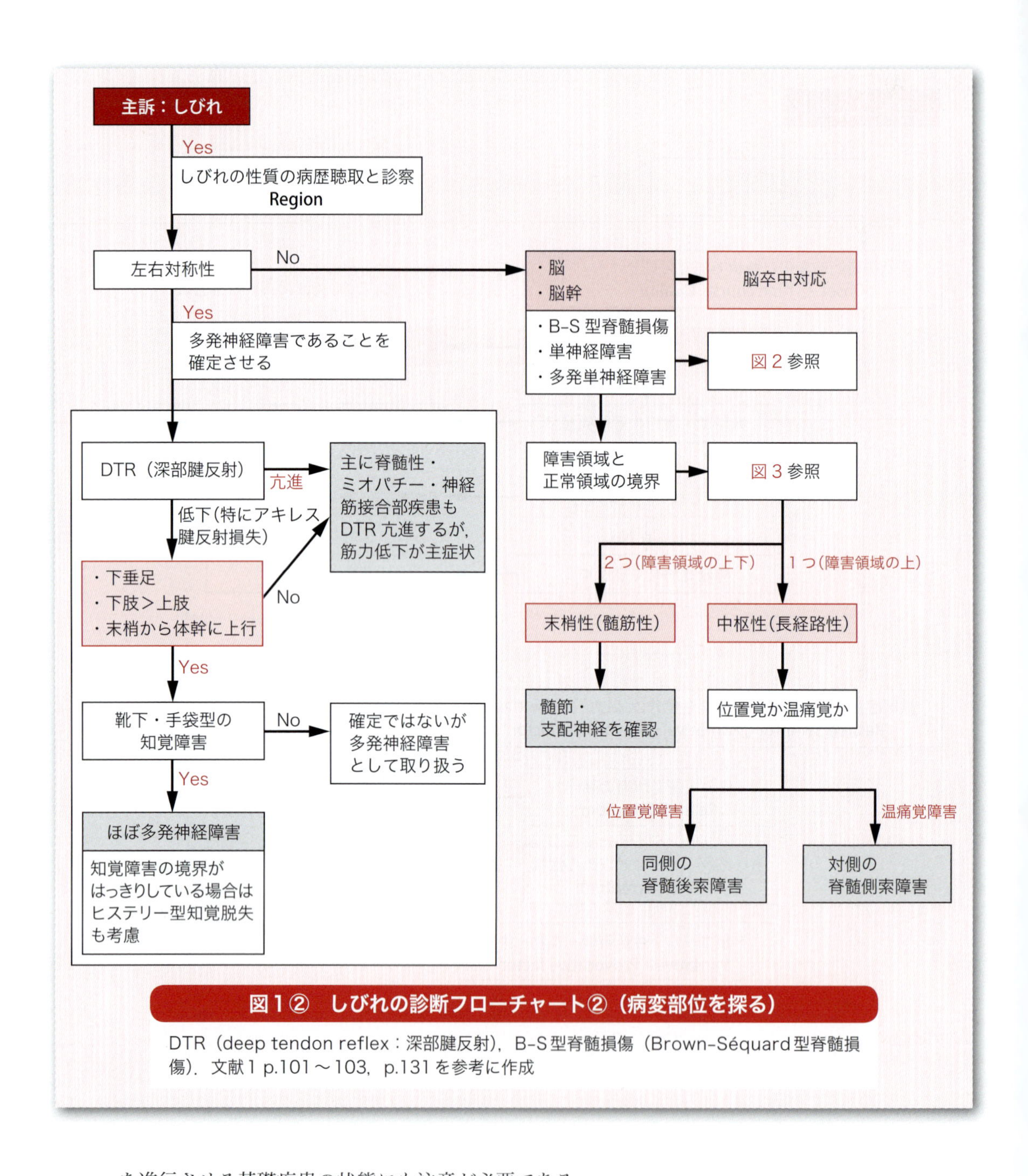

図 1 ② しびれの診断フローチャート②（病変部位を探る）

DTR（deep tendon reflex：深部腱反射），B-S 型脊髄損傷（Brown-Séquard 型脊髄損傷）．文献 1 p.101〜103，p.131 を参考に作成

を進行させる基礎疾患の状態にも注意が必要である．

3）家族歴

神経変性疾患の多くは家族性に発症するので，この情報は集めておく必要がある．

2. 身体所見から得られる情報

神経徴候は必ず，左右対称か，非対称か，からアプローチするが，しびれ診療で問題となるのは，主に左右対称性の神経徴候である（図 1 ②）．

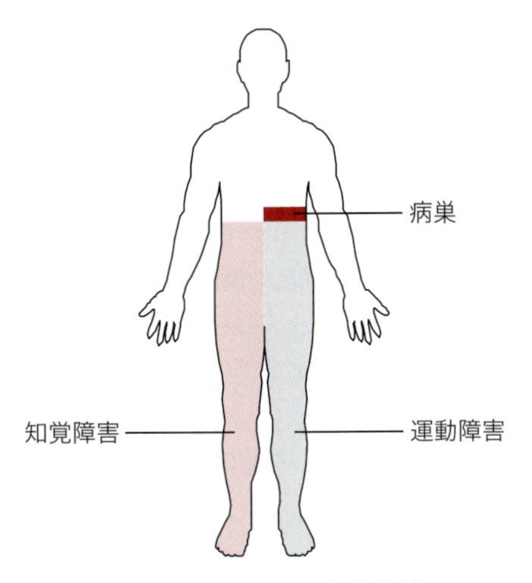

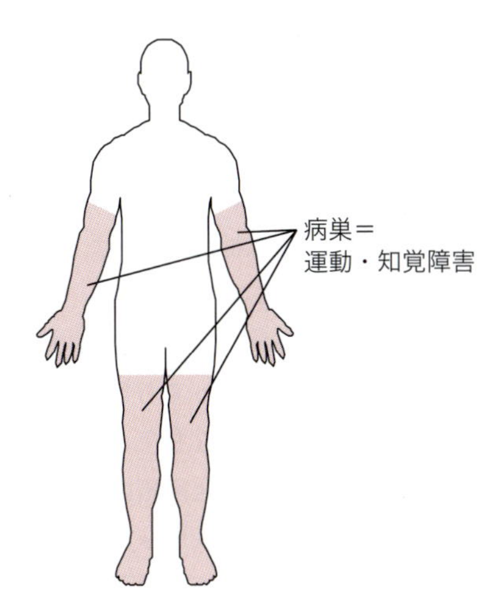

図2　運動・知覚障害の起こる分布領域
A）脊髄半側のみを侵す病巣では，それ以下の同側で運動障害，反対側で知覚障害が起こる．
B）末梢神経の病巣．上下肢の遠位部が主として侵される．一部の末梢神経に病巣が限局すれば，その分布領域のみに運動，知覚障害が起こる．

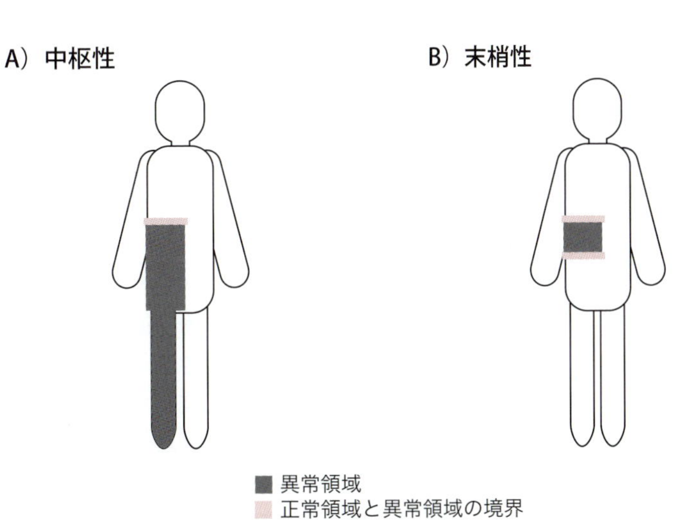

図3　中枢性（長経路性）と末梢性（髄節性）の感覚障害
A）中枢性：障害部位が脊髄の皮膚分節に一致し，障害領域と正常領域の境界は1つ．B）末梢性：障害領域と正常領域の境界が上下2つ．文献1　p.131より引用

■ 左右対称の神経徴候のアプローチ

- 中枢性か末梢性かを確認する．
- 左右対称性の感覚障害は，基本的に脊髄性か多発神経障害を考えればよい．
- 臨床家は脊髄性疾患よりも多発神経障害で悩むことが多く，まず，多発神経障害であることを確定させる．

●知っていると役立つ身体所見，Tips

多発神経障害であることを確定させる

多発神経障害かどうかは，この神経障害が上位ニューロン（脊髄以上）ではなく，末梢神経が先に障害されることで判定する．具体的には以下の手順を踏む．

●DTR

末梢神経障害のため，多発神経障害ではDTR（deep tendon reflex：深部腱反射）が左右対称に障害される．すなわちアキレス腱反射が両側消失するのが特徴である．ミオパチーもしびれ，という主訴で受診するが，そもそも感覚障害もなく，神経筋接合部疾患のため筋力低下があってもDTRは正常亢進する．脊髄性の場合，DTRは末梢でも亢進している．

●かかと立ち？ vs つま先立ち？

多発神経障害は下垂足になることで確認できる．すなわち，患者はかかと立ちができない．もし脊髄疾患なら，かかと立ちとは逆につま先立ちができないことで判定できる．

●左右対称な靴下・手袋型（stocking/glove configuration）知覚障害

原則的に，正常領域と異常領域の境界が曖昧であるのが末梢神経障害の特徴である．

⇒境界がはっきりしていたり，症状が一定でない場合はヒステリー型知覚脱失を考慮する．

これまでの解説をもとに，実際に症例を考察してみよう．

3. 症例提示①

症例1

64歳男性

主訴：なかなかよくならない両足のしびれ

現病歴：今年の健診での異常は指摘されなかった．毎日散歩しているが散歩中に足がしびれることが多く，だんだん長い距離が歩きにくくなってきた．足がしびれたときは両足ともに痛みが走り，しゃがみこむと楽になって，その後また歩き出せる．以前糖尿病で足がしびれると聞いたので近医受診，尿・血液検査正常であった．しびれが出現するまでは，風邪もひいたこともない健康体だったとのこと．

現在治療中の内因性・外因性疾患はない．喫煙歴なく，飲酒もない．内服薬はなく，アレルギーもない．

バイタルサイン：

血圧120/70 mmHg，心拍78回/分（整），呼吸数18回/分，SpO_2 98％（室内空気），体温36.5℃，意識清明

一見して，頭からつま先まで異常な身体所見は認めず，両足のしびれも今はないが，散歩をすると出現し，痛みも伴う．

Barré徴候や指鼻試験（finger nose finger：FNF）など脳卒中を思わせる所見もない．

筋力低下はない．DTRは，上下肢とも左右差・亢進・減弱を認めなかった．

しびれのOPQRSTに従って考察すると，以下のようになる．

表2　間欠性跛行と仮性跛行

	間欠性跛行	仮性跛行
軽快因子	立位でも安静で回復	しゃがんで圧迫を解除して回復
歩行距離	一定	日により異なる
自転車での移動距離	一定	制限なし
原因	動脈狭窄	馬尾神経圧迫
身体所見の特徴	下肢動脈拍動減弱・消失	SLR陽性
優位な検査	ABI	脊椎MRI

SLR : straight leg raise（下肢伸展挙上）, ABI : Ankle-Brachial pressure index（上下肢収縮期血圧比）

まず，病態を考察する．

1 症例1の病態の考察

発症様式は寛解しない緩徐進行性の病態であり，変性疾患や腫瘍などが考えられる．しびれとともに痛みもあるので，何らかの圧迫症状があることを意味している．

長距離を歩いて足がしびれるのは，いわゆる間欠性跛行の特徴である．間欠性跛行は本来下肢動脈狭窄（ASO：慢性動脈閉塞など）による足の筋肉の虚血症状のことをいう．これに対し，神経圧迫（腰部脊柱管狭窄症など）によるものを仮性跛行と呼ぶ（文献1 p. 137，表2）．

●ポイント

1．大血管系のしびれ

大血管系病態によるしびれは，基本的に神経の虚血によるものであり，長時間正座をした後の足のしびれの感覚に似ている．

2．血管閉塞

血管性かどうかは身体所見から比較的簡単に見分けることができる．

●動脈閉塞

動脈閉塞は，末梢冷感・蒼白・CRT（capillary refilling time）延長で疑うことができる．よくみる症例としては，閉塞性動脈硬化症（arteriosclerosis obliterans：ASO）による間欠性跛行を伴うしびれ（原則片側性）がある．

●静脈閉塞

静脈閉塞では，浮腫などから発症することが多いが，深部静脈血栓症（deep venous thrombosis：DVT）がよくある原因である．

症例1ではしゃがむと楽になり，また上記ポイントの所見がみられなかったことから，**症例1**の歩行困難は，血管性の間欠性跛行ではなく神経圧迫による仮性跛行である．

次に解剖学的考察も行う．

2 解剖学的考察

症例1は左右対称だが，下肢のみのしびれであり，多発神経障害ではなく脊髄を圧迫する疾患が疑わしい．この確認もDTRが有用だが，脊柱管狭窄の場合，歩行困難になるほどに増悪すると末梢神経障害と同様にDTRが消失することがあるので，注意が必要である．

3 脊髄疾患へのアプローチ

脊髄圧迫を疑った場合，有用なのがSLR（straight leg raise）試験である．特に腰のヘルニアなど脊髄圧迫があると陽性になる．

脊髄障害を疑った場合，必ずどの髄節での障害なのかを確認するよう努力する．これは，脊髄障害部位診断に画像検査（特にMRI）を利用する際の撮影部位を確定させるためでもあるが，主に4カ所を記憶しておけばよい．①Th4：乳房，②Th7：心窩部，③Th10：臍，④Th12：鼠径部である．

最終的にこの患者は鼠径部より近位での感覚障害はなく，整形外科外来で腰椎MRIを施行され，L3～L5の黄色靭帯硬化症による腰部脊柱管狭窄症と診断された．

4 しびれの治療方針

しびれは診断までに長時間を要することが多い愁訴である．それゆえに，原疾患の治療はもちろん，一般診療で原因疾患がつかめず，経過観察目的で外来フォローすることが多く，対症療法は重要である．

しびれは命にかかわることは頻度的に低いため，特に末梢神経障害や脊髄圧迫障害でも麻痺がなければ，基本的にしびれのコントロールをしつつ，経過観察になる．

しびれについては，鎮痛薬（アセトアミノフェン，NSAIDs）が一般的に用いられるが，抗不安薬（エチゾラム）も対症療法としては，用いやすい．

末梢神経障害の治療薬としてビタミンB_{12}製剤〔メコバラミン（メチコバール®）〕を処方されていることがしばしばあるが，その効果は長期間内服で出てくるものとされており，また，ビタミンB_{12}の中毒性はないこともあり好んで用いられている．

4. 症例提示②

症例2

72歳男性

主訴：なかなかよくならない手足のしびれ

現病歴：昨年の健診で糖尿病を指摘されたため，毎朝ウォーキングをしたり，食事も動物性タンパクを控えた健康的な食事をしたりと，かなり気を遣った成果か，今年の健診での異常は指摘されなかった．

最近，両足がしびれることが多く，以前糖尿病で足がしびれると聞いたので近医受診，尿・血液検査正常であり，腰からきているのではないかと整形外科紹介された．そちらでもMRIまで施行され，軽い脊柱管狭窄症があると言われたが，特に処方も不要と言われた．近医からアセトアミノフェンを処方されたが，軽快しないため，当院外来に受診した．しびれが出現するまでは，風邪もひいたこともない健康体だったとのこと．

現在治療中の内因性・外因性疾患はない．喫煙歴なく，飲酒は週末にワインハーフボトルを1本（血管によいと聞いたから）．内服薬はなく，アレルギーはないが，豆類は嫌いとのこと．

バイタルサイン：血圧135/50 mmHg，心拍75回/分（整），呼吸数18回/分，SpO_2 98％（室内空気），体温36.5℃，意識清明

表3　しびれのAIUE G/B TIPS

A	Alcohol/Autoimmune：アルコール・自己免疫疾患（SLE・RA・Sjogren症候群）
I	Insulin：糖尿病・低血糖
U	Uremia：尿毒症・腎不全
E	Endocrine：甲状腺機能低下症・電解質異常（KやCa以外にZn，Cu，P，Mgを含む）
G	Guillain-Barré症候群
B	vitamin $B_{1/12}$欠乏症
T	Tumor：腫瘍（小細胞がんやリンパ腫）
I	Infections：感染症（HIV・ライム病）
P	Paraproteinemia/amyloidosis・Porphyria・PBC・Polycythemia：パラプロテイン血症（多発性骨髄腫など）/アミロイドーシス・ポルフィリア・原発性胆汁性肝硬変・多血症
S	Sarcoid・Syphilis：サルコイドーシス・梅毒

※一般医のレベルではAIUE G/Bまで診断できれば必要最低限はクリアできている．TIPSはまさにTipsであり，経験を積むにつれて診断できればよい（文献2 p.530を参考に作成）．

一見して，頭からつま先まで異常な身体所見は認めず，両手・両足のしびれはあるという．Barre徴候やFNFなど脳卒中を思わせる所見もない．筋力低下はない．DTRは上肢では左右差なく，下肢では膝蓋腱で弱く，アキレス腱反射は消失していた．

しびれのOPQRSTに従って考察すると，以下のようになる．

まず，病態を考察する．

1 症例2の病態の考察

発症様式からは，数日程度かかった緩徐な発症様式であり，感染症・中毒・代謝・免疫などの全身疾患を思わせる．

痛みや運動障害は随伴しておらず，生活習慣では食事や糖尿病の既往が問題点としてあげられる．中毒や薬剤も特に情報はなく，全身徴候などもない．

次に解剖学的考察も行う．

2 解剖学的考察

全身の分布を見てみると，しびれは左右対称にあり，靴下・手袋型の知覚障害であり，多発神経障害＝ポリニューロパチーである．

多発神経障害は，①アキレス腱優位なDTRの低下，②下肢末梢から体幹に向けて上行し，膝のあたりに症状が到達するころに上肢末梢から症状が現れる，③かかと立ちができない下垂足，が進行する．これらの特徴は多発神経障害であることをさらに強く示唆するので有用である．

3 多発神経障害へのアプローチ

ポリニューロパチーの原因疾患は意識障害の原因と非常によく似ている．すなわち全身疾患である．意識障害の鑑別疾患以外にもGuillain-Barré症候群（Guillain-Barré syndrome：GBS）は特に注意すべき疾患でもあり，表3のように鑑別を記憶するよう勧めている．

この症例の場合，健康的な食事といって，動物性タンパク（特に赤身：鶏肉や白身魚では少なく，加熱でさらにビタミンBは減少する）を摂取しておらず，豆類も摂取していないことから，最も疑われるのはビタミンB_{12}欠乏であった．

●ビタミンB_{12}欠乏の症状（文献1 p. 644より）

・特異的な症状＝神経症状
左右対称の四肢末梢の異常感覚・振動覚・深部感覚の異常（Romberg徴候陽性）からはじまり，その後，亜急性連合性脊髄変性症と呼ばれる痙性運動失調にいたる．アキレス腱反射は消失し，しばしばBabinski反射が陽性化する．

・非特異的な症状＝悪性（巨赤芽球性）貧血・舌炎
悪性貧血はビタミンB_{12}欠乏（内因子・胃液欠乏などが原因）による慢性進行性の大球性貧血のことである．末梢血で好中球の過分葉がみられる．骨髄中に巨赤芽球がみられ，貧血以外にも舌炎（6～7割合併）がみられる．舌炎は分葉化や筋緊張低下による“たるんだ”見ための舌になる．

実際みてみると，Romberg徴候は陽性であった．舌炎は認めず，大球性貧血を認めた．コバラミン（ビタミンB_{12}）の血中濃度も低くビタミンB_{12}筋注のみで症状が軽快した症例である．

5. 症例提示③

症例3

32歳女性

主訴：なかなかよくならない手足のしびれ

現病歴：生来健康な薬剤師，仕事も中核的な役割を果たしており，健診での異常は軽度の鉄欠乏性貧血以外に指摘されたことはない．

最近，疲れやすく胸焼けとともに両手足がしびれるため，1週間前に近医受診．胃カメラでも明らかな異常はなく，胃炎だろうとのことで胃薬を処方された．その後しびれがひどく，肌荒れも出現してきたため当院受診．これまでは，風邪もひいたこともない健康体だったとのこと．

現在治療中の内因性・外因性疾患はない．喫煙歴なく，飲酒もしない．内服薬プロマック®D，アレルギーはない．

バイタルサイン：血圧125/45 mmHg，心拍85回/分（整），呼吸数12回/分，SpO_2 100％（室内空気），体温 36.2℃，意識清明

眼瞼結膜貧血様，頭髪は年の割に白髪が多く枕に抜け毛もあるが，肌荒れも尋常性ざ瘡様で明らかな異常所見とはみえなかった．頸部・胸部・腹部・四肢に明らかな異常な身体所見は認めず，両手・両足のしびれはあるという．Barre徴候やFNFなど脳卒中を思わせる所見もない．筋力低下はない．DTRは，上肢・下肢ともに左右差なく，腱反射の亢進減弱は認めなかった．四肢に打撲痕があるので聞いてみると，ここ数日よくつまづいて転びそうになるとのことだった．

しびれのOPQRSTに従って考察すると，以下のようになる．
まず，病態を考察する．

1 症例3の病態の考察

発症様式からは，数日程度かかった緩徐な発症様式であり，感染症・中毒・代謝・免疫などの全身疾患を思わせる．

痛みや運動障害は随伴しておらず，生活習慣では問題点としてあげられるものはなく，中毒の情報は特にないが薬剤でプロマック®Dを飲んでいる．新たに肌荒れもあるとのことであまり重度な問題ではないかもしれないが，念のためプロブレムリストに入れておく．

次に解剖学的考察も行う．

2 解剖学的考察

前述した通り，多発神経障害の3つの特徴を考えつつ全身の分布を見てみると，しびれは左右対称にあり，靴下・手袋型の知覚障害である．しかし，腱反射を認めないものの，かかと立ちができるか確認したところ拙劣で，最近の転倒の原因は下垂足によるものが疑われた．多発神経障害＝ポリニューロパチーである．

他には貧血様所見と抜け毛が気になるところである．

3 多発神経障害へのアプローチ

症例2と同様に全身疾患なので表3の内容を踏まえつつ鑑別する．一般採血ではHb 6.8 mg/dL，MCV 78と小球性貧血を認めたため，鉄およびTIBC，フェリチンを評価したところ，以前から指摘されている鉄欠乏性貧血は認めたが腎機能・肝機能に異常を認めず，炎症反応も正常範囲であった．抜け毛もあるので甲状腺機能も測定したが，こちらも正常範囲内であった．

栄養状態，疾病も疑うが薬剤（プロマック®D）を内服開始してから症状も増悪しており，その副作用をみたところ，亜鉛を含有しており電解質異常（亜鉛過剰）を疑った．サプリメントなどの使用を改めて聴いたところ，口内炎に亜鉛がいいと聞いたので亜鉛サプリメントを利用，倦怠感にもよいと聞いていたのでだるさが出てきてから量が増えていた．

血清亜鉛を測定したところ，異常高値を示したため，サプリメントとプロマック®D中止後，数日でしびれは改善した．同じ頃に抜け毛や肌荒れ，貧血も数週間後には改善していた．後日調べてみると亜鉛過剰は鉄および銅の消化管からの吸収を阻害し，貧血を起こすきっかけになることを知った．

■ まとめ

しびれ診療は，整形外科的な疾患を念頭におきつつ内因性疾患を考察する「総合診療」である．しびれ自体は緊急で生命の危険をきたすことも少なく対症療法もあるが，その原因を突き止めたうえで治療法を選択することで全人的医療を提供できる症候である．なかなか原因がつかみにくいしびれ診療では，**『疾病・栄養・薬剤』**の順で考える思考が重要である．詳細な病歴聴取と身体所見，これに勝るしびれ診療はないと筆者は考えている．

Advanced Lecture

1. しびれ診療で呼吸筋麻痺を起こす神経筋疾患

しびれ，特に多発神経障害と診断できたとき，注意を払うべきなのは，呼吸筋麻痺を起こしうる神経筋疾患である．これは以下の5つがある．

●呼吸筋麻痺を起こす神経筋疾患
- Guillain-Barré症候群
- 多発性硬化症（失明・呼吸筋麻痺を起こす）
- 重症筋無力症
- 皮膚筋炎
- 多発筋炎

それぞれについては，成書を参照していただきたい．特にGuillain-Barré症候群は，感染症後に発症することが多いため，ただの胃腸炎と思っていたら実はキャンピロバクター腸炎で2～3週間後にGuillain-Barré症候群を発症した，という事例もしばしばみられる．このように，病歴・身体所見から，診断のヒントを見つける能力がしびれ診療でも必要であることを明記しておく．

2. 最も多い糖尿病性神経障害のしびれの対症療法

■ 糖尿病患者のしびれ・疼痛に対しての対症療法

- 虚血性＝合併症の1つであるASOが確認された足のしびれ．血管拡張薬（プロスタグランジン製剤）を用いる．

●処方例
オパルモン®1回10 μg　1日3回

- 神経性＝虚血性が疑われず，しびれだけの場合と痛みを伴う場合で使用薬剤が異なる．

●処方例
しびれのみ：アルドース還元酵素阻害薬〔エパルレスタット（キネダック®）1回50 mg　1日3回食前〕
　　ビタミンB_{12}製剤〔メコバラミン（メチコバール®）1回500 μg　1日3回〕
疼痛あり　：メキシレチン塩酸塩（メキシチール®）1回100 mg　1日3回）
　鋭い痛み→カルバマゼピン（テグレトール®）1日1回　200 mgから開始
　鈍い痛み→三環系抗うつ薬〔アミトリプチリン（トリプタノール®）1日1回　10 mgから開始〕

文献・参考文献

1）「Dr. ウィリス ベッドサイド診断 病歴と身体診察でここまでわかる！」（Willis GC/著，松村理司/監訳），医学書院，2008

2）「セイントとフランシスの内科診療ガイド 第2版」（Saint S & Frances C/著，亀谷 学，他/監訳），p530，メディカル・サイエンス・インターナショナル，2005

プロフィール

入江聰五郎（Sogoro Irie）
入江病院総合診療科
11年にわたる沖縄での医師生活を経て，2014年より兵庫県姫路市の病院後継者として帰郷しました．今も昔も変わらないと感じるのは，『評価なき介入に意味はない』，ということ．現場医療も経営もそれは共通していますが，よりよい医療のためにはハイレベルな個人よりもそれなりのレベルの人でもいいのでチームが組めることが何より大切だと感じています．ライフワークのバイタルサインの生理学的解釈法普及活動は今後も続けていきます！

第6章 神経の症状

2. 歩行障害

清田雅智

Point

- 歩行障害は神経だけの問題のみならず，他の原因の可能性も考える
- 実際に歩行させてみて観察することが何よりも大事である
- 歩行障害以外の併存する症状が決め手になりうる

症例

68歳男性

主訴：歩行時の動作が緩慢

正確にはわからないが，おおよそ3カ月くらい前より本人は歩行が困難に感じていた．しかし，日常生活は送れていたのでそのままにしていたという．最近，家族から動作が緩慢になっていて，認知症になったのではないかと心配され，外来を受診した．診察室に入るのをみると，前傾姿勢でとぼとぼと歩いているように見える．このような患者さんが受診したときにはどのように検査を進めていくべきだろうか？

歩行障害は高齢者では一般的であり，60歳以上の15％，80歳以上の20％，ナーシングホームの入所者の半数で認められるという[1]．歩行は，運動，小脳，前庭，感覚，視覚などの複数の神経系を統合して，骨，関節，筋肉を協調して動かすものである．これらのどこに問題を抱えているのかを探るのは細かく考えてゆくと大変である．むしろ危険なものと頻度が高いものをしっかりと押さえておくことが日常診療上重要と思われる．

歩行障害へのアプローチ

1. まず除外すべき疾患

1 緊急性のある病態はないのか

歩行困難のある患者さんを診るときにまず重要なものはその発症様式である．時間単位で発症する問題は，緊急を要することがある．特に緊急処置を要するもの，将来的に後遺症を残しうるものなどは，積極的に除外を試みる必要がある．

例えば神経の問題としては，脳梗塞で片麻痺を伴い，これにより歩行ができないのであれば，3時間以内の発症は組織プラスミノーゲン・アクチベータ（tissue plasminogen activator：tPA）

の適応があるかもしれない．また脊髄損傷で歩行ができない場合には，緊急で手術が必要になることがある．生命の危険ということでは，呼吸筋麻痺を起こしていないかどうかを確認することはきわめて重要である．

血管系の問題としては，下肢動脈の急性動脈閉塞では壊死を防ぐために血栓溶解療法や手術的な血栓除去を必要とする．

筋肉の問題では，壊死性筋膜炎やコンパートメント症候群などが起こっていると緊急でドレナージやデブリドメント，減張切開手術を必要とする．

骨の問題では，骨折はもちろんのこと，化膿性関節炎は関節機能の破壊が起こりうるため，関節穿刺もしくは手術的な関節内洗浄ドレナージを要する〔命の危険はないかもしれないが，将来の機能的予後上重要で，膠原病科的な緊急症（rheumatology emergency）の1つである〕．

このように解剖学的なアプローチにより歩行に影響するものを考慮するとよい．通常最初に考える解剖学的部位は，骨，神経，血管，筋，皮膚である．おのおのの部位で緊急性の高い病気は，他には深部静脈血栓症，横紋筋融解症，蜂窩織炎などを確認する．

2 考えるべき頻度の高い疾患

歩行困難で実際に外来で多くみかける疾患としては何があるだろうか？ 大病院の救急外来で診るのか，一般外来で診るのか，診療所で診ているのかによって多少頻度が変わると思われる．おそらく，横紋筋融解症，下肢蜂窩織炎，電解質異常（カリウム，マグネシウム，カルシウム，特に低カリウム血症），薬剤性（スタチンなど），大腿骨骨折，敗血症，うつ病などを考慮すべきである．

3 その他の可能性

歩行困難といっても，実は全身倦怠感の一部の症状としての訴えであったり，めまいや平衡感覚障害により歩行ができないという可能性もある．**こういう足以外の問題も考慮が必要である．もしかすると意欲低下の症状を「歩けない」と言っているかもしれない**．足の診察で一見問題がないようにみえるときには，このような要素を確認すべきである．

●ヒントを引き出す病歴聴取，医療面接のコツ

歩行困難がいつから起こっているのかは重要．当日発症例は緊急疾患の除外が必要であり，意識的に診療のスタイルを変える．詳細な病歴聴取よりも，すぐに実際に足を触りながら確認作業をする．血管系では足の色調を確認し〔dependent rubor（坐位で足を下げると赤く見えるが，足を上げると蒼白となる慢性動脈閉塞のサイン）やチアノーゼなど〕，足背動脈，後脛骨動脈を触知する．神経系の問題では，運動感覚の異常の確認に加えて，脊髄病変を考慮した排尿，排便の異常の有無を確認する．痛みがあるときには，その解剖学的原因部位が決まることがあるので必ず聞く．炎症性の疾患であれば局所の熱感も重要．これらにより関節なのか，骨なのか，皮膚なのかを区別する．壊死性筋膜炎などでは，発赤の見た目にくらべて，痛みの程度が強いなど，所見と症状の解離が重要になることがある．

表1　パターンでわかる特徴的な歩行

歩行の種類	歩行の様子	例
痙性歩行 (spastic gait)	錐体路の障害により起こり，足が伸展し尖足位となり「ぶん回す」ように半円を描くような歩行．両側なら足をクロスするような歩行になる	多発性硬化症，ALS，脊髄腫瘍，頸椎損傷，脳性麻痺，など
片麻痺歩行 (hemiplegic gait)	通常，頭蓋内の片側の錐体路障害で，Mann-Wernicke姿勢をとり半円を描くように足を運ぶ	脳出血，脳梗塞など
アヒル歩行 (steppage gait)	深腓骨神経障害，前脛骨筋障害で起こり，下肢つま先が上がらず引きずりながら歩く	深腓骨神経障害，前脛骨筋障害
跛行 (limping gait)	下肢片側の骨，関節などの痛みによる引きずるような歩行	関節炎，坐骨神経痛，椎間板ヘルニアなど
失調性歩行 (ataxic gait)	脊髄後索や小脳の障害で両足のスタンスが広く，体幹が動揺する	小脳病変，梅毒，頸椎症など
動揺性歩行 (waddling gait)	近位筋の筋力低下により遊脚側の骨盤が下がり，体幹が動揺する	筋ジストロフィー，代謝性ミオパチーなど
パーキンソン様歩行 (Parkinsonian gait)	前屈前傾姿勢，非常に緩慢な動作，小さなステップでつま先で擦るような歩行	Parkinson病 Parkinson症候群

ALS：amyotrophic lateral sclerosis（筋萎縮性側索硬化症）

2. 実際に歩行を確認する

例えば，今起こしたばかりの小脳出血の患者さんが目の前にいたら歩行させてよいものだろうか？ 再出血で脳幹圧迫により突然死するかもしれない．歩行の前に，急性発症の頭蓋内病変がないことは確認しておくことが安全である．

さて，歩行障害のパターンは非常に重要になることがある．一見しただけで診断に役立つことがあるからである．表1にそのパターンを示す．実際の動きを見ることは，百聞は一見に如かずという諺どおりであり，インターネットで調べると動画が出てくるのでこれをぜひ活用していただきたい（YouTubeでほとんどの歩行は確認できる）．

●知っていると役立つ身体所見，Tips

間欠的跛行の存在を確認する．これは一定距離を歩行後に下肢に疼痛を感じ，休むことにより痛みが軽減するという症状である．これが出れば，**動脈系の血流障害か，腰部脊柱管狭窄を考慮する**．動脈系であれば近位か遠位かを区別する．近位に起こるのは，高齢者で腸骨動脈や大腿動脈の動脈硬化性の変化で起こる慢性動脈閉塞症であり，通常，腓腹筋部を痛がる．遠位であれば，30～50歳の男性で喫煙と関連するBuerger病が関与し，この場合は足底を痛がる特徴がある．一方，腰部脊柱管狭窄では，動脈は触知し姿勢の変化による症状の改善がある．前屈位で神経圧迫が和らぐために症状が軽快する特徴がある．

3. 鑑別を考えよう

1 パーキンソニズムは？

前屈姿勢でとぼとぼと歩くと聞いたら，まずはパーキンソニズムを考えよう．Parkinson病とParkinson症候群は似て非なるものなので区別することが重要である．鑑別のポイントは表2に

表2　Parkinson病とParkinson症候群[2)]

疾患名	特徴	レボドパ反応性
Parkinson病	・安静時振戦，寡動，筋固縮が3徴 ・中年以降に発症し緩徐に進行 ・初発は片側上肢の振戦が多い ・その後，同側下肢，反対側に進行 ・その後，歩行障害 ・認知症は基本的にはない	反応がある
進行性核上性麻痺[3)] （progressive supranuclear palsy）	・40歳以降に発症 ・パーキンソニズムに加えて垂直方向の共同性眼球運動障害（下方視障害），認知症，嚥下・構音障害 ・発症後約10年で死亡（介助歩行から約7年）	めったに反応はない （筋固縮，寡動にのみ反応）
Lewy小体型認知症 （dementia with Lewy body）	・若年発症の認知症とほぼ同時か先行するパーキンソニズム ・意識レベルに波があり幻視を伴う	運動症状には反応するかもしれないが，精神症状の副作用が出る
Wilson病	・10～25歳で発症 ・若年発症のパーキンソニズム ・Kayser-Fleischer輪	なし
脳血管性パーキンソニズム （vascular parkisonism）	・基底核のラクナ梗塞 ・"Lower half"パーキンソニズム ・歩行障害が初発になりうる	通常反応しない

示す．病気の理解からはParkinson病を軸に考えるとよい．典型的なParkinson病であれば，通常は上肢からの症状ではじまり歩行障害からはじまることは少ないとされていて，歩行障害が先行しているのであれば血管性を疑う．発症年齢も重要で，進行するスピード，随伴症状が鍵である．特に**認知症や幻視の症状，垂直性眼球運動障害，嚥下障害の有無は必ず確認した方がよい**．

2 うつ病は？

とぼとぼと歩く，動作が緩慢というのを聞くとうつ病も考慮したいものである．有病率も高いだけでなく，**Parkinson病に合併していることが約50％にみられるとされている**[4)]．これを見逃すと，QOLの低下だけではなく，自殺の問題も発生する点でもクリティカルである．簡単なスクリーニングにWhooley[5)]らの2つの質問「①この1カ月間で気分が沈んだり，憂うつ，希望がないといった気持ちになりませんでしたか？ ②この1カ月どうしても物事に対して興味がわかない，あるいは心から楽しめない感じがありましたか？」が簡便でよい．

3 ビタミンB_{12}欠乏症は？

高齢者では萎縮性胃炎になっていることが多く，結果として内因子欠乏に陥っていることがある．老老介護などが行われていたりすると，買い物のアクセスの問題や金銭面の問題などから食事が偏っていることも，地域によってはしばしば起こりうる問題である．**末梢神経障害と認知障害を起こしうるビタミンB_{12}欠乏は，意外と盲点になる疾患と考える**．しかも安価な治療により改善が期待できるという意味でも積極的に疑うべき疾患と考える．

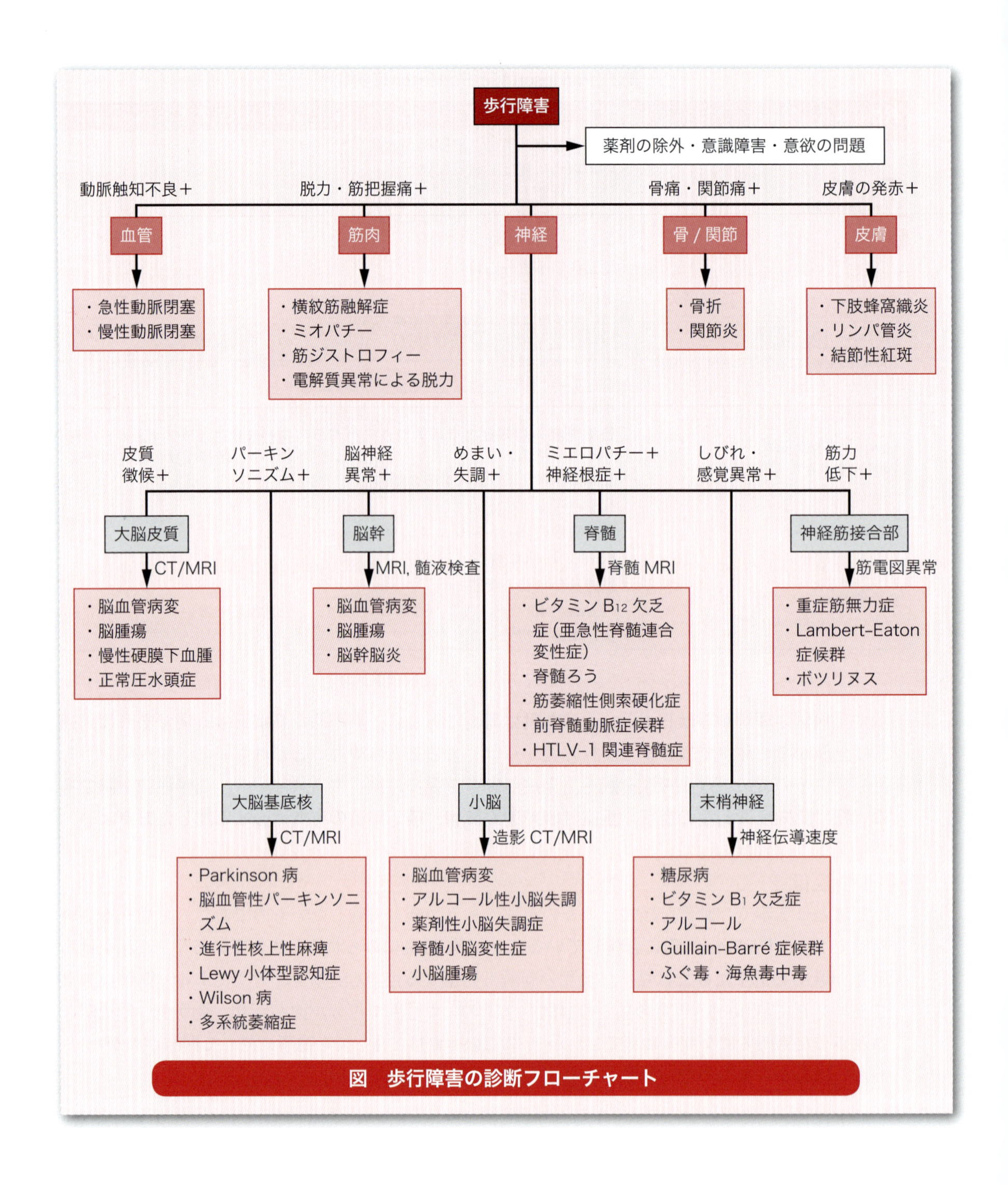

図　歩行障害の診断フローチャート

4 歩行障害の診断

診断フローチャートを図に示す．歩行障害では，最初に意識や意欲，ふらつきの有無を確認し，その後解剖学的なアプローチで鑑別してゆくのがよいと思われる．神経外にも確認すべきことがあることに注意．

治療と今後の方針・経過

1. Parkinson病

1 治療

2011年日本神経学会から治療のガイドラインが発表されている（http://www.neurology-jp.org/guidelinem/parkinson.html 2017年2月閲覧）．L-ドーパ製剤とドパミン受容体作動薬（ドパミンアゴニスト）が主治療薬と位置付けられており，未治療例で治療開始する際の薬剤選択を決めるうえでは，年齢と認知症の有無が重要となる．L-ドーパ製剤の方が，効果がより顕著で安全性も高いが，作用時間が短く，運動合併症（wearing off現象やジスキネジア）が生じやすいとされている．ドパミンアゴニストは，効果は劣るが作用の持続が長いのが特徴で運動合併症が生じ難い．

年齢での考慮は，50歳以下で認知症がない場合はドパミンアゴニストを用いる．75歳以上であったり，認知症がある場合は，レボドパ＋末梢性ドーパ脱炭酸酵素阻害薬配合剤を用いる．

●処方例
・50歳以下で認知症がない場合
パーロデル®2.5 mg　1回1錠　1日1回 朝など：初期量→目標の症状改善まで増量．標準維持量15～22.5 mg
・75歳以上または認知症がある場合
レボドパ（メネシット®）を量として1回100～125 mg，1日100～300 mgより開始：初期量→毎日または隔日に1錠増量し最適量を定めて維持量1回200～250 mg　1日3回．最大1日1,500 mg

2 今後の方針・経過

薬剤使用前には，頭部CTなどで血管性Parkinson症候群の除外，他のパーキンソニズムの可能性を考慮する必要がある．治療開始には緊急性は乏しいため，神経内科にコンサルトを依頼するのが妥当と考える．将来的にはADLの低下から介護度が上がってくるため，重症度が上がる場合は，Yahr分類Ⅲ以上（軽度から中等度Parkinson症状があり，姿勢反射障害があり，介助が一部必要になるレベル）があり，かつ，生活機能障害度が2～3度あると，指定難病6による公費医療制度の対象となるので，専門医に相談が必要になる．

2. うつ病

1 治療

選択的セロトニン再取り込み阻害薬（selective serotonin reuptake inhibitor：SSRI）に加え，異論もあるが睡眠障害を伴っていれば，睡眠薬の併用が望ましい．**ベンゾジアゼピン系は高齢者では転倒リスクを上げるため避ける．**認知行動療法も重要である．

●処方例

フルボキサミン（デプロメール®）など：1回1錠25 mg　1日1回 夕，もしくは1日1錠1日2回 朝夕→2週間ごと増量．最大1回75 mg　1日2回

※睡眠障害がある場合は下記を併用する．

トラゾドン25 mg 1～2錠　1日1回など

2 今後の方針・経過

軽症うつについてはすべての医師が治療できるのが望ましい．個人的には当初は時間がかかっていたが，慣れると日常の診療のなかでも普通に診ることができるようになった．うつ病診療経験の浅いうちは希死念慮や，焦燥感が強い，躁エピソードがあるといったケースは精神科医への相談が望まれる．治療への反応が乏しい，3～6カ月しても十分な効果が得られない場合などもやはり相談が必要である．

3. ビタミンB_{12}欠乏症

1 治療

従来は，メコバラミン（メチコバール®注500 μg）として500 μgを週3回，筋肉内または静脈内に注射し，約2カ月投与した後，維持療法として1～3カ月に1回，メコバラミンとして500 μgを投与するとされてきた．というのはビタミンB_{12}の吸収には内因子が必要とされていたからである．しかしながら，**ビタミンB_{12}は1.2％は内因子に依存せずに回腸末端から吸収される**ことがわかってきており，治療の限界もあるものの1,000 μg（メチコバール®錠500 μg　2錠）以上の内服を4～8週間続けることで効果があるケースも存在することがわかってきている[6]．

2 今後の方針・経過

ビタミンB_{12}欠乏があるとすると，症状改善には数カ月かかるため，長期的なフォローを要する．貧血例ではヘモグロビンがモニターになるものの，神経症状が原因のときには神経症状を定期的にみていくしかない．

■ 症例ではこう考える

本症例は，最初に下肢動脈の触知，筋の把握痛，皮膚の熱感，骨，関節痛，感覚障害，尿意や排便障害を確認したが異常はなかった．バイタルサインには異常がなかったので，実際に手をとって歩行をしてみた．まず，起立時にすくむ感じがあり，前屈姿勢でとぼとぼと歩いていた．方向転換にも時間がかかっていた．よく聞くと，以前から手の安静時振戦があり，筋強剛もあることから，Parkinson病が疑われた．認知障害を改訂長谷川式簡易知能評価スケール（HDS-R）で確認すると27/30点であり認知障害はなさそうである．眼球運動障害も幻視もなく，麻痺もない．頭部CTでは脳梗塞の所見もなし．動作が思うようにいかず，外出することが億劫になっているらしく，意欲の低下はあったが，抑うつ気分はなくうつ病ははっきりしないように見えた．採血

も行ったが，貧血や電解質異常はなく，甲状腺機能検査，ビタミンB_{12}測定なども行ったが後に異常がないことがわかった．神経内科に相談したところ予想通りParkinson病の診断を得て，内服治療がはじまった．

文献・参考文献

1）「身体診察シークレット」（Mangione S/著，金城紀与史，他/監訳），p28，メディカル・サイエンス・インターナショナル，2009

↑第1章のgeneral appearanceのなかに歩行についての詳細な記載がある．さまざまなテキストを見くらべたなかで，最も参考になったと考えている．歩行とは何か，正常の歩行サイクルとどのような筋肉が関与するかといった歩行の基礎から，異常な歩行を診るうえでどのような情報が必要なのかを12ページ分にわたり解説している．

2）Lang AE & Lozano AM：Parkinson's disease. First of two parts. N Engl J Med, 339：1044-1053, 1998

3）Golbe LI, et al：Prevalence and natural history of progressive supranuclear palsy. Neurology, 38：1031-1034, 1988

4）Menza M, et al：A controlled trial of antidepressants in patients with Parkinson disease and depression. Neurology, 72：886-892, 2009

5）Whooley MA, et al：Case-finding instruments for depression. Two questions are as good as many. J Gen Intern Med, 12：439-445, 1997

6）Carmel R：How I treat cobalamin（vitamin B_{12}）deficiency. Blood, 112：2214-2221, 2008

プロフィール

清田雅智（Masatomo Kiyota）

飯塚病院総合診療科　診療部長

総合診療の楽しさを伝える役割があると思っている．rare diseasesに強い興味をもち，病歴の重要性を若手には教えたい．臨床解剖学の重要性に目覚めて細々と再勉強をしている．ケースカンファランスがたまらなくおもしろいと感じ，その重要性を理解した．日本の電子カルテに対する不満が昔からあり，新しいタイプのものを開発した．system based practiceとしての新棟運営も軌道に乗った．さて次は？

3. 記憶障害

山田宇以

Point

- ・発症パターン・経過から原因・病型を類推してみる
- ・記銘力検査をためらわず，上手に行う
- ・入院患者の記憶障害ではせん妄を考え，原因検索をする
- ・不定愁訴のなかの記憶障害を見逃さない

症例1

高血圧以外に特記すべき既往歴・家族歴のない70歳女性．2カ月前に住み慣れた自宅より都市部に住む長男宅近くの高層マンションに転居．友達との交流が減少，日常の外出もあまりしなくなった．1カ月前より動悸，めまい，痛みなど体調不良を訴え救急外来をくり返し受診するようになった．家族からは物忘れが目立つと言われ，以前の受診を覚えていない様子だが，こちらの説明にはしっかり相槌を打って，笑顔で受け答えもできる．

症例2

特に既往歴のない86歳女性．大腿骨頸部骨折にて入院．手術後2～3日から意欲と反応性の低下，過眠などを認め，リハビリが進まず，食事量も減少するようになった．話しかけても目をそむけ，不機嫌に見える．日付，時間を間違え，ときおり病院にいることなどを忘れ，自宅にいるような発言がみられるようになった．

記憶障害へのアプローチ

日本の認知症の有病率は65歳以上では10％程度とされるが[1]，糖尿病，高血圧，心不全などが危険因子となるため，病院を受診する（基礎疾患のある）高齢者での有病率はさらに高くなる．忙しい臨床の現場では，話が通じれば十分として記憶障害が評価されないこともある．しかし臨床医が正常と判断した半数近くが認知症との報告もあり[2]，感覚に頼らず，積極的に記銘力検査を行いたい．認知症の進行の客観的指標となり，介護保険の参考にもなる．

検査としては改訂長谷川式簡易知能評価スケール（HDS-R），MMSE（Mini Mental State Examination）が一般的だが，忙しい臨床現場では十分な感度，特異度を有している**1分間スクリーニング**[3]（後述のAdvanced Lecture参照）をお勧めしたい．1分間スクリーニングで13種類

以下（特に1分間に動物が10種類未満）ならHDS-RやMMSEを行うパターンで見逃しを減らしつつ，臨床上の負担も軽減できる．その他に記憶障害の発症時期と進行の速さ（進行速度が年や月単位なのか，日〜週単位なのか），家族歴，脳血管障害の危険因子を本人，家族から聴取することも忘れずに行いたい．そして身体所見としては甲状腺疾患を疑う所見，錐体外路症状，歩行障害などの神経所見に注意する．記憶障害，見当識障害，実行能力などの中核症状で診断，重症度判定は行われるが，徘徊，攻撃行動などの周辺症状の方が患者および家族のQOL・介護負担への影響が強く，同時に把握しておく必要がある．近年は周辺症状をBPSD（behavioral and psychological symptoms of dementia：認知症の行動・心理症状）として，その対応が重要視されている．

●ヒントを引き出す病歴聴取，医療面接のコツ

失礼にあたるかと認知機能検査を躊躇するかもしれないが，腱反射など神経診察と同時に，「集中力をみさせてください」「脳機能を調べる検査です」などと説明しながらはじめると導入しやすい．抵抗感を減らすために，「100点をとるのは難しいものです」と事前に説明し，多少の失敗は当然という雰囲気で導入してみる．

7. 除外すべき疾患

特に治療可能（可逆的）な認知症を除外することを心掛ける（図）．主要な記憶障害が年単位で進行するのに対し，他の疾患は数日〜数カ月で急激に進行することが多い．急速な進行は頭蓋内疾患などによる二次的な記憶障害を強く疑って積極的に検査を行う．

1 うつ病

うつ病は認知症と合併することもあり，また認知症による活動低下とうつ病による興味減退などの鑑別が困難となる例は多い[4]．純粋なうつ病では記憶障害の自覚症状を訴えるが，HDS-Rなどの低下はないか，軽度なことが多い．簡易知能検査では消極的になったり（すぐにわかりませんと言って続けない），返答に時間がかかるが，促せば正確な回答が得られる点が認知症とは異なる．典型的うつ病では不眠・食欲低下があり，気分もほぼ毎日，ほぼ一日中ずっと落ち込んで，笑う余裕もみられない．つまり過食や昼夜逆転・過眠は高齢者のうつ病では稀で，認知症をより疑う．

希死念慮があるうつ病は専門医への紹介が望ましいが，認知症患者でも困難があると死にたいと発言し，周囲を驚かすことはしばしばある．認知症の場合は希死念慮が一定しない（死にたいといった数時間後には笑顔がみられるなど）が，うつ病の場合はほぼ持続的にみられる（表1）．

2 頭蓋内疾患

高齢者で慢性硬膜下血腫に注意を要し，特に両側性の場合は神経所見も乏しい．また髄膜腫なども位置によっては局所神経所見が目立たず，記憶障害，意欲低下が主訴となることがある．鑑別のためにはやはり頭部CT，MRIを一度は行いたい．

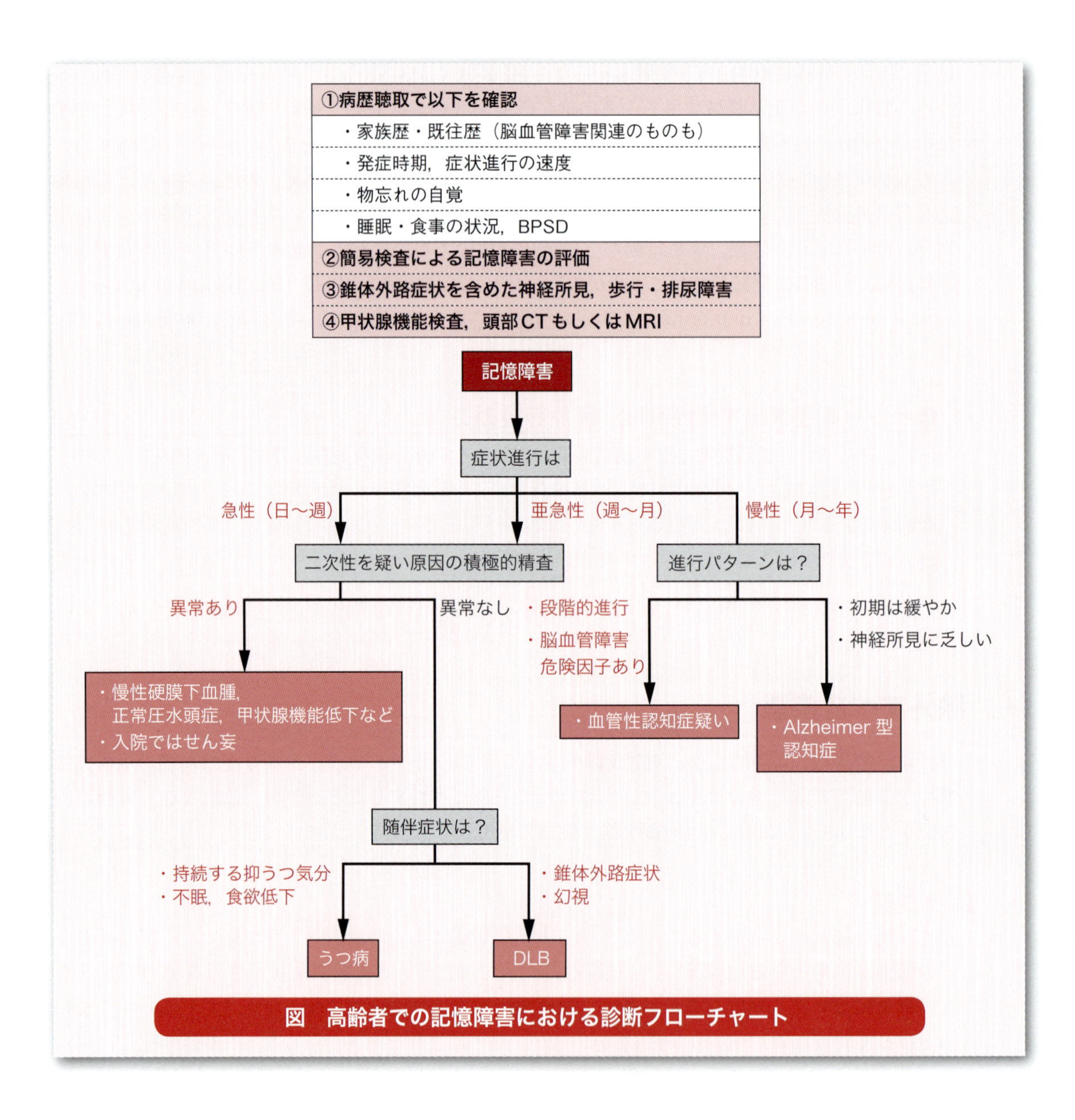

図　高齢者での記憶障害における診断フローチャート

表1　認知症，うつ病，せん妄の特徴

	認知症	うつ病	せん妄
症状変化	月〜年単位	週〜月単位	時間〜日単位で激しく変動
見当識障害	徐々に出現	なし	急速に突然出現
記憶障害	あり	なし	見当識中心に著明
質問への回答	間違う．難しい問題ははぐらかす，笑ってごまかす	時間はかかるが正しく回答	間違う．集中力が保てず，話題が突如変わったり，黙り込む
睡眠	進行すると不眠，昼夜逆転	普通不眠を伴う．典型例では早朝覚醒	昼夜逆転．傾眠が日中中心にみられる
食欲	進行例では低下，増加も	普通低下し，体重低下もきたす	食べないことが多い
経過・予後	徐々に進行，悪化	自殺がなければ2年以内に80%は回復	基本的に可逆的で，2週間以内に改善．死亡率は上がる
入院への反応	入院で悪化する	休息できる入院は治療的	入院・施設入所中に発症する

表2　主な認知症とその特徴

	Alzheimer型認知症（AD）	血管性認知症（VD）	Lewy小体型認知症（DLB）
認知症における頻度	45.1%	29.5%	4.4%
進行	初期，末期は緩やかに進行	比較的急速に発症し段階的進行	進行は急速で，症状が動揺する
BPSD	中期以降に出現		幻視などが先行することがある
記憶障害	初期から存在	ADより軽度	ADより軽度
運動障害	・重度になるまでは目立たない ・病識が乏しく，物とられ妄想などがよくみられる	・局所神経所見が精神症状に先行することも ・脳血管障害の既往，危険因子が存在 ・まだらな記憶障害	・錐体外路症状が特徴 ・抗精神病薬の副作用が出やすい ・専門医への紹介を

AD：Alzheimer-type dementia（Alzheimer型認知症），VD：vascular dementia（血管性認知症），DLB：dementia with Lewy body（Lewy小体型認知症）

3 その他

甲状腺機能低下症除外のため甲状腺刺激ホルモン（thyroid-stimulating hormone：TSH），free-T4の検査はルーチンに行いたい．他にアルコール，頻度は下がるが神経梅毒やビタミン欠乏症などが原因となるため，梅毒，ビタミンB群の検査は食事などの生活状況を参考に考えてよいであろう．

2. 考えるべき高頻度疾患～認知症

認知症の疫学を踏まえるとAlzheimer型認知症（Alzheimer-type dementia：AD）が認知症全体の45.1％，血管性認知症（vascular dementia：VD）が29.5％，Lewy小体型認知症（dementia with Lewy body：DLB）が4.4％となり，この3つをまず考えることになる（表2）．しかし，上記の混合型の認知症も12.0％とかなりある[5]．

ADの経過は特徴的で直線的に悪化せず，初期，末期の進行速度が遅くなる[6]．典型例では初期には近時記憶障害のみが5年程度持続する．その後，見当識（時間→場所→人物の順），言語や実行機能の障害などが出現し，さらにはこの時期からBPSDが顕在化して問題となる．末期には遠隔記憶も障害され，歩行や経口摂取の障害をきたし，発症より9年程度で死亡するとされる．ADでは記憶障害の自覚が乏しく，質問は笑ってごまかすなどの取り繕いがよくみられる．

VDは段階的な進行が典型例だが，実際はADと合併し非典型的になりがちである．記憶障害の自覚が部分的にあったり，障害の進行する部分にばらつき（例：計算だけは問題ないなど）が目立ったり，症状が動揺したりと，まだらな記憶障害パターンがみられることがよくある．

DLBは錐体外路症状や明確な幻視を伴う．不随意運動やBPSDなどの症状が記憶障害に先行することもある．経過としては進行が急速で，症状の動揺も激しい．薬物療法の副作用にも注意が必要なため，神経内科・精神科の専門医に基本的には紹介する．

3. その他の高頻度疾患～せん妄

入院後に顕在化し，病棟医が気づく記憶障害の大部分はせん妄である．せん妄は一過性で，発症・経過が急激で不安定ではあるが，症状は認知症と共通する（表1）．有病率は全入院患者の10％以上だが，臨床的には実感できないであろう．これは幻覚・妄想が活発で暴れる過活動型せん妄は認識されるが，**症例2**のようなうつっぽく見える，低活動型せん妄が見逃されるためである．せん妄の60％近くを占める低活動型は入院のストレスのせいで元気がない，もしくはうつなど精神的問題として処理されがちである．しかし，せん妄の病態は急性脳不全，つまり身体疾患である[7]．臓器不全として心不全や呼吸不全と同様に原因が何かを積極的に検索する必要がある．手術による術後せん妄（術後2日～7日に好発）以外では薬剤，感染症，呼吸不全，心不全が原因となることが多く，まずこれらの可能性を考えてみる．

薬剤では抗コリン作用をもつ薬剤（アタラックス®-Pなど），H_2受容体拮抗薬（ガスター®など），抗不安薬，睡眠薬，ステロイド，オピオイド，一部の抗菌薬（マキシピーム®など）が原因として多く，可能であれば中止，他剤に変更する．

せん妄になると6～12カ月後の認知・身体機能が低下することが知られており，“入院するとぼける”と一般的にいわれているものは，入院中に起こったせん妄（急性脳不全）が，認知症（慢性脳不全）を引き起こした例といえる．

治療と今後の方針・経過

認知症による記憶障害は月～年単位で進行し，治癒することは残念ながらない．治療の基本は進行を遅らせ，QOLを保ち，BPSDにいかに対応するかということになる．本人への介入は能力低下も考慮して，単純明快にし，家族，介護資源で補うとよい．

1. 家族の教育，介護資源の導入

認知症では家族の理解・対応でBPSDやその他のQOLが大きく変わる[8]．認知症について治療，予後，対応法などを家族に十分説明しておくことが望ましい．時間がなければ簡単に説明し，家族にインターネット〔http://www.e-65.net/（2017年2月閲覧）など〕や本で自習してもらう方法もある．介護保険を申請し，特にデイケアを導入することでQOL，感情面は劇的に変わることが多い．介護保険の認定を受けると介護資源の導入だけでなく，ケアマネージャーが家族の相談相手となりサポートが強化されるため積極的に申請を勧めたい．家族が介護を他人に任せることに罪悪感をもつこともしばしばあり，デイケアが脳のリハビリテーションとして役立つ，本人のためになることを強調しながら勧めるとよい．

2. 薬物治療

1 認知症治療薬

アセチルコリンエステラーゼ（AchE）阻害薬が主流となっている．DLBにも適応のあるドネペジル（アリセプト®D，最初は3 mg錠，1～2週間後からは5 mg錠を1日1回　朝食後）は，エビデンスも多い．ガランタミン（レミニール®）は1日2回（最初は4 mg錠　朝夕食後で計8 mg/日，1カ月後に1日2回　8 mg錠で計16 mg/日に漸増）だがBPSDへの有効性を押す声もある．リバスチグミン（イクセロンパッチ®）はパッチ剤となっており使用状況が目に見える（日付を記入できアドヒアランスが確認できる），嚥下困難例でも継続可能など皮疹が出なければ有用性が高い．いずれのAchE阻害薬も消化器症状の副作用（嘔気，下痢），中断で効果が消失する（6週間中断で使用前レベルに）などの欠点がある．

NDMA受容体に作用するメマンチン（メマリー®，1日1回5 mg　夕食後よりはじめて1週間で5 mgずつ20 mgまで漸増）はAchE阻害薬と併用も効果的な抗認知症薬で，攻撃的BPSD（易刺激性など）にも効果が期待できる．副作用は眠気，めまいだが消化器症状は出にくい．

2 抗精神病薬・睡眠薬

抗精神病薬は記憶障害には効果がなく，あくまでもBPSDへの対症療法で，過鎮静による転倒などのリスクを家族に説明してからの使用が望ましい．SSRI（selective serotonin reuptake inhibitor）などの抗うつ薬は高齢者のうつ病には効果が期待できるが，認知症との合併例では効果を疑問視する声もあり，運動療法で十分代用できるという意見もある．抗精神病薬はせん妄や激しい暴力行為に使用されるが，脳血管障害，死亡率上昇などの危険性も指摘されている．BPSDの対処法として他に選択肢がない場合，クエチアピン（セロクエル®，1日1回就寝前など12.5～25 mg，糖尿病禁忌），オランザピン（ジプレキサ®，1日1回就寝前など2.5 mg，糖尿病禁忌），リスペリドン（リスパダール®，1日1回就寝前など1 mg）などが副作用や糖尿病などの合併症を考慮して使われる．しかしBPSDがコントロールしづらい場合は一度精神科など専門医への紹介を検討する．

認知症・せん妄患者ではベンゾジアゼピン受容体作動薬（抗不安薬・睡眠薬）は極力避けることが望ましい．AD患者の不眠ではトラゾドン（レスリン®，1回50 mg就寝前）が海外でも頻用されている．新しいタイプの睡眠薬のうちラメルテオン（ロゼレム®）はAD患者，高齢者ではエビデンスが乏しい[9]．

3 非専門医として使いやすい薬

ベルソムラ®（1日1回　就寝前15 mg）は新規薬剤でエビデンスはまだ不十分だが認知障害の悪化，せん妄誘発のリスクが少なく，認知障害のある高齢者にも安全に使える睡眠薬である．ベンゾジアゼピン作動薬（マイスリー®など）と比較すると入眠の改善などは弱いが，効果不十分時はレスリン®と併用なども選択肢となる．睡眠薬をベンゾジアゼピン作動薬や抗ヒスタミン薬からこのような薬剤に変更するだけで認知機能，せん妄の改善をみることも珍しくない．ただし一部の抗菌薬（クラリス®，ブイフェンド®）などとは併用禁忌となっており注意を要する．

4 長期的には…

定期診察では認知機能検査（MMSE，HDS-R）の推移，日常生活，活動範囲，BPSD，内服アドヒアランスなどを確認していく．特に引きこもりで刺激が少なすぎる生活は，認知症悪化につながるため，外出，対人交流を保つようにいかに促すかがポイントとなる．年単位では症状の進行，介護負担増加は避けられないため，介護する場所（自宅，家族宅，施設入所など），サポート体制を機会をみて話し合う必要がある．大病院は多数の医師，スタッフがかかわり，変化に弱い認知症患者には負担となりえる．そのため自宅近くのかかりつけ医とケアマネージャーに窓口を単純化すると生活・症状が安定する例がよくみられる．高度先進医療より，利用しやすさなどに重点をおく工夫が望まれる．

■ 症例ではこう考える

症例1はHDS-Rは18点．家族の精査希望も強かったため血液検査に加え，MRI，スペクト（single photon emission computed tomography：SPECT）を施行．他疾患も否定的で，ADとして矛盾しない結果を得た．介護保険を導入し，家族やヘルパーの定期訪問，デイケアの利用を開始．その後，数カ月で不安・不定愁訴は著しく減少し，定期通院のみで対応可能となった．初期の進行は緩やかなため気づきにくいが，転居といった大きな環境変化を機に対応が困難となり，記憶障害が顕在化することがある．本症例のように認知症患者は能力低下による日常生活・人間関係などの困難，心理的ストレスを痛みなど身体症状として訴えることがある．そのため不定愁訴で頻繁に受診する高齢者については，一度は認知症を疑ってみるとよい．

症例2は典型的な低活動型せん妄．その後，創部感染，菌血症も判明し，せん妄発症の主因と考えられた．適切な抗生物質投与，家族の付き添い，見当識を強めるためのカレンダー，時計の設置などの工夫，積極的なリハビリ，日中の刺激で睡眠リズムの正常化を図り，1週間後には食事もとれるようになった．

Advanced Lecture

■ 1分間認知症スクリーニングについて

特別な道具や準備をしない言語流暢性の検査法で，認知機能の柔軟性（主に前頭葉と側頭葉の機能）を評価していると考えられる．「今から1分間にできるだけ多くの“動物名”を言ってください」と指示し，1分間で13種類以下なら陽性として認知症を疑う．このcut-offで感度0.91，特異度0.81とされ，所要時間が10分程度とされるHDS-R（感度0.93　特異度0.86）およびMMSE（感度0.84　特異度0.96）と遜色ない結果が得られる．ただし干支の連続呼称はNGとなるため，その際は他の検査で補うこととなる．

文献・参考文献

1）下濱 俊：我が国における認知症高齢者の実態．日本医事新報，4410：60-62，2008

2）Tsuang D, et al：The utility of apolipoprotein E genotyping in the diagnosis of Alzheimer disease in a community-based case series. Arch Neurol, 56：1489-1495, 1999.

3）Hanyu H, et al：The 1-minute mental status examination in the memory clinic. J Am Geriatr Soc. 57（6）：1130-1131, 2009.

4) 服部英幸：高齢者うつ病とアルツハイマー病に伴ううつ状態．日本臨牀，67：835-844，2009
5) Matsui Y, et al：Incidence and survival of dementia in a general population of Japanese elderly：the Hisayama study. J Neurol Neurosurg Psychiatry, 80：366-370, 2009
6) 植木 彰：アルツハイマー型認知症の経過・予後．老年精神医学雑誌，20：605-610，2009
7) 山田宇以：せん妄の最近の知見と現状．Medical Alliance, 1：112-118，2015
8) 川嶋乃理子：BPSD治療の実際を考える．老年精神医学雑誌，20巻増刊号－Ⅰ：134-138，2009
9) McCleery J, et al：Pharmacotherapies for sleep disturbances in Alzheimer's disease. Cochrane Database Syst Rev, 21：CD009178, 2014

プロフィール

山田宇以（Ui Yamada）
聖路加国際病院心療内科
日本心身医学会認定　心療内科専門医・研修指導医
Educational chiefとして内科レジデントに心理社会的問題への対応などの教育を行っている．また，プライマリケアや総合病院での身体疾患をもった患者さんとそれをとり囲む家族，スタッフも対象とした心理療法を専門としている．medical family therapy, collaborative careという日本ではまだ馴染みのうすいものだが，アメリカでは家庭医学などの分野で注目されている．

1. 血尿・タンパク尿
腎・尿路疾患の診断プロセス

早野恵子

Point

- 病歴聴取と身体診察法を戦略的に実施することは，診断の絞り込みや疾患の見逃しの防止に有用である
- 血尿・タンパク尿へのアプローチは，診断への重要なプロセスである
- 腎・尿路疾患の診断のためには，症候学的特徴を把握しカテゴリー別に鑑別する必要がある

腎・尿路疾患を察知し，見逃さないための病歴聴取や身体診察法

はじめに

腎・尿路疾患は，初期には自覚症状に乏しいこともあり，タンパク尿や血尿などの検尿異常が疾患発見の糸口となることがある．本稿ではまず，腎・尿路疾患の的確な診断およびこれらの疾患を見逃さないための病歴聴取や身体診察法について述べる．

1. 病歴聴取（医療面接）

病歴から腎疾患を察知し適切に対処するために下記3点に留意して病歴を聴取する．

① 病歴は何か**特異的な腎疾患**を示唆しているかそれとも**一般的または全身的**な症状か？
② 症状は**一過性**か**持続性**か？
③ 症状は**急性**か**慢性**かあるいは**急激な増悪**を示しているのか？

2. 病歴聴取のポイント

1 全身性疾患の存在

- **血尿の場合**（表1）

血尿を呈する疾患：TICS（表2）を参考にする．最近生じた呼吸器感染症や咽頭痛，リウマチ

表1　主要な腎・尿路疾患の症候学的特徴

腎・尿路疾患	特徴
腎疾患	
・急性腎炎症候群	高血圧，浮腫，タンパク尿，血尿（異型赤血球，赤血球円柱）
・ネフローゼ症候群	浮腫，タンパク尿，低アルブミン血症，脂肪尿，脂質異常症，凝固能亢進
・急速進行性腎炎症候群	腎炎様の尿沈渣所見，高血圧，急速進行性の腎不全
・尿毒症	食欲不振，倦怠感，瘙痒感，嘔気，嘔吐，異常感覚
・無症候性尿異常	無症状（血尿，白血球尿，タンパク尿）
尿路疾患	
・腎結石	側腹部痛と疝痛，腰背部痛および叩打痛，血尿
・尿路感染症	尿の混濁，排尿困難，頻尿，白血球尿，細菌尿 腎盂腎炎の症例における発熱，悪寒戦慄，側腹部痛

文献1より引用

表2　血尿を呈する疾患（TICS）

T： ・trauma（外傷） ・tumor（腫瘍） ・toxin（毒素）	 腎の打撲，Foley カテーテル，尿道異物，過激な運動〔行軍血色素尿症（ヘモグロビン尿）〕 腎細胞癌，腎盂腫瘍，Wilm's腫瘍，膀胱癌，前立腺癌 シクロホスファミド，フェノール，NSAIDs
I： ・infection（感染症） ・inflammatory process（炎症）	 尿路感染症（膀胱炎，前立腺炎，尿道炎），腎乳頭壊死 各種の糸球体腎炎，血管炎症候群，溶血性尿毒症症候群（HUS）
C： ・calculi（結石） ・cyst（嚢胞） ・congenital（先天異常）	 腎結石，尿管結石，膀胱結石，尿道結石 腎嚢胞，多発性嚢胞腎 血管腫，動脈瘤，動静脈奇形，Nutcracker現象
S： ・surgery（外科的手技） ・sickle cell（血液学的） ・somewhere else（他から）	 外科的侵襲，前立腺切除（TUR），膀胱鏡 血友病，血小板減少，DIC，抗凝固薬過剰使用，溶血性貧血（ヘモグロビン尿） 性器出血，作為

TUR：transurethral resection（経尿道的切除術），HUS：hemolytic-uremic syndrome（溶血性尿毒症症候群），DIC：disseminated intravascular coagulation（播種性血管内凝固症候群）
文献2より引用

症状，発疹，紫斑，腹痛（特に側腹部痛），尿路感染症状，最近の外傷，過度の運動，外科処置や尿道カテーテル，出血性素因，薬物，食物や薬剤による着色料などに留意．

- **タンパク尿の場合**

糖尿病，高血圧症，結合組織病，血管炎，悪性腫瘍，肝炎，感染性心内膜炎（infective endocarditis：IE），梅毒，HIV感染症，溶血連鎖球菌感染，遺伝性腎炎，多発性嚢胞腎，爪・膝蓋骨症候群など．

2 腎疾患の家族歴

Alport症候群，嚢胞性腎疾患，家族性腎炎，Fabry病の診断に有用．

3 服薬歴や腎毒性物質への曝露歴

市販薬，鎮痛薬の常用*1（NSAIDs：nonsteroidal anti-inflammatory drugs），降圧薬（ACE阻害薬やARB：angiotensin receptor blocker），抗菌薬，ビタミンD製剤，カルシウム製剤，リチウムなど．

> ＊1 鎮痛薬の常用を引き起こすような慢性疼痛性疾患の存在にも目を向ける（慢性頭痛，関節リウマチ，月経困難症など）．

4 妊娠歴の確認

母子健康手帳には，血圧，検尿，浮腫，体重に関する情報が経時的に記録されているので有用である．

3. 全身症状と腎・尿路疾患に特異的な症状の把握のために

系統的レビュー（review of system：ROS*2）の利用が有用である．

> ＊2 ROSは身体疾患の重要な症状を含む質問を各器官，系統別にチェックリスト形式で行うものであり，①現在の健康状態についての情報を得ることと，②現病歴や既往歴のなかでの見逃しの防止のために，各器官，系統別の項目を患者さんにたずねて確認するためのものである．

1 全身的症状を示唆するROS

食欲，体重の増減，便通，睡眠（面接のバイタルサインとも呼ばれる重要な一般項目），倦怠感，疲労感，夜間の発汗，発熱など．

2 腎・尿路系の臓器ごとのROS

頻尿，多尿，夜間多尿，尿意切迫，排尿時の痛みや灼熱感，血尿，尿路感染症，腎疝痛や側腹部痛，腎結石，尿管疝痛，恥骨上部痛，失禁，腎疾患，前立腺疾患の既往（男性では尿線の変化，尿の勢いの減退，排尿困難，排尿後滴下）．

4. 無症状または症状に乏しい場合の腎・尿路疾患に関する情報収集法

以下の経路から情報を収集する．

- 学校検尿
- 生命保険加入時の検診
- 健康診断・人間ドックの報告書
- かかりつけ医の医療記録
- 母子健康手帳からの情報など

慢性腎臓病（chronic kidney disease：CKD）の場合は，長い病歴を思い出せないことや，薬剤歴を把握できていないこともあり，かかりつけ医からの情報収集や，医療面接の機会や面接者を変えるなどの工夫も必要である．次回来院時，薬剤情報または現在服用中の薬をすべて持参してもらうように依頼することも必要かもしれない．

5. 腎・尿路疾患における身体所見のとりかたのポイント

病歴やROSによる情報をもとにして身体診察を系統的に施行する．

1 全身状態

重症度・意識レベル（高度の腎不全や敗血症の合併が疑われる場合など）．

2 バイタルサイン

① 血圧（高血圧症や起立性低血圧），体重，体温，呼吸状態の評価．

② 体重の減少や起立性低血圧の存在は循環血液量減少（hypovolemia）を示唆する．
循環血液量減少に関する起立性低血圧（＞20 mmHg）の感度は29 %，特異度は81 %である．

3 皮膚所見

① 浮腫：全身性 or 局所性？ 陥凹性*3 or 非陥凹性？ 皮膚の色調・肥厚・過敏性
腎疾患では顔面にも浮腫が及び高度になると全身性浮腫（anasarca）を示す．

> ＊3 低タンパク（アルブミン）血症を伴う浮腫の鑑別には，圧痕浮腫が元に戻る復元時間（pit recovery time）の測定が有用である．
> 浮腫の部分に指で1～2 cmの圧痕をつくり，復元時間を測定し，40秒未満だと「早い浮腫：fast-recovering edema」と呼び低タンパク血症による浮腫を示唆する．
> 40秒以上の「遅い浮腫：slow-recovering edema」は，心不全などの静脈圧上昇を伴う浮腫が疑われる．

② 紫斑：触知可能（palpable）or 触知不可能（non palpable）か？
触知可能な紫斑は血管炎で生じ，下肢や臀部ではIgA血管炎（紫斑病性腎炎）を示唆する．

③ 腋窩の発汗の消失（腋窩の乾燥）は循環血液量減少を示唆する（感度50 %，特異度82 %）．

④ 膠原病の皮膚所見：皮疹，脱毛，乾燥症状・所見（眼，口腔），蝶形紅斑，光線過敏性皮疹，Raynaud症状などの膠原病に特徴的な皮膚所見．

⑤ 出血傾向（皮下出血斑，粘膜出血）．

4 頭頸部の所見

① 聴力：難聴の有無．

② 頭頸部や扁桃の所見：上気道炎の所見の有無．

③ 静脈圧（jugular venous pressure：JVP）の上昇，肝頸静脈逆流（hepatojugular reflux：HJR）の存在：溢水やうっ血性心不全の所見．

④ 眼底所見：高血圧性眼底病変（細小動脈の狭窄，出血・白斑，動静脈交叉現象）．
糖尿病性網膜症（毛細血管瘤，毛細血管新生，出血・白斑など）．
全身性エリテマトーデス（systemic lupus erythematosus：SLE，綿花様白斑など多彩な所見）.

感染性心内膜炎（Roth斑など）.

悪性高血圧（乳頭浮腫，出血，白斑）.

5 胸部の所見

起坐呼吸，頻呼吸，両側肺底部の吸気時捻髪音（両側肺うっ血），頻脈や心音におけるⅢ音（S_3）や両側下肢浮腫などは左心不全や急性心不全を示唆する所見である.

6 腹部

① 視診：膨隆，手術痕や皮膚所見を観察.

② 濁音界の移動（shifting dullness）：仰臥位と右側臥位における濁音界の移動を打診で感知する．全身性浮腫（anasarca）による腹水の有無をみる.

③ 肋骨脊柱角部の叩打痛

背部の肋骨脊柱角部（costovertebral angle：CVA）を拳の尺側で軽く叩打して痛みがあれば，上部尿路疾患，特に急性腎盂腎炎，腎結石が疑われる.

急性腎盂腎炎では腹部の深部の触診（deep palpation）でも著明な圧痛を認める.

④ 触診：腹部腫瘤の触知（腎部の腫大，腫瘤や嚢胞）.

⑤ 腹部の圧痛・腫瘤：腫大した膀胱.

⑥ 直腸診：前立腺の所見（圧痛，腫大）.

7 筋骨格系

関節の所見.

8 身体所見が陰性の場合

これも**重要な陰性所見**である．年齢やリスクファクターを考慮して無症候性血尿（頻度：5〜13％）や無症候性タンパク尿のカテゴリーとして対処する.

血尿へのアプローチ

症例1　顕微鏡的単独血尿（検診）

50歳女性

主訴：顕微鏡的単独血尿（isolated microscopic hematuria）

病歴：生命保険加入時（30歳）に顕微鏡的単独血尿を指摘された.
　　　無症候性である．喫煙（－）

身体所見：血圧 114/72 mmHg，特記すべきことなし.

検尿：タンパク（－），沈渣：RBCs 5/HPF

1. この症例の精査における問題点は？

① この症例の顕微鏡的単独血尿は偶発的な発見である．
② 尿路のいずれからも出血する可能性がある．
③ 鑑別診断の絞り込みが困難であり，生理的，良性疾患から悪性疾患まで含む．
④ 精査にもかかわらず，顕微鏡的血尿の原因はしばしば不明のままである．

2. この症例における臨床的アプローチ

1 血尿の定義

光学顕微鏡の強拡大視野（400倍）にて赤血球2～5/HPF（high power field）以上．

2 臨床的意義

この症例は顕微鏡的単独血尿である．

この50歳女性において除外すべき疾患は尿路悪性腫瘍，糸球体性血尿などであるが，位相差顕微鏡で調べると，異型赤血球が見られず，単一な赤血球のみが見えたので尿路からの出血が最も疑われた．

3 診断ストラテジー（図1）

・病歴（家族歴にも注意），身体所見，検尿所見，尿タンパクの有無の確認．
・上部尿路の画像診断（造影）の適応について検討する．
・非糸球体性血尿の場合は，下部尿路の画像診断，尿細胞診，膀胱鏡の適応を検討する．

4 検査が陰性の場合の経過観察

この症例の場合，出血部位が特定できなかったため，年に1，2回の検尿，尿沈渣，尿細胞診などの検査にて経過をみる方針である．今後のタンパク尿の出現にも注意が必要である．

3. 一般的な血尿へのアプローチ

1 血尿の初期評価

血尿の初期評価（initial evaluation）においては，以下の3点の認識が重要である．

① 病歴と身体所見は何か特異的な診断を示唆しているか？
② 血尿は糸球体性か非糸球体性か？（表3）
③ 血尿は一過性か持続性か？

血尿を生じるさまざまな病因の存在（表2）を考慮すると，腎・尿路の局所所見や画像診断の前に，医療面接で得られた情報にもとづく系統的な全身的診察を実施することがまず必要である．

2 血尿の鑑別診断

図1，表2の血尿を呈する疾患を参考にしながら鑑別診断を進めていく．

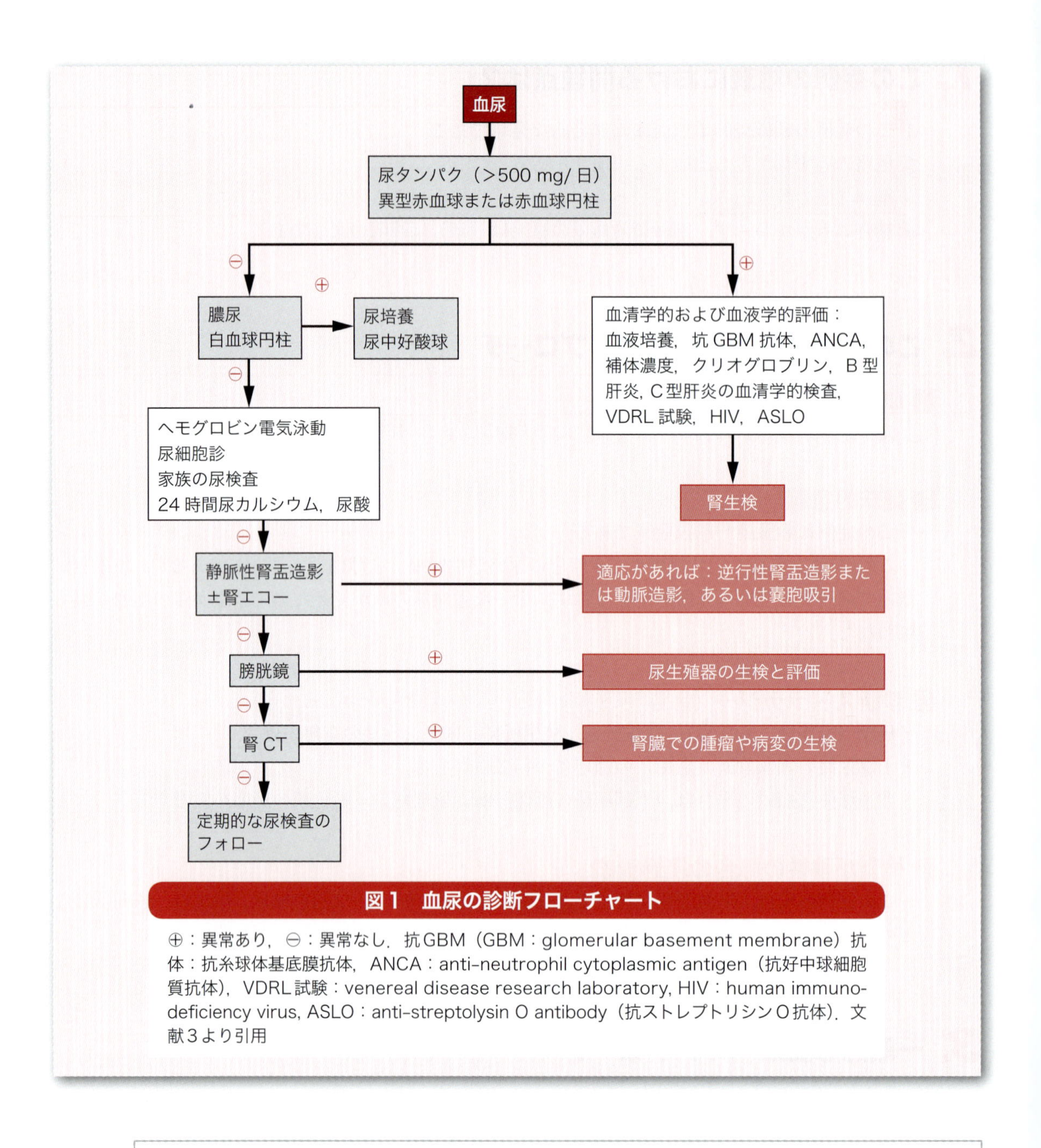

図1　血尿の診断フローチャート

⊕：異常あり，⊖：異常なし．抗GBM（GBM：glomerular basement membrane）抗体：抗糸球体基底膜抗体，ANCA：anti-neutrophil cytoplasmic antigen（抗好中球細胞質抗体），VDRL試験：venereal disease research laboratory, HIV：human immunodeficiency virus, ASLO：anti-streptolysin O antibody（抗ストレプトリシンO抗体）．文献3より引用

潜血を調べる試験紙法では，赤血球は点状に，溶血後のヘモグロビン（Hb）は一様（homogeneous）に発色するが，尿中にアスコルビン酸（ビタミンC）があれば偽陰性，ミオグロビン（Mb）があれば偽陽性となるので注意が必要である．

3 血尿の鑑別診断におけるTips（表3，図1）

病歴・身体所見をもとにして，表3，図1を参考にしながら鑑別診断をしていくが，以下のようなポイントがある．

① 血尿の頻度の多い一般的な原因：尿路感染症，腎・尿路結石，膀胱・前立腺・腎腫瘍，糸球体腎炎．

表3　血尿の鑑別

	糸球体性血尿	非糸球体性血尿
対象科	腎臓内科	泌尿器科
出血部位	腎臓実質（糸球体，尿細管）	下部尿路（腎杯，腎盂，尿管，膀胱，尿道など）
血尿の性状：尿沈渣標本 ・異型赤血球 ・大小不同 ・赤血球円柱 ・凝血塊 ・肉眼的血尿の場合の色調	 （＋）位相差顕微鏡 （＋） （＋） なし 赤，黒褐色，コカコーラ様	 （－） （－） （－） ときに認める 鮮紅色，ピンク
タンパク尿	ときに認める＞500 mg/日	＜500 mg/日
しばしば伴う全身症状	先行感染症	腰背部痛，排尿痛

文献4を参考に作成

② 比較的稀な原因：多発性嚢胞腎，腎外傷，腎乳頭壊死など.

③ 見逃してはならない疾患や緊急的対応が必要な疾患：尿路の悪性腫瘍，急速進行性糸球体腎炎（rapidly progressive glomerulonephritis：RPGN），血管炎症候群，溶血性尿毒症症候群など.

④ 先行する上気道炎後の血尿：感染後糸球体腎炎（poststreptococcal acute glomerulonephritis：PSAGN），IgA腎症，膜性増殖性糸球体腎炎，急速進行性糸球体腎炎や結節性多発動脈炎（polyarteritis nodosa：PN）など.

⑤ 持続性の単独血尿（isolated hematuria）：
- 単独血尿の一般的な原因：結石，腫瘍，結核，外傷そして前立腺炎など.
- 糸球体由来の血尿の場合：IgA腎症，遺伝性腎炎（Alport症候群），菲薄基底膜病.

⑥ 凝血塊のある肉眼的血尿（gross hematuria）：腎後性の尿路の出血を示唆している.

⑦ 非糸球体性血尿を示す40歳以上の患者：尿路系悪性腫瘍の検索を考慮すべきである.

⑧ 抗凝固療法中の患者においても，血尿の原因となる疾患を精査する必要がある.

タンパク尿へのアプローチ

症例2　CKD

66歳男性

主訴：健診でのタンパク尿の指摘

病歴：20年前，健診でタンパク尿を指摘されたが，経過中浮腫はない．高血圧症があるが，糖尿病はない．喫煙20本/日，45年間

身体所見：血圧 160/100 mmHg以外は特記すべきことなし.

検査所見：検尿：タンパク（2＋），沈渣：RBCs 10/HPF，s-Cr 1.8 mg/dL, eGFR 40 mL/分/1.73 m^2

エコー：腎臓はやや萎縮傾向

1. この症例の精査における問題点は？

① この症例のCKDの病期は，すでにステージG3bであり，eGFRは中等度低下している．
このようなCKDの患者数は高齢化とともに増加中であり，米国では過去10年間にCKDの罹患率が倍増した．

② 病期に応じた診断と治療プランを選択する．
腎疾患のスクリーニング（診断），腎不全の進行阻止，合併症の治療（高血圧症），食事療法，薬剤の調整（種類，量），透析療法導入への準備など．

③ 鑑別診断，進行速度の推測，心血管系のリスク．
非侵襲的で低コストの検査をまず行う：病歴聴取，身体所見，検尿，エコーなど．

確定診断には腎生検が必要であるが，この症例の場合，慢性腎炎症候群と考えられ，適応は限定される．

2. この症例における臨床的介入は？

① 禁煙．

② ACE阻害薬（angiotensin converting enzyme inhibitors）またはARB（angiotensin receptor blocker）の投与を検討する（高カリウム血症に注意）．

③ 血圧の厳格なコントロール：＜130/85 mmHg，タンパク尿が陽性のときは＜125/75 mmHg．

④ タンパク摂取量を適切化する（0.8 g/kg/日など）．

⑤ 脂質異常症の治療：LDLコレステロール＜100 mg/dL．

3. 一般的なタンパク尿へのアプローチ：試験紙法で陽性のアルブミン尿を認めたとき

1 生理的タンパク尿の除外をする

学童健診などにおいては，起立性タンパク尿の除外が必要であり，簡単には，早朝尿（臥床安静時尿）と来院時尿とのタンパク（試験紙法）の相違を見て，来院時尿のタンパクが陽性でも，早朝尿でタンパク陰性ならば，起立性タンパク尿と考える．熱性，身体的ストレス（運動性）などの一過性タンパク尿の除外のためしばらくは定期的に再検する．

2 病的なタンパク尿を認めた場合

病的なタンパク尿は表1の急性腎炎症候群，ネフローゼ症候群，急速進行性糸球体腎炎症候群，慢性腎炎症候群（尿毒症）のなかのどのカテゴリーに相当するかを図2に従って鑑別する．

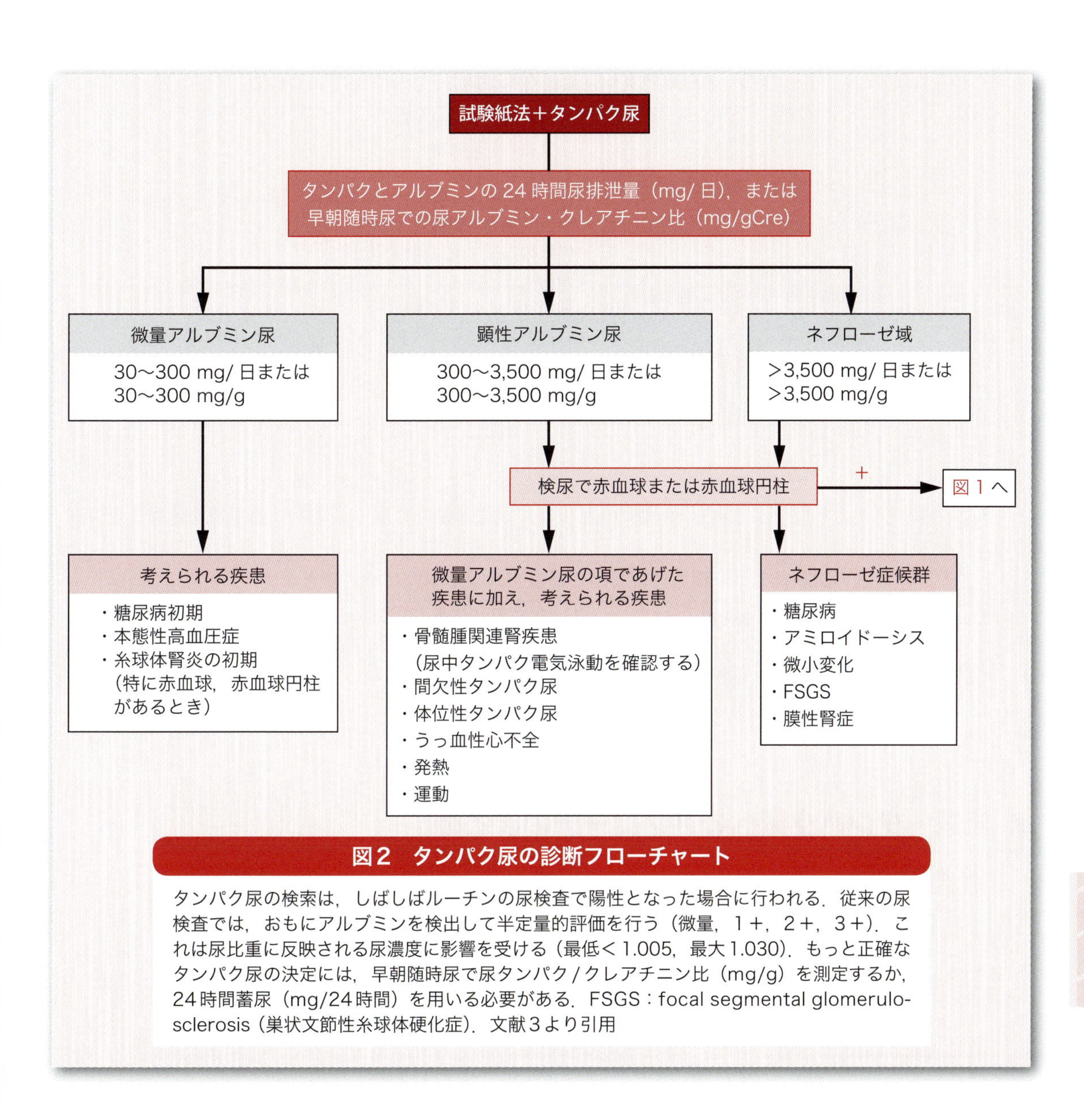

図2　タンパク尿の診断フローチャート

タンパク尿の検索は，しばしばルーチンの尿検査で陽性となった場合に行われる．従来の尿検査では，おもにアルブミンを検出して半定量的評価を行う（微量，1＋，2＋，3＋）．これは尿比重に反映される尿濃度に影響を受ける（最低＜1.005，最大1.030）．もっと正確なタンパク尿の決定には，早朝随時尿で尿タンパク/クレアチニン比（mg/g）を測定するか，24時間蓄尿（mg/24時間）を用いる必要がある．FSGS：focal segmental glomerulosclerosis（巣状文節性糸球体硬化症）．文献3より引用

●臨床メモ：

試験紙法によるタンパク尿のスクリーニング（Dipstick Testing）の正しい評価のために

試験紙法にはタンパク尿の検査上，次の特徴があるので，評価に注意が必要である．

①一般の健診では試験紙法（アルブスティックス®）が用いられているため，健診で発見されるタンパク尿は，通常糸球体性タンパク尿（アルブミン尿）であり，正常は150 mg/日以下である．

表4　腎臓専門医や泌尿器科への紹介とタイミングについて

ただちに紹介が必要な場合	・急速進行性腎炎症候群 ・ネフローゼ症候群 ・急性腎炎症候群 ・進行性の腎機能低下（急性腎障害，慢性腎炎の急性増悪，尿毒症：腎臓科への紹介） ・肉眼的血尿（泌尿器科への紹介）
比較的早期に紹介が必要な場合	・高度のタンパク尿（>1 g/日）およびタンパク尿が増加傾向のとき（腎臓科）
急がないが一度受診した方がよい場合	・軽度の持続性タンパク尿（<1 g/日）や多彩な尿沈渣がみられるとき ・糖尿病患者が微量アルブミン尿を呈するとき（腎臓科への紹介）

②アルカリ尿（pH＞8）や膿尿のときは，試験紙法では尿タンパクは偽陽性を示すことがある．

③普通の試験紙では，糖尿病性腎症の微量アルブミン尿は検出できない．

④Bence Jones protein（BJタンパク）などアルブミン以外のタンパクでも感度が不良で偽陰性となる．BJタンパクの場合，スルホサリチル酸法や煮沸法では強陽性になり，試験紙法による検査結果との間に解離がみられることが特徴である．

血尿・タンパク尿へのアプローチのまとめ

1 血尿

① 血尿の原因には広範な腎・泌尿器疾患（表2）を含むので，病歴や身体診察による絞り込みをしながら，血尿の診断のフローチャート（図1）に従って鑑別診断を実施する．

② 重篤な腎疾患の発見率が低いため，成人の無症候性血尿のスクリーニングを疑問視する報告もあるが，40歳以上の成人の悪性疾患の見逃しをしないことは重要である．

③ 血尿の精査が陰性の場合，適切な経過観察が必要であり，過大評価による過剰な検査や，過小評価による見落としを回避しつつ，費用対効果に優れた方法で，継続的に見守りを続ける．

2 タンパク尿（and 血尿）

腎臓専門医に紹介，鑑別診断のための検査や腎生検を施行し，①糸球体腎炎の治療，②腎不全への進展防止や③合併症（心疾患など）の防止を目標とした治療介入や予防的なケアを行う必要がある．

3 血尿・タンパク尿を呈する患者の腎臓専門医や泌尿器科医への紹介とタイミング

腎臓科，泌尿器科への紹介が必要な場合は，①進行性の腎機能低下，②血尿・タンパク尿があり，特に活動性の尿沈渣所見を呈する場合，③腎・泌尿器の悪性疾患が疑われるときであり，特に，①+②により急速進行性糸球体腎炎が疑われるときは，緊急性がある（表4）．

おわりに

腎・尿路疾患においては，診断ツールの検尿や腎生検・画像所見が注目されがちであるが，診断の絞り込みのためには，医療面接や身体診察がまず重要である．

所見が軽度または乏しい場合は，医療面接や身体診察を戦略的にくり返し実施し，検尿やエコーなどの低侵襲で費用対効果に優れた方法で継続的に経過観察を続けることが大切である．

文献・参考文献

1）Siegenthaler W：Siegenthaler's Differential Diagnosis in Internal Medicine；From symptom to diagnosis. pp839-840, Georg Thieme Verlag, 2007

2）遠藤正之：蛋白尿・血尿の診断手順．診断と治療，88：1066-1071, 2000

3）高窒素血症および尿の異常．「ハリソン内科学 第4版」（福井次矢，黒川 清/監），pp282-288，メディカル・サイエンス・インターナショナル，2013

4）武曾惠理：血尿の分類．「腎臓病学への招待」（土肥和紘/編），pp29-40，日本医学出版，1998

5）「Bates' Guide to Physical Examination and History Taking, 7th ed.」（Bickley LS），Lippincott williams & wilkins, 1999

6）「Evidence-Based Physical Diagnosis, 2nd Ed.」（McGee S.），p100, Saunders, 2001

7）Cohen RA & Brown RS：Clinical practice. Microscopic hematuria. N Engl J Med, 348：2330-2338, 2003

8）早野恵子：血尿（研修医のための身体所見のとり方），診断と治療，93：621-625，2005

9）早野恵子：腎臓病を察知するための医療面接のコツ―総合診療的な医療面接を踏まえて．medicina，46：1924-1928, 2009

プロフィール

早野恵子（Keiko Hayano）

済生会熊本病院総合診療科/熊本託麻台リハビリテーション病院内科

診療所から総合病院まで，どこでも総合診療の展開が求められています．専門各科と総合診療科とが支え合いつつ患者さんの問題解決に取り組む診療は，チャレンジングでやり甲斐のあるものだと思います．

2. 多尿・乏尿

中島泰志

Point

- 尿量の異常に気づくことが最も重要である
- 多尿は脱水の有無が鑑別できれば病態の把握は簡単である
- 乏尿ではまず循環不全と尿閉を鑑別する

症例

35歳男性．数年前から続く非常に強い口渇を主訴に来院した．既往として5年前より双極性障害のためリチウム製剤を内服している．体重に変化はないようだ．バイタルサインは異常なく，身体所見上は口腔粘膜は湿潤で浮腫はない．聞けば1日に10回以上尿意があり毎回多量の排尿をするが夜間覚醒や尿失禁はないという．

尿量が病的に増えていると思われるが，尿崩症なのか多飲によるものか鑑別が必要そうだ．ADH負荷試験などどうだろうか．上級医に相談してみることにした．

多尿・乏尿へのアプローチ

尿量異常を直接訴えることは稀であり，多くは基礎疾患の治療や随伴症状を主訴に来院する．したがって尿量異常に気づくためには，病歴聴取が鍵となる．特に口渇，睡眠不足，体重の変化などを訴える症例では，排尿障害の有無や排尿回数，尿失禁の有無などを確認する必要がある．

1. 多尿へのアプローチ

1日尿量が3Lを超えるものを多尿という．

鑑別において，**糖尿病**（diabetes mellitus：DM）および**尿崩症**（diabetes insipidus：DI）を見逃してはならない．いずれも高度な脱水をきたしうるため，診断の遅れは許されない．体重減少を訴える症例では排尿回数，特に夜間排尿の頻度を確認し多尿による脱水を見逃さないようにする（図1）．

原因検索においても病歴聴取が重要である．DIやDMなどの尿濃縮力障害に伴う多尿では夜間排尿のために覚醒するか尿失禁をきたすことが多いが，**心因性多飲症**では稀である．つまり多尿

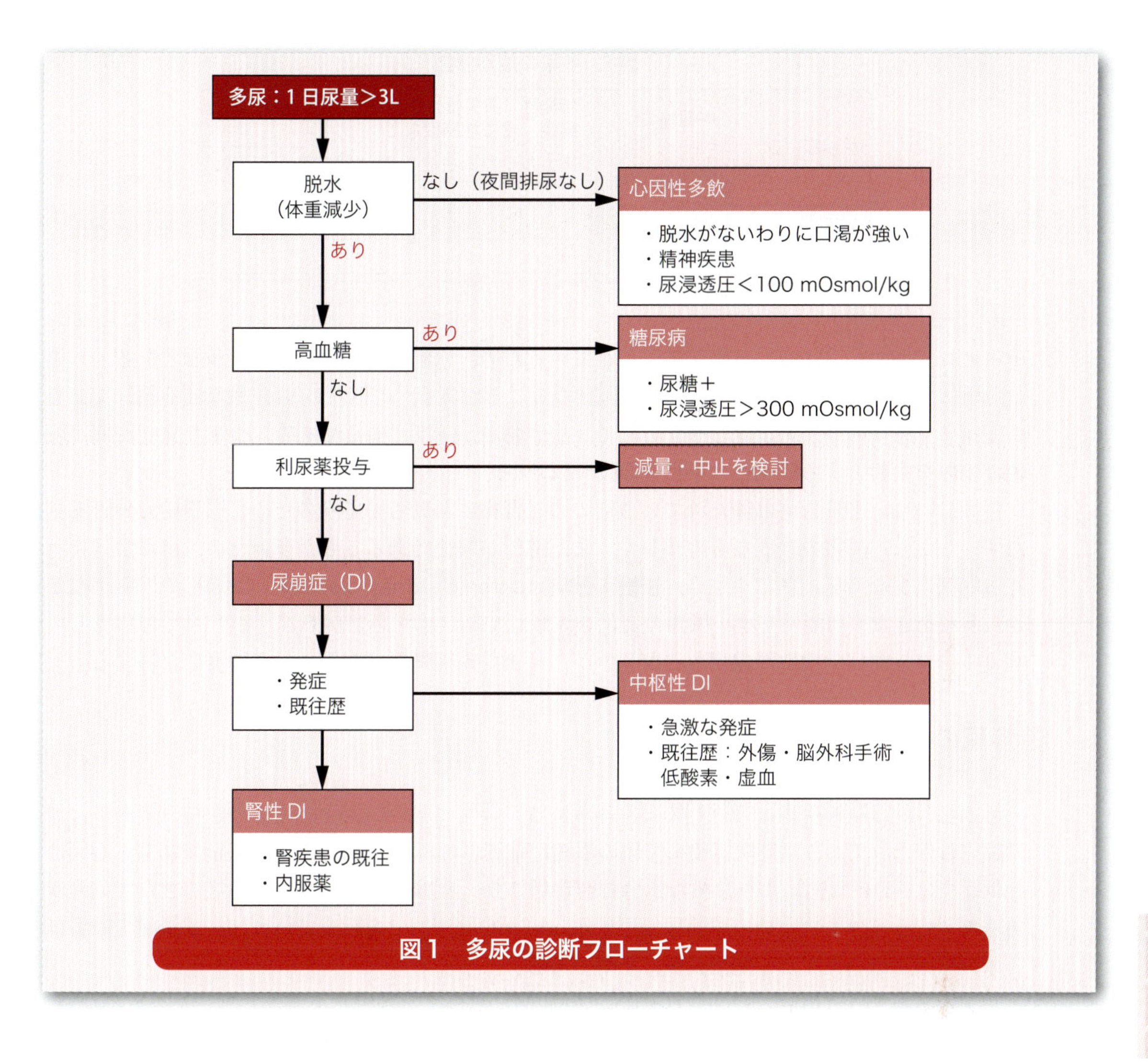

図1　多尿の診断フローチャート

第7章 腎・尿路の症状

の症例で体重減少がなく夜間排尿を認めなければ心因性多飲症である可能性が高い．

1 糖尿病の鑑別

脱水を認める多尿症例は鑑別を急ぐ必要がある．実際に外来を訪れる多尿をきたす疾患ではDMが最も多く，高血糖や尿糖の存在により容易に診断できる．DMでも口渇を認めるが尿浸透圧が高く，心因性多飲症やDIとの鑑別は容易である．高血糖による多尿は尿糖による浸透圧利尿のため高度な脱水をきたしうる．またDM腎症が進行すると濃縮力障害をきたし，さらに脱水をきたしやすくなるため循環血液量の評価には十分な注意を要する．

2 利尿薬

利尿薬による多尿も頻度が多い．心不全や腎疾患，高血圧などで処方されていることが多いのだが，脱水を認める症例では効果が過剰であり中止や減量を検討すべきである．

3 尿崩症の鑑別

次に鑑別するのがDIだが，**中枢性DI**と**腎性DI**がある．中枢性DIは抗利尿ホルモン（antidi-

表1　多尿の鑑別診断

尿崩症（DI）	中枢性DI	特発性，外傷性，下垂体手術後，低酸素性脳症，虚血性脳症など
	腎性DI	高カルシウム血症，慢性腎疾患，薬剤性（リチウム製剤など）など
糖尿病	―	―
心因性多飲症	―	―

uretic hormone：ADH）分泌が障害されているため，尿濃縮力障害をきたし多尿となる．外傷や下垂体手術後，低酸素性脳症などが原因となることがある．中枢性DIは急激な発症機転であることが多く尿量の増加を自覚しやすいため，病歴聴取が診断に有用である．つまり発症時期が明確な多尿を主訴とする症例では中枢性DIが疑われる．

腎性DIではADH分泌は保たれているものの，腎臓における不応性のために尿濃縮力障害をきたす．しかし，障害の軽度なものが多く，また進行が緩徐であることが多いため，自ら多尿を訴える症例は少なく見逃されやすい．**慢性腎臓病**（chronic kidney disease：CKD）や内服薬などから多尿をきたす可能性を疑い尿量の変化を注意して聞き出す必要がある．腎性DIの原因として高カルシウム血症や慢性腎臓病などが多いが，リチウム製剤長期内服でも高頻度に合併する．

4 多尿の鑑別診断の進め方

各病態の鑑別診断を表1に示す．

心因性多飲は精神疾患に合併してよくみられる．非常に強い口渇を訴えるのが特徴である．尿濃縮力は保たれており水制限試験にて尿の濃縮が確認されればDIとの鑑別が可能である．心因性多飲症ではADH負荷により急激な水分貯留が起こり，症候性低ナトリウム血症をきたす危険があるため行うべきではない．早朝尿浸透圧が600 mOsmol/kgを超えていれば，尿濃縮力障害は多尿の原因とはいえず，水制限試験は不要である．

水制限試験を行う場合，夜間飲水制限はDI症例において重度脱水をきたしうるため行わない．また心因性多飲症では夜間飲水制限のアドヒアランスははなはだ疑わしい．水制限によって尿浸透圧が600 mOsmol/kgに達すれば尿濃縮力障害が多尿の原因とはいえず，心因性多飲症と診断できる．

水制限試験で尿濃縮が確認できなければDIの鑑別のためADH（デスモプレシン）負荷を行う．中枢性DIでは不全型が多いため水制限により尿浸透圧がわずかながら上昇することがある．ADH負荷により中枢性DIにおける尿浸透圧は300 mOsmol/kgに達する．完全型中枢性DIでは急激な尿量の減少と2倍以上の尿浸透圧上昇を認めるが，不全型中枢性DIでは1.2～1.5倍の上昇に留まる．

腎性DIではADH感受性が残っているため，血清浸透圧上昇に伴い尿浸透圧の上昇がある程度は認められる．ADH負荷による尿浸透圧の上昇は1.5倍程度に留まり，中枢性DIと異なり尿浸透圧が血清浸透圧以上に上昇することはない．

●水制限試験の実際

①2時間前から飲水禁止.

②尿量および尿浸透圧を1時間ごと，血清Na濃度および血清浸透圧を2時間ごとに測定.

③尿浸透圧が600 mOsmol/kgに達すれば尿濃縮力は正常と判断できる.

④3時間の観察で血清浸透圧の上昇にかかわらず尿浸透圧が変わらない場合や血清浸透圧が295 mOsmol/kgを超える場合にはADH負荷を行う.

⑤ADHとしてデスモプレシンを1噴霧点鼻した後，尿量と浸透圧を30分ごとに測定する.

⑥中枢性DIでは尿浸透圧は300 mOsmol/kg以上に上昇するが，腎性DIでは血清浸透圧以上には上昇しない.

2. DIの治療

1 中枢性DI

・デスモプレシン2.5 μg　点鼻もしくは鼻腔内噴霧　就寝前1回.
　効果をみながら漸増．最大量1日10 μg.

・ミニリンメルド®1回60 μg　就寝前1回.
　効果をみながら漸増．最大量1回240 μgまで．1日720 μgを超えない.

過剰投与は抗利尿ホルモン不適合分泌症候群（syndrome of inappropriate secretion of antidiuretic hormone：SIADH）をきたすため注意を要する.

2 腎性尿崩症

・ヒドロクロロチアジド（バルヒディオ®）1回25 mg　朝食後1回.
　バルヒディオ®は効果・脱水に注意しながら漸増．最大量は1回100 mg 1日2回.

・インドメタシン ファルネシル（インフリー®）1回100 mg　朝食後1回.
　インフリー®は効果・副作用に注意しながら漸増．最大量は1回100 mg　1日2回．長期投与により間質性腎炎の危険性があるため留意を要する.

3. 乏尿へのアプローチ

1日尿量が500 mL未満を乏尿と，さらに100 mL未満を無尿と定義する.

尿量減少を伴う症例の多くは腎機能障害を認める．多くは入院中に発見され，外来において気づかれることは稀であるが，早期に発見し治療することで予後が大きく変わってくるため見逃さないように留意する．特に体重減少や立ち眩み，体重増加，浮腫，息切れなどを訴える症例では尿量を意識した病歴聴取が重要となる（図2）.

■ 乏尿の鑑別診断

乏尿の原因となる病態を検索する場合に，急性腎不全の鑑別と同じく腎前性・腎性・腎後性に分類すると整理しやすい（表2）.

・腎前性：腎血流の低下によるもの

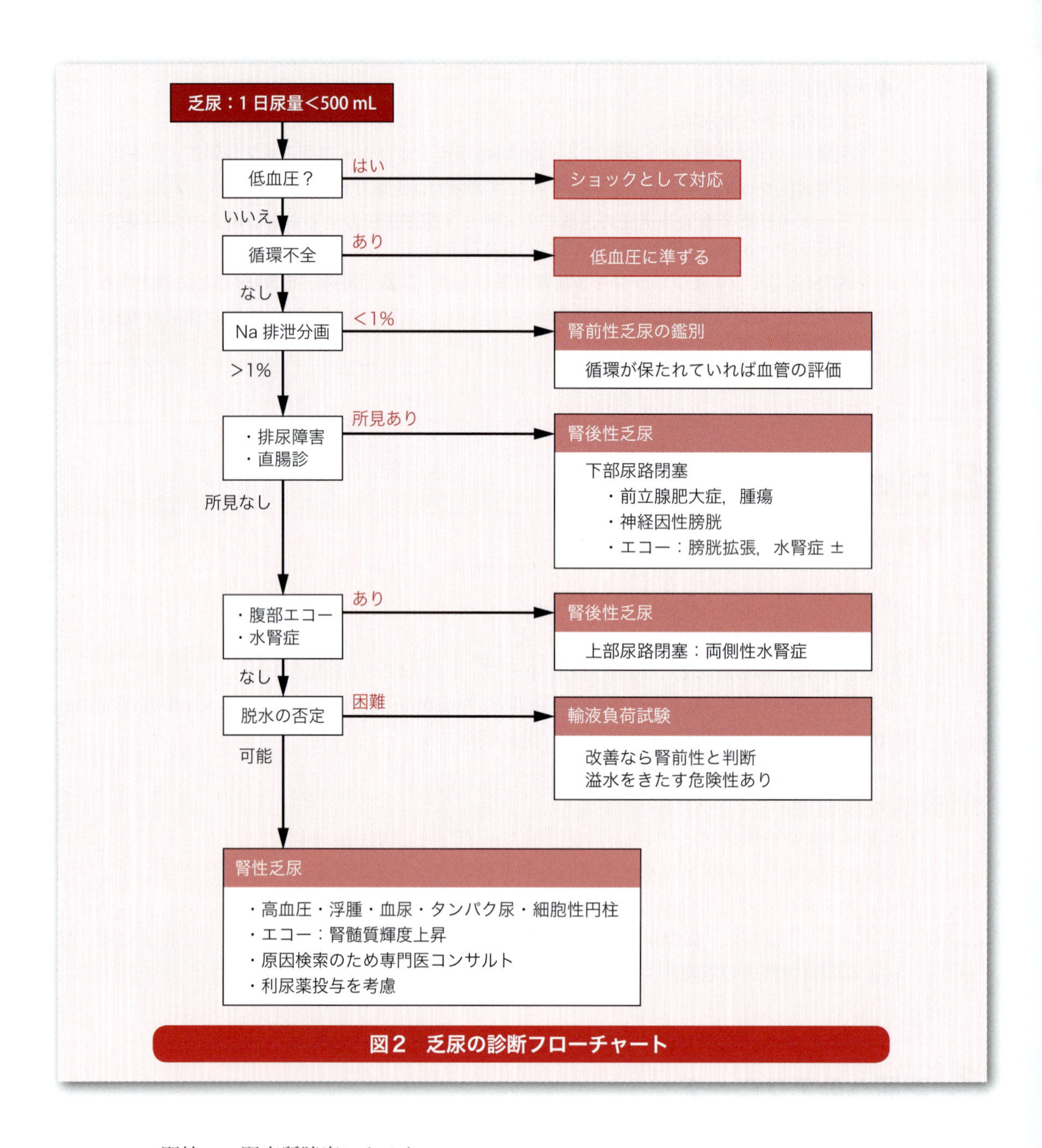

図2　乏尿の診断フローチャート

・腎性　：腎実質障害によるもの
・腎後性：腎盂以降の尿流停滞によるもの

1）腎前性乏尿

実際には循環不全に伴う腎前性乏尿の頻度が高く，低血圧など緊急性の高い状況に合併するため真っ先に鑑別する必要がある．病歴からリスクファクターを確認し血圧や脈拍などのバイタルサインの変化を見逃さないことが重要だ．頸部静脈の所見より血管内脱水や心不全を疑うこともできる．

尿中Na濃度や**Na排泄分画（fractional excretion of Na：FENa）**は腎前性乏尿の鑑別に有用である．

表2　乏尿の鑑別診断

腎前性	
・低血圧性（ショック）	循環血液量低下，敗血症，心不全，肝不全，ネフローゼ症候群など
・血管性	大動脈瘤，腎動脈塞栓症など
腎性	
・急性尿細管壊死	腎血流低下，薬剤，横紋筋融解など
・糸球体病変	急性糸球体腎炎，急速進行性糸球体腎炎など
・尿細管間質障害	虚血性，薬剤性，自己免疫疾患など
腎後性	
・上部尿路閉塞	両側性：結石，腫瘍，後腹膜線維症など
・下部尿路閉塞	前立腺肥大症，腫瘍，神経因性膀胱，結石，尿道狭窄など

●Na排泄分画の計算式

FENa＝尿中Na（mEq/L）×血清Cre（mg/dL）/血清Na（mEq/L）×尿中Cre（mg/dL）

FENaが1％未満で尿中Na濃度が20 mEq/L以下ならば腎前性である可能性が高い．身体所見上循環が保たれているのに，検査結果が腎前性ならば大動脈瘤や塞栓症などの血管病変を疑う．腎性乏尿の原因となりうる急性糸球体腎炎ではFENaは1％以下となるが，タンパク尿や血尿，細胞性円柱の存在などで鑑別可能である．

心不全症例などでは脱水の鑑別が困難であることも多く，胸部X線写真の所見やBNP値を参考に判断する．輸液負荷を試みる場合には，バイタルサインや呼吸状態の変化に十分な注意を払う必要がある．溢水をきたせば利尿薬を投与しつつ緊急透析の必要性を検討しなくてはならない．

2）腎後性乏尿

閉塞性病変に伴う腎後性乏尿は稀であるが，早期介入により腎機能の回復が期待できるため，やはり見逃しが許されない．排尿障害の存在を示唆する症状は下部尿路閉塞を疑う．さらに，急激に発症した完全な無尿，つまり尿量ゼロはまず下部尿路閉塞を強く疑う．急激に発症した閉塞病変を伴う症例の多くは，腹痛や腰痛などの急性尿閉に起因する症状を呈するため疑うことは難しくない．緩徐に発症する下部尿路閉塞では乏尿を呈する以前に何らかの排尿障害を認めるはずである．尿線の変化や尿の出にくさ，尿のキレの悪さ，残尿，頻尿，尿失禁などの病歴を確認する必要がある．上部尿路の閉塞が乏尿をきたすためには両側に病変が及ぶ必要があり，稀である．

直腸診は前立腺肥大の鑑別のみならず，肛門括約筋の緊張を評価するのに有用であり，随意収縮が障害されている場合には神経因性膀胱を疑った検索が必要である．

3）腎性乏尿

腎性乏尿は腎前性乏尿についで多く，腎機能障害の原因となりうるすべての病態が鑑別となるが，最も重要なのは腎前性・腎後性の否定である．実際に慢性腎疾患に合併する乏尿の多くは脱水や循環不全を合併している頻度が高く，安易に慢性腎疾患を乏尿の原因と判断してはならない．急性腎障害の原因としては**急性尿細管壊死**（acute tubular necrosis：ATN）が最も高頻度だが，その原因は敗血症や虚血性心筋障害など循環不全であることが多く，やはり腎前性要因の病態を検索することが重要である．その他に薬剤性（抗菌薬，NSAIDs，抗癌剤など）や横紋筋融解，溶血などもATNをきたしうるが，診断において病歴が重要な鍵となる．

急性糸球体腎炎も乏尿の原因となり，高血圧・タンパク尿・血尿・尿沈渣中細胞性円柱などの存在が疑う根拠になる．溶連菌感染後急性糸球体腎炎は予後が良好で無治療で回復するが，急速進行性糸球体腎炎は腎機能予後がきわめて不良で精査を急ぐので専門医への早期のコンサルトを要する．

尿細管間質性腎炎（tubulo-interstitial nephritis：TIN）も腎性乏尿の原因となる．発熱・白血球尿をきたすことが多くFENaは1％以上となる．また，尿濃縮力障害をきたし尿浸透圧が低値（250～300 mOsmol/kg）を示す．C反応性タンパク質（C-reactive protein：CRP）が陽性となることが多く，尿中β_2ミクログロブリンは尿細管機能障害を反映して高値を示す．薬剤や感染症に伴うものが多いが，特発性または全身性疾患〔Sjögren症候群や全身性エリテマトーデス（systemic lupus erythematosus：SLE），サルコイドーシスなど〕に伴うこともある．眼痛や流涙，羞明を伴う場合にはブドウ膜炎を伴う尿細管間質性腎炎（tubulo-interstitial nephritis with uveitis：TINU）が疑われる．適切な治療を怠ると失明のリスクがあり，眼科へのコンサルトが必要である．循環血液量が過剰な症例では，ループ利尿薬投与を試みる価値はある．しかし，尿細管機能障害の原因となることもあるため，効果の判定もせずに漫然と投与すべきではない．

4）腹部エコー検査

腹部エコー検査は非侵襲的であり情報量も多く，積極的に行うべきである．特に尿路閉塞に伴う腎後性乏尿においては責任病変の診断が可能であることが多い．多くの場合は両側の水腎症を認めるが，片側性水腎症の場合，対側腎の機能が高度に障害されていなければ乏尿の原因とはなりえない．腎性乏尿の場合，腎髄質のエコー輝度が上昇していることが多いが，他の病態でも腎障害が長引いた場合など同様の所見を認めることがあるため，腎性乏尿の特異的な所見とはいえない．血管内ボリューム減少に伴う腎前性乏尿の場合には下大静脈径の狭小化を認めることが多い．ただし心原性低血圧などの場合には，下大静脈径はむしろ拡張していることもあるので注意を要する．

■ 症例ではこう考える

強い口渇にもかかわらず脱水所見を認めないことや夜間覚醒がないこと，精神疾患の存在から心因性多飲症を強く疑う．リチウム製剤長期内服による腎性DIとの鑑別には水制限試験が有用だが，水制限を行わずADHを負荷すると心因性多飲症では腎臓におけるADH反応が比較的保たれていることから水分貯留をきたし高度な低ナトリウム血症をきたす可能性がある．

確定診断のために水制限試験を行うのも選択肢だが，心因性多飲症の患者さんにとっては3時間の飲水制限であっても耐え難い苦痛であることもある．本症例は病歴より心因性多飲症が強く疑われ，脱水もないことから血清ADH濃度結果を待てると思われる．中枢性DIは否定的でありADH低値ならば心因性多飲症と判断できる．

なお，治療は大変に難しく精神科的アプローチが重要となる．

Advanced Lecture

■ 先天性尿崩症

ADH合成障害による中枢性DIとADH不応性の腎性DIが知られており，両者ともに家族歴が診断に有用である．先天性腎性DIは重篤な尿濃縮力障害のため生後1週間以内に原因不明の発熱で発症することが多く，脱水や高ナトリウム血症をきたしやすい．原因としてバゾプレシン2受容体遺伝子やアクアポリン2遺伝子の異常が報告されている．

文献・参考文献

1) 河野慶一：尿量異常．「診察エッセンシャルズ」（松村理司/監，酒見英太/編），pp379-384，日経メディカル開発，2009

↑急性腎不全，尿崩症の鑑別メモは非常によくまとめられています．Dr. TierneyのPearlもきらりと光ります．

2) 神経因性膀胱（pp277-284），多尿・乏尿（pp613-614），「Dr. ウィリス ベッドサイド診断」（Willis GC/著，松村理司/監訳），医学書院，2008

↑時代を経てもウィリスノートの含蓄は衰えません．神経因性膀胱の臨床像と病態の整理は秀逸です．多尿・乏尿の鑑別も検査なしでここまで考えられるのは感動に値します．

3) 多尿．「体液異常と腎臓の病態生理 第2版」（Helmut GR & Bradley MD/著，黒川 清/監訳），pp80-84，メディカル・サイエンス・インターナショナル，2007

↑成書では難解で蕁麻疹が出そうになる多尿の病態をこれほどわかりやすくまとめられた本はないと思います．

4) ショック その1，その2．「Dr.寺沢流 救急診療の極意」（寺沢秀一/著），pp76-131，羊土社，2008

↑今回，救急対応にあまり触れていませんが，やはり乏尿の診療にショックへの対応は欠かせません．これを機会に復習されることをお薦めします．

プロフィール

中島泰志（Taiji Nakashima）
JCHO北海道病院小児科

多くの先輩方，同僚に迷惑をかけて臨床を続けてきました．若い先生達と勉強する時間がその恩返しになればと願っています．明日の課題を探して今日を生き，来月のテーマを探して今月頑張る．その積み重ねが臨床だと思います．

索引 Index

数　字

欧　文

A～B

C～F

G～O

P～S

T～Y

和　文

あ行

か行

さ行

た行

な行

は行

ま行

や行

ら行

わ行

編者プロフィール

徳田安春（Yasuharu Tokuda）

1964年	沖縄生まれ
1988年	琉球大学医学部卒業後，沖縄県立中部病院
2006年	聖路加国際病院
2009年	筑波大学附属病院水戸地域医療教育センター・水戸協同病院
2014年より	JCHO本部顧問
2017年4月より	臨床研修病院群プロジェクト群星沖縄臨床研修センター　センター長

【学会資格】
日本内科学会総合内科専門医・医学博士・Master of Public Health（Harvard School of Public Health）

研修医の皆さん．今，人工知能が医療現場にもどんどんとり入れられています．特に，画像診断や病理診断では人工知能の役割が大きくなると思います．そんな時代に突入するのです．そこで私たち医師に求められる役割とは何でしょうか．それは，基本的な医療面接と身体診察を行うスキルをもつよい医師です．そして，患者さんの不安や苦痛に対して優しく共感できる役割がますます重要になると思います．

レジデントノート　Vol.19　No.2（増刊）

診断力を超強化！ 症候からの内科診療

フローチャートで見える化した思考プロセスと治療方針

編集／徳田安春

レジデントノート増刊

Vol. 19　No.2　2017〔通巻240号〕
2017年4月10日発行　第19巻　第2号
ISBN978-4-7581-1585-8
定価　本体4,700円＋税（送料実費別途）

年間購読料
24,000円＋税（通常号12冊，送料弊社負担）
52,200円＋税（通常号12冊，増刊6冊，送料弊社負担）
郵便振替　00130-3-38674

発行人　一戸裕子
発行所　株式会社 羊 土 社
〒101-0052
東京都千代田区神田小川町2-5-1
TEL　03（5282）1211
FAX　03（5282）1212
E-mail　eigyo@yodosha.co.jp
URL　www.yodosha.co.jp/
装幀　野崎一人
印刷所　広研印刷株式会社
広告申込　羊土社営業部までお問い合わせ下さい．

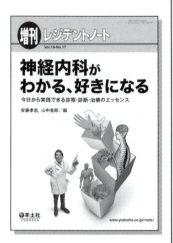

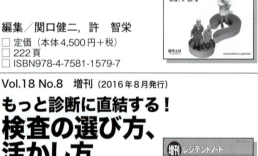

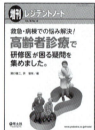

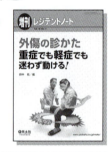

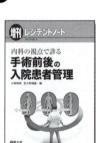

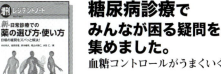

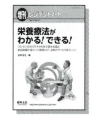

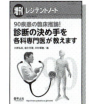

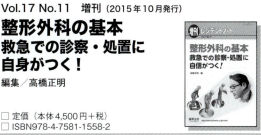

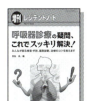

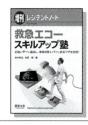

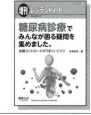

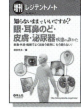